PLATELET CONCENTRATES AND ORAL SOFT AND HARD TISSUE REGENERATION

血小板浓缩物与口腔软硬组织再生

QUINTESSENCE PUBLISHING

Berlin | Chicago | Tokyo
Barcelona | London | Milan | Paris | Prague | Seoul | Warsaw
Beijing | Istanbul | Sao Paulo | Sydney | Zagreb

PLATELET CONCENTRATES AND ORAL SOFT AND HARD TISSUE REGENERATION

Application Scenarios and Practical Skills

血小板浓缩物与口腔软硬组织再生

应用场景及实战技巧

乔静　孙凤　刘峰　主编

北方联合出版传媒（集团）股份有限公司
辽宁科学技术出版社
沈　阳

图文编辑

张　浩　刘玉卿　肖　艳　刘　菲　康　鹤

王静雅　纪凤薇　杨　洋　戴　军　张军林

图书在版编目（CIP）数据

血小板浓缩物与口腔软硬组织再生 / 乔静, 孙凤, 刘峰主编. -- 沈阳：辽宁科学技术出版社, 2025. 7. -- ISBN 978-7-5591-4184-2

Ⅰ. R457.1；R78

中国国家版本馆CIP数据核字第2025C3U579号

出版发行：辽宁科学技术出版社

（地址：沈阳市和平区十一纬路25号　邮编：110003）

印 刷 者：凸版艺彩（东莞）印刷有限公司

经 销 者：各地新华书店

幅面尺寸：210mm × 285mm

印　　张：14.5

插　　页：4

字　　数：300 千字

出版时间：2025 年 7 月第 1 版

印刷时间：2025 年 7 月第 1 次印刷

出 品 人：陈　刚

责任编辑：殷　欣　金　烁

封面设计：郭芷夷

版式设计：郭芷夷

责任校对：李　硕

书　　号：ISBN 978-7-5591-4184-2

定　　价：298.00 元

投稿热线：024-23280336

邮购热线：024-23280336

E-mail: irisin0120@163.com / cyclonechen@126.com

http://www.lnkj.com.cn

关注辽科口腔好书

咨询客服

FOREWORD
序一

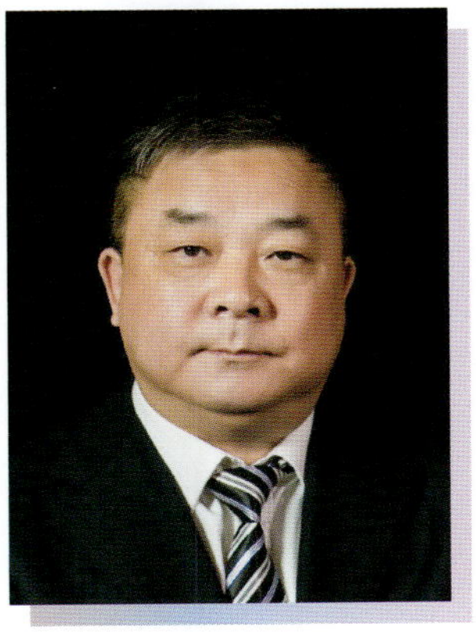

很高兴为刘峰教授团队的《血小板浓缩物与口腔软硬组织再生》一书作序！

在医学发展的长河中，人类对组织再生的探索从未停歇。从古老的草药敷料到现代的基因编辑技术，每一次突破都凝聚着科学家的智慧与勇气。而在这条探索之路上，血小板浓缩物的发现与应用，无疑为口腔软硬组织再生领域点亮了一盏明灯。它既是古老生命修复机制的延续，又是现代再生医学智慧的结晶。

口腔作为人体功能与美学的双重载体，其软硬组织缺损的修复一直是临床医学的难题。传统的修复手段和常规的口腔种植手段，虽能部分恢复形态，在很多情况下却难以实现生物学的功能性再生。血小板浓缩物的出现，以其富含生长因子、细胞因子和纤维蛋白网络，为组织再生提供了天然的"生物支架"和"信号枢纽"。从富血小板血浆到浓缩生长因子，从单纯促进创面愈合到引导骨、牙周、黏膜的多维再生，这一领域的研究正以惊人的速度重塑口腔医学的边界。本人在这一领域工作多年，对此深有体会。

本书的8个章节涵盖了血小板浓缩物的所有相关方面。前几章介绍了血小板浓缩物的基本生物学概念，后几章则着重阐述了血小板浓缩物在口腔再生领域的临床适应证和应用场景，最后对血小板浓缩物的应用前景进行了展望，引发大家的深入思考。

本书不仅是一部技术指南，更是一部融合基础科学与临床实践的启示录。书中系统梳理了血小板浓缩物的生物学机制、制备技术的革新路径，以及在种植修复、牙周再生、颌骨缺损重建等场景中的循证应用，图文并茂，内容翔实。

本书内容的呈现方式保持着严谨的科学作风，重点突出且深度适宜。重要的是，信息的呈现方式符合临床医生的需求，有助于临床医生更好地理解使用血小板浓缩物的生物学原理，以及在口腔软硬组织再生中，基于证据决定何时何地使用何种血小板浓缩物。

作者团队并未止步于现有成果的总结，更以批判性思维剖析了当前技术的局限性——例如生长因子释放的时效性矛盾、个体化治疗的标准化难题，以及长期疗效的循证证据缺口。这种科学求真的态度，为读者提供了既务实又具有前瞻性的视角。

相信本书的内容将使广大读者受益匪浅，包括在日常临床实践中经常使用血小板浓缩物的医生，以及希望在未来更好地理解和应用这项技术的临床医生。同时，本书将为口腔软硬组织再生领域做出新的贡献！

中华口腔医学会　副会长

吉林大学口腔医院　教授

FOREWORD

序二

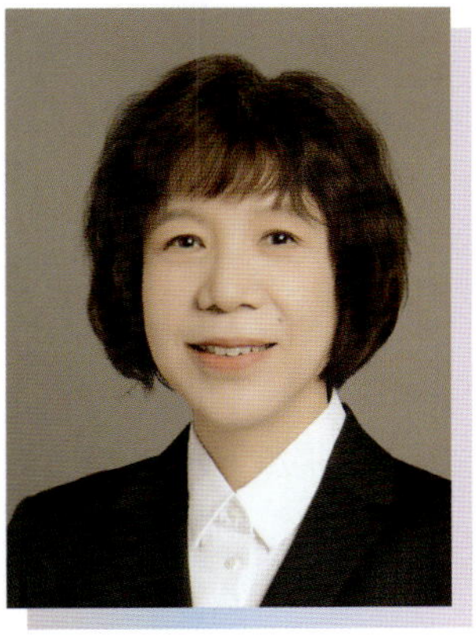

软硬组织的再生和重建一直是口腔医生关注的重要话题。

随着中国经济的高速发展，中国老百姓生活水平快速提高，人们对生活质量和口腔健康的要求也越来越高。然而，中国牙周炎发病率高，是目前牙齿丧失的主要原因。在日常临床工作中，如何使由于牙周长期感染导致的牙齿周围组织缺失得到有效恢复，不仅仅是牙周医生遇到的困难，也是所有口腔医生面临的挑战。同时在临床工作中，口腔医生都希望在再生和重建手术中能够达到预期效果。

当我看到由北京大学口腔专业团队乔静教授、孙凤教授、刘峰教授共同主编的《血小板浓缩物与口腔软硬组织再生》这本书时，我感到非常欣喜。这本书能够从临床实践出发，通过不同术式的病例，从基础到临床展示了在口腔软硬组织增量中如何思考、如何达到更好的效果。本书值得借鉴的是利用自体血浆提取有效成分，通过组织工程学强化生长因子、支架理论、血管生长的重要性及抗炎有效成分的应用，为口腔再生和重建手术提供更多的保障途径。

通过阅读本书，可以更加全面地了解应用血小板浓缩物提高软硬组织再生的理论和临床实践。本书适合不同层次的口腔专业医生，包括有兴趣的在校口腔医学生、住院医师及高年资专科医生，供其能自身提高和临床拓展，同时也期盼有更多的中国口腔医生愿意把自己的学习心得毫无保留地呈现给同行。

在此衷心感谢3位主编和所有编委为出版本书付出的努力及智慧，尤其是刘峰教授，他是我多年的好朋友，也是我非常敬仰的口腔医学专家；他多年来一直在口腔美学、口腔数字化等领域深耕，取得了卓越成绩，多次代表中国口腔医生进行国际演讲。相信各位读者通过阅读本书会有更多的收获，从而为患者提供更好的服务。

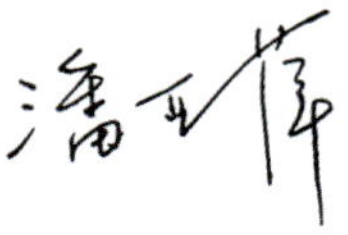

中华口腔医学会牙周病学专业委员会　主任委员

中国医科大学附属口腔医院　教授

PREFACE
前言

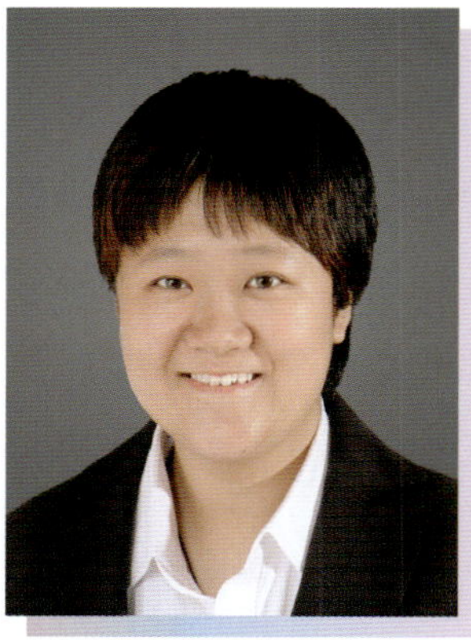

在口腔医学的演进长河中，组织再生技术始终是推动临床突破的核心驱动力。从骨缺损修复到软组织重建，每一次技术革新都凝聚着无数科研工作者的智慧与汗水。而血小板浓缩物的发现与应用，无疑是这一领域具有革命性的里程碑之一。作为长期深耕口腔再生医学的研究者，我亲历了从富血小板血浆到浓缩生长因子的技术迭代，目睹了这一生物材料如何从实验室走向临床，从争议走向共识，最终成为口腔软硬组织再生的重要元素。

本书的写作动机源于三重使命：

其一，系统梳理血小板浓缩物在口腔医学中的理论基础与技术规范。近年来，尽管相关研究呈爆发式增长，但临床实践中仍存在技术标准化不足、适应证选择模糊等问题，甚至因操作不当导致疗效波动。我们希望能够尽自己所能回应学界对“循证医学”的需求，补充从分子机制到手术椅旁操作的完整证据链，抛砖引玉，为临床决策提供更多的科学锚点。

其二，本书是研究团队10余年来多项组织再生基础研究和临床研究成果阶段性总结，是北京大学口腔医院门诊部多个学科以及我们与兄弟医院亲密无间、积极合作、不断探索的结果。2023年，门诊部原副主任孙凤老师带领大家合力出版了《口腔手术案例精粹——浓缩生长因子在口腔组织再生手术中的应用》一书，重点进行了临床实践的教学和展示。本书是在此之后进一步总结、凝练，形成具有更全面理论体系、更系统实践展示的专著。

其三，今年是本人从事血小板浓缩物研究的第23个年头，本书也是对本人研究历程的回顾与总结。2003年开始，我于硕士、博士研究生求学阶段，在我的导师曹采方教授和欧阳翔英教授的指导下，开始对富血小板血浆的临床和机制展开研究。毕业后在两位老师的指导下，我一直从事更深入的临床和机制研究工作。2017年，主持国家自然科学基金青年科学基金项目，即“浓缩生长因子在牙周膜干细胞介导的牙周缺损再生中的作用及机制”。2021年，我在北京大学口腔医院刘燕教授的实验室里从事动物实验方面的研究，也是将浓缩生长因子与先进材料结合用于牙周组织再生，最后在刘燕教授的大力支持和指导下，以共同第一作者的身份发表了第一篇高影响因子的文章。不知不觉，血小板浓缩物的研究轨迹已深深镌刻在我的整个学术生命之中。

曹采方老师曾经对我说过：“要让复杂机制回归临床本能。” 从临床工作中找到难点、痛点，然后用科研的思路和方法去攻克与解决，最终将研究成果回馈临床。这种将基础研究与临床需求无缝对接的理念，也始终贯穿于全书。

欧阳翔英老师曾经说过一句话：“要读懂血小板的生物学语言。”今天，回顾走过的道路，我领悟到，真正的再生医学，是生命自我修复的智慧与人类技术干预的精密共振。

谨以本书献给我的两位导师——曹采方教授和欧阳翔英教授。

谨以本书致敬所有在口腔再生领域默默耕耘的老师和同道，感谢孙凤主任、刘峰主任的厚爱与大力支持，让本书得以出版。感谢研究团队全体医护人员的辛勤付出！感谢门诊部两位亲爱的同事——消毒供应室的崔鑫婧护士和特诊科的龚淑凤护士，为本书绘制了插图，感谢她们的辛勤工作与付出！感谢我们可爱的患者，你们的信任是不断激励我们前进的动力！

书中若有疏漏之处，恳请学界同仁不吝指正。愿我们共同守护这份白色巨塔中的“红色奇迹”，让更多患者重绽自信笑容！

乔静

2025年春于北京大学口腔医院门诊部

CHIEF EDITORS

主编简介

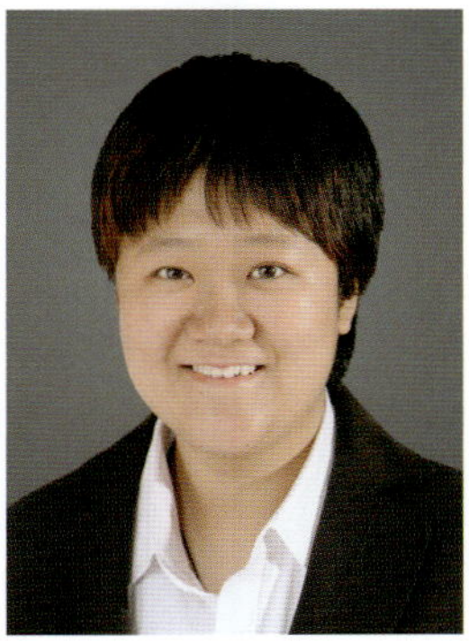

乔静 博士，副教授，副主任医师

2008年7月毕业于北京大学口腔医学院

2008年9月留院工作（科室：第一门诊部牙周科）

2018年7月—2019年7月挂任北京市门头沟区卫生健康委员会副主任

学术兼职

中华口腔医学会牙周病学专业委员会青年委员

北京口腔医学会牙周病学专业委员会委员

中华医学会专家库成员

全国卫生产业企业管理协会数字化口腔产业分会（CSDDI）理事

中国整形美容协会口腔整形美容分会理事

学术贡献

- 主要从事牙周组织再生和组织工程学方面的研究，着重探讨血小板衍生物和巨噬细胞在炎症微环境下参与牙周组织再生的作用及机制
- 主持和参与了包括国家自然科学基金项目、北京市自然科学基金项目、首都医学发展科研基金项目、院青年基金项目在内的6项研究
- 在SCI收录期刊（1、2区）及国内核心期刊上以第一作者/通讯作者身份发表论文10余篇。其中以并列第一作者在《Bioactive Materials》（IF 18.2 / Q1）上发表论文1篇（2022, 10:93-106）
- 作为副导师指导硕士研究生1名
- 合作出版论著《口腔手术案例精粹——浓缩生长因子在口腔组织再生手术中的应用》（科学出版社）
- 临床研究主要致力于牙周软硬组织的再生性治疗，以第一申请人身份成功获得7项院新技术与新疗法重点项目的支持，其中2项获得滚动支持

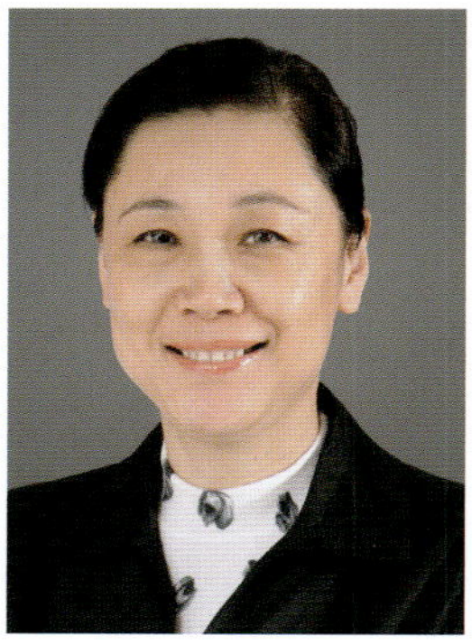

孙凤 主任医师

曾任北京大学口腔医院门诊部医疗副主任、门诊部二支部书记

曾于2013—2017年任北京大学口腔医院党委委员

1988年毕业于北京大学口腔医学院，留校从事修复和种植临床与科研工作

曾在德国亚琛工业大学、奥地利维也纳大学、美国贝勒牙科学院与宾夕法尼亚大学等大学短期访问学习

学术兼职

中华口腔医学会口腔修复学专业委员会常务委员

中华口腔医学会口腔美学专业委员会常务委员

中国整形美容协会口腔整形美容分会常务理事

学术贡献

- 完成6项北京大学口腔医学院新技术与新疗法的重点项目
- 主持完成了北京科委重大科研项目1项
- 8年制长学制教材《口腔种植学》编者
- 主编《超薄瓷贴面美学修复》（人民卫生出版社）、《口腔手术案例精粹——浓缩生长因子在口腔组织再生手术中的应用》（科学出版社）
- 指导项目组获得发明专利2项，发表论文40余篇

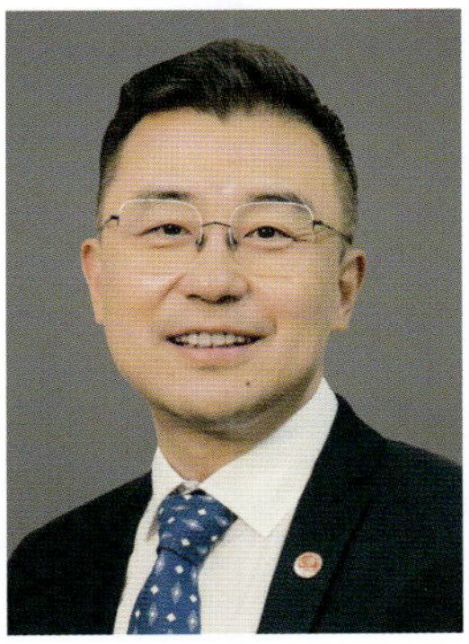

刘峰 主任医师

北京大学口腔医院门诊部主任、门诊部培训中心主任
北京大学口腔医院医疗质量管理委员会委员
北京大学口腔医院继续教育管理委员会委员
北京大学口腔医院医疗装备管理委员会委员

学术兼职

全国卫生产业企业管理协会数字化口腔产业分会（CSDDI）会长
国际种植牙医师协会（ICOI）中国专家委员会副会长
中国整形美容协会口腔整形美容分会副会长
白求恩精神研究会口腔医学分会常务理事
白求恩精神研究会医学人文分会常务理事
中华口腔医学会口腔美学专业委员会常务委员
中华口腔医学会口腔种植专业委员会委员
国际数字化牙科学会（DDS）中国区主席
欧洲美容牙科学会（ESCD）中国区主席
国际口腔种植学会（ITI）专家组成员（Fellow）
希腊美容牙科学会（HAAD）荣誉会员
《International Journal of Prosthodontics》《International Journal of Esthetic Dentistry》编委
《International Journal of Computerized Dentistry》《Journal of Dentistry》审稿人

学术贡献

- 发表中英文学术论文80余篇
- 主持国家级行业标准和专家共识5项
- 参与国家级行业标准和专家共识5项
- 主编出版中文学术专著21部（总字数991.3万字）、英文学术专著1部

EDITORS

编者简介

（按姓名首字拼音为序）

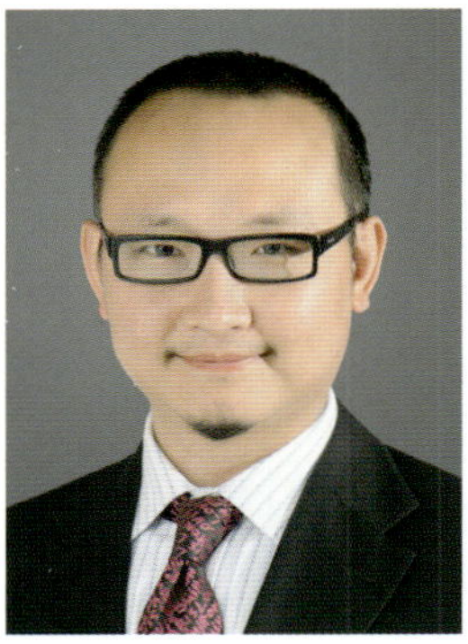

段晋瑜 博士，主治医师

毕业于北京大学口腔医学院，现任北京大学口腔医院门诊部牙周科主任。北京口腔医学会牙周病学专业委员会委员，中国医药教育协会口腔医学专业委员会委员，白求恩精神研究会医学人文分会委员。

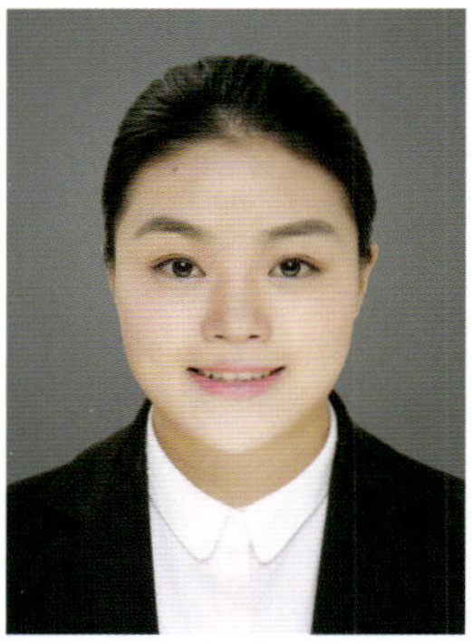

洪瑛瑛 博士，主治医师

毕业于北京大学口腔医学院。现就职于北京大学口腔医院门诊部特诊科。从事牙周病学临床、科研相关工作。擅长复杂牙周疾病的系统治疗，包括牙周基础治疗、牙周软硬组织缺陷的手术治疗、疑难疾病多学科联合治疗、牙周炎患者的种植等。

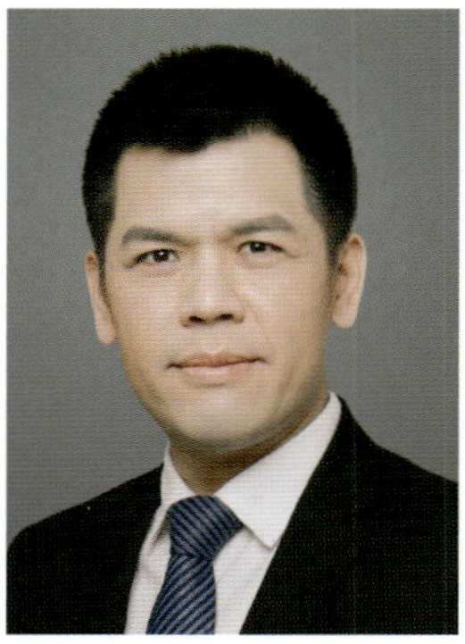

林碧琛 博士，主治医师

毕业于北京大学口腔医学院。现就职于北京大学口腔医院门诊部儿童口腔科。中华口腔医学会儿童口腔医学专业委员会会员。在儿童乳牙龋病及牙髓疾病的综合治疗、埋伏多生牙治疗、年轻恒牙疾病的治疗、肾脏疾病患儿的口腔疾病诊治等方面有长期的临床经验。

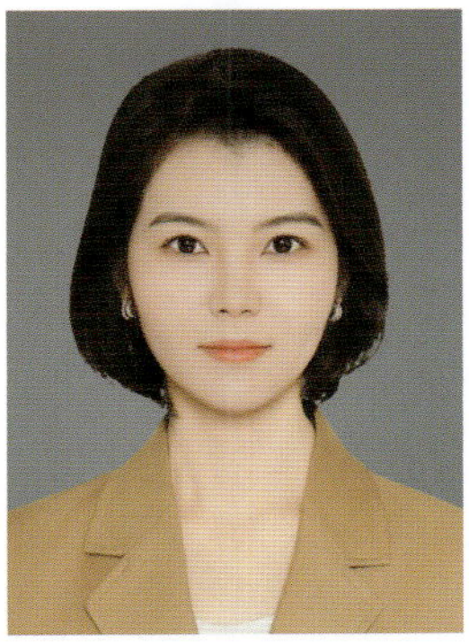

马斐斐 博士，副主任医师

毕业于北京大学口腔医学院。现任北京大学口腔医院一门诊特诊科主任。中华口腔医学会会员，中华口腔医学会口腔种植专业委员会会员，中华口腔医学会口腔美学专业委员会会员。多次赴国外参加会议和学习。研究方向为动态导航下精准口腔种植外科和自体浓缩生长因子的成骨应用。作为项目负责人主持数项新技术与新疗法项目。发表SCI论文及国内核心期刊论文近20篇。发明专利4项。《口腔手术案例精粹——浓缩生长因子在口腔组织再生手术中的应用》副主编，参编科普图书《明明白白去看牙》。曾多次获得北京大学口腔医学院优秀医疗工作奖、先进工作者等荣誉。

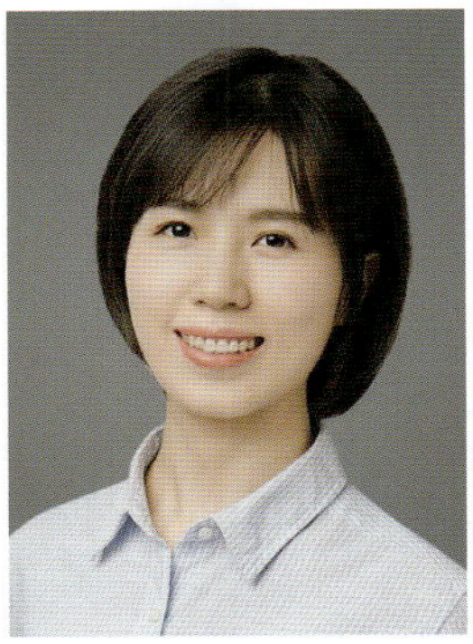

马玉 本科，主管护师

现就职于北京大学口腔医院门诊部特诊科。专业特长为口腔种植外科、修复，无牙颌种植修复，数字化设计及手术的护理配合等。参编图书2部，参与发明专利2项，参与研究课题6项，发表论文2篇。

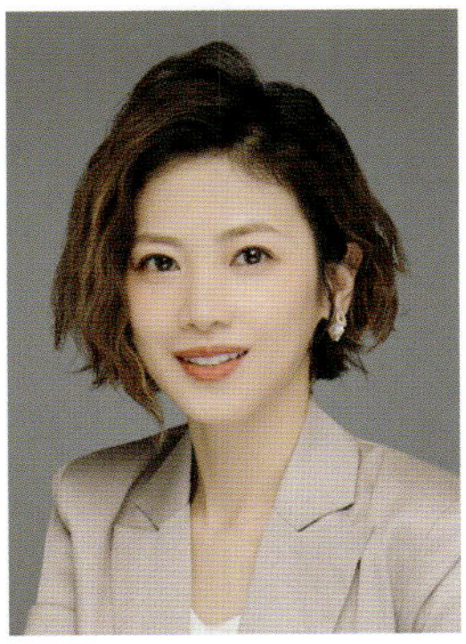

王妙贞 博士，主治医师

毕业于北京大学口腔医学院。现就职于北京大学口腔医院门诊部综合科。奥地利维也纳大学牙科学院口腔种植专业访问学者。中华口腔医学会口腔种植专业委员会青年委员，国际种植牙医师协会（ICOI）中国专家委员会理事，白求恩精神研究会口腔医学分会理事，全国卫生产业企业管理协会数字化口腔产业分会（CSDDI）委员，中华口腔医学会口腔美学专业委员会青年讲师。专业方向为美学区种植外科、复杂软硬组织增量手术、数字化种植等。《美学区种植——从设计理念到临床实战》副主编。

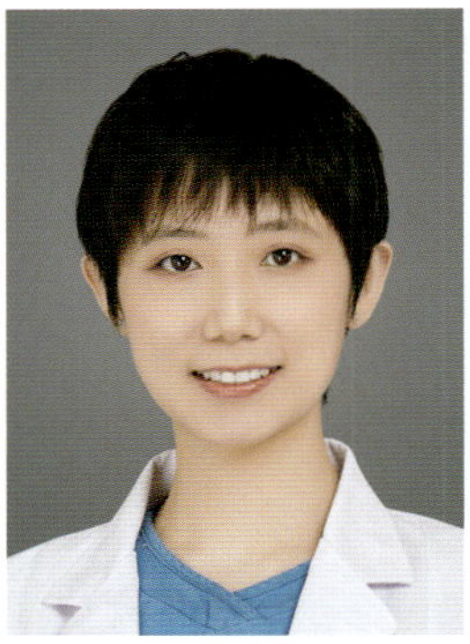

魏泰 博士，主治医师

毕业于北京大学口腔医学院。现就职于北京大学口腔医院门诊部特诊科。主持北京市自然科学基金项目1项，参与多项国家自然科学基金面上项目，相关成果发表于国内外专业期刊。临床工作主要从事牙槽外科、天然牙及种植修复咬合重建。

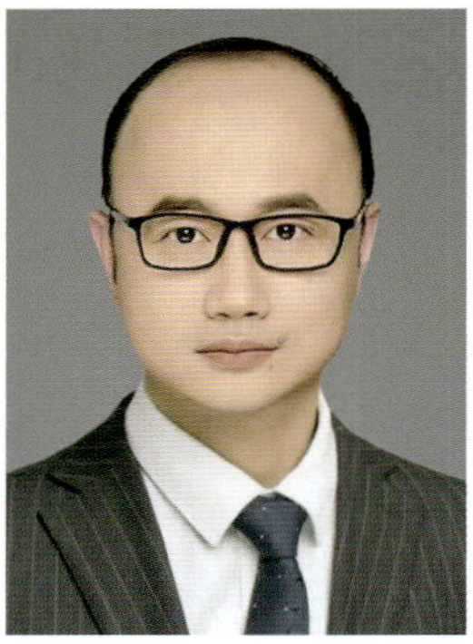

翁金龙 博士，主治医师

毕业于北京大学口腔医学院。现就职于北京大学口腔医院门诊部特诊科。北京市西城区医疗事故鉴定专家，国家执业医师资格考试考官，中华口腔医学会牙体牙髓病学专业委员会会员，中华口腔医学会口腔美学专业委员会会员。擅长疑难牙体牙髓病的诊断治疗、复杂显微根管治疗、显微根尖手术、美学修复、固定修复以及口腔多学科疾病的综合诊断、设计和治疗。数次赴美国进行短期研修和学习，显微根尖手术师从美国宾夕法尼亚大学Kim教授。作为项目负责人承担门诊部多项新技术与新疗法项目。在国内外专业期刊发表论文多篇。

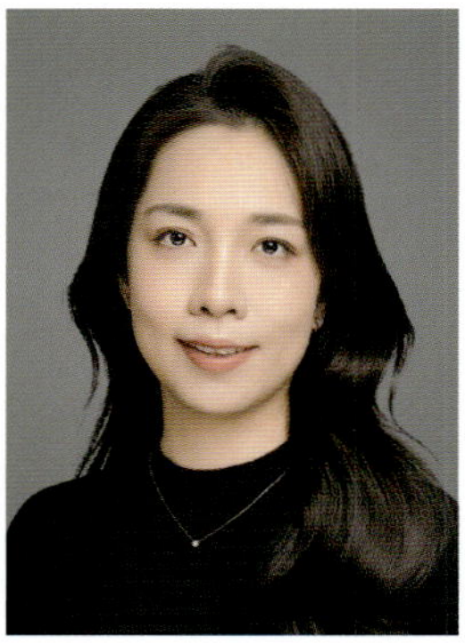

阳雯 博士，主治医师

毕业于北京大学口腔医学院。现就职于北京大学口腔医院门诊部特诊科。参编《口腔手术案例精粹——浓缩生长因子在口腔组织再生手术中的应用》。

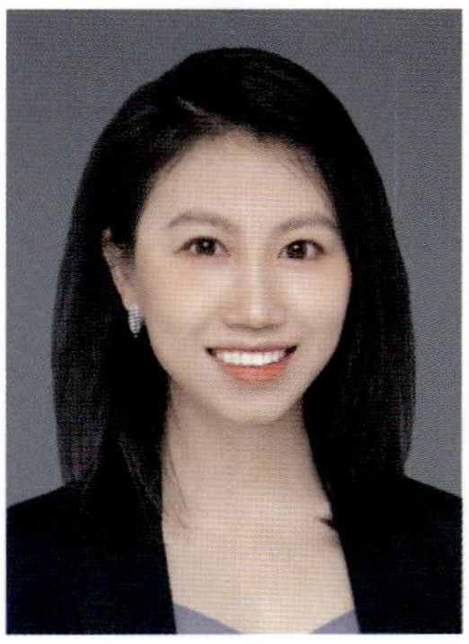

詹雅琳 博士，主治医师

毕业于北京大学口腔医学院。现就职于北京大学口腔医院门诊部综合科。中华口腔医学会口腔美学专业委员会青年讲师。主持国家自然科学基金青年科学基金项目1项，参与多项国家自然科学基金面上项目。临床相关经验与研究成果发表在国内外专业期刊，以第一作者/通讯作者身份发表中文学术论文3篇、英文SCI学术论文13篇。获批实用新型专利2项，发明专利1项。参编《美学区种植——从设计理念到临床实战》《垂直型牙体预备和生物导向预备技术（BOPT）》等。

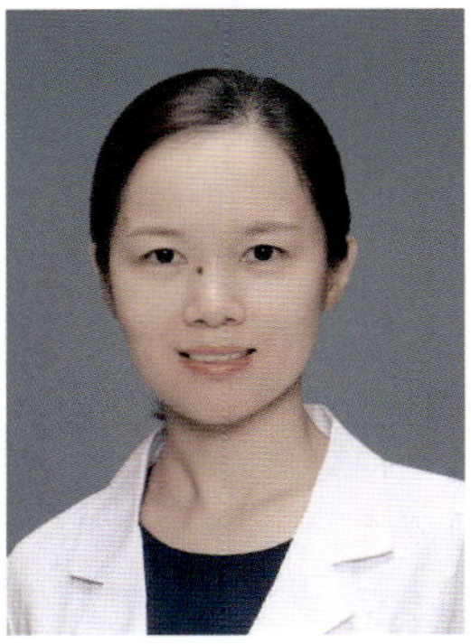

周文娟 博士，主任医师，硕士生导师

博士毕业于奥地利维也纳医科大学。现就职于滨州医学院附属烟台口腔医院。国际口腔种植学会（ITI）专家组成员（Fellow），中华口腔医学会口腔种植专业委员会委员，中华口腔医学会计算机专业委员会委员，全国卫生产业企业管理协会数字化口腔产业分会（CSDDI）常务委员，全国卫生产业企业管理协会精准医学分会理事。美国康涅狄格大学及澳大利亚墨尔本大学访问学者。主持国家自然科学基金项目1项、国际合作项目6项，以第一位、第二位项目负责人获批科研经费累计230余万元。曾获国际骨再生基金会教育基金、烟台优秀青年医师、烟台市十大杰出青年、创新科技成果奖、科技进步奖三等奖等。以第一作者/通讯作者身份发表论文60余篇。参编《数字化口腔种植学》。主持卫生健康信息团体标准立项1项、参与中国医疗器械行业团体标准及中华口腔医学会口腔种植专业委员会专家共识制定各1项。

CONTENTS

目录

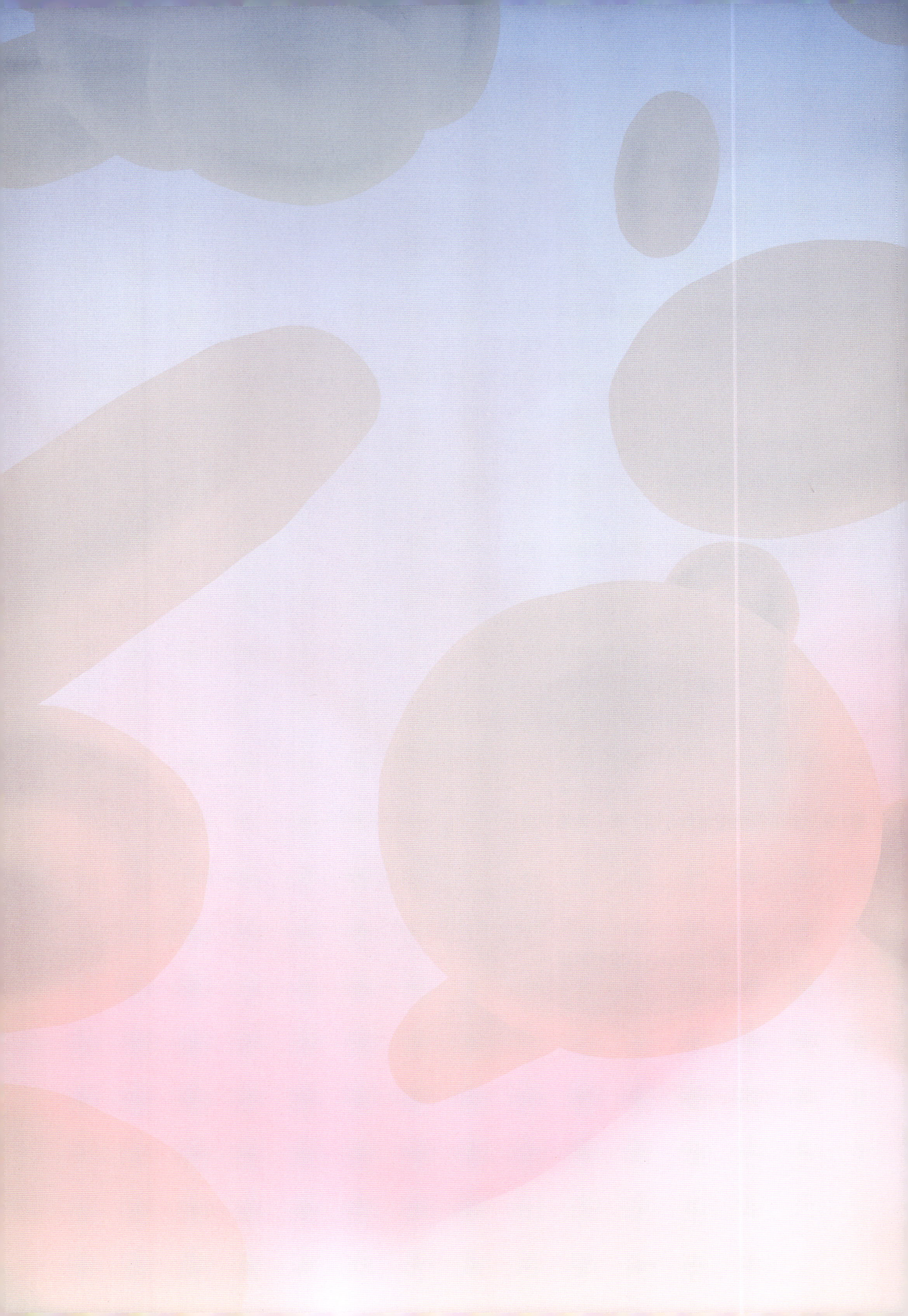

THE PHYSIOLOGICAL BASIS
OF PLATELET CONCENTRATES

第1章

血小板浓缩物的生理基础

组织再生取决于4个基本要素：干细胞、生物信号分子、组织血供，以及生物支架材料。在组织愈合和再生过程中，每一个要素都发挥着必不可少的作用，4个要素同时联合作用促进组织再生。

在此过程中，干细胞是组织再生的基础，形成种子细胞；生物信号分子参与细胞功能调节，如生长因子调节细胞的活性、诱导干细胞分化和产生细胞外基质（extracellular matrix，ECM），血管形成细胞因子刺激形成新生血管网，提供组织生长所必需的营养基础并保持内环境的稳定；生物支架材料则创造了一个暂时性的三维支架结构，以利于上述组织再生过程的发生和进行。

作为生物信号分子，生长因子调控着组织重建过程中每一阶段的发生和发展，通过自分泌、旁分泌或内分泌的方式调节着细胞的各种功能，如细胞的趋化、迁移、增殖、分化和ECM的合成，以及血管形成等。研究者们不断地寻找和检测能够有效促进组织再生的生长因子，目前研究最为广泛的生长因子有血小板衍生生长因子（platelet-derived growth factor，PDGF）、转化生长因子-β1（transforming growth factor-β1，TGF-β1）、骨形态发生蛋白（bone morphogenetic proteins，BMPs）、胰岛素样生长因子-1（insulin-like growth factor，IGF-1）、血管内皮生长因子（vascular endothelial growth factor，VEGF）以及成纤维细胞生长因子（fibroblast growth factor，FGF）等[1-3]。对于上述单一生长因子的应用研究已取得初步进展，但对于多生长因子的研究仅局限于两种生长因子的配伍。然而，外源性生长因子的体外重组过程费时费力、造价昂贵，其安全性仍在研究之中，且无法模拟内源性生长因子间复杂的相互作用和网络关系，没有任何一种单一的外源性生长因子可以有效地介导组织修复的所有方面。

血小板是内源性生长因子的主要来源。随着组织愈合和再生机制研究的深入，人们意识到血小板是引发组织创伤愈合和再生的关键细胞，一系列血小板衍生物也应运而生。这些血小板衍生物应用的生理基础是血小板活化后释放出趋化因子和生长因子，促进软硬组织再生过程中细胞的增殖和分化。近30年来，研究者们不断尝试将血小板衍生物用于临床，利用其中的生长因子达到促进组织再生的目的。20世纪80年代出现过血小板衍生的创伤愈合因子（platelet-derived wound healing factors，PDWHF），其原理是通过低温离心完全去除红细胞和白细胞，之后将血小板激活使其释放生长因子，但由于取血量大（60mL）不适于临床的推广应用[4]。20世纪90年代早期，曾有集止血和黏合特性于一身的血小板相关产物——纤维蛋白凝胶，但其促再生作用有限[5]。1997年，Whitman等[6]首次报道了血小板凝胶在口腔颌面部的应用，题为“Platelet Gel: An Autologous Alternative to Fibrin Glue with Applications in Oral and Maxillofacial Surgery”。1年后，Marx等[7]首次将富血小板血浆（platelet-rich plasma，PRP）和自体骨联合应用治疗下颌骨缺损，并取得了成功。这一报道引起了学者们极大的兴趣和关注，此后，PRP开始广泛应用于骨、皮肤、神经、黄斑等多种组织的再生治疗中。

参考文献

[1] Rieber J, Wolint P, Meier-Bürgisser G, et al. Synergistic effects of insulin-like growth factor-1 and platelet-derived growth factor-bb in tendon healing[J]. Int J Mol Sci, 2025, 26(9):4039.

[2] Zhang C, Zhu C, Chen X, et al. Natural regeneration-inspired sequential delivery of synergistic growth factors for structural and functional endometrial regeneration[J]. Acta Biomater, 2025, S1742-7061(25):375-377.

[3] Gothard D, Rotherham M, Smith EL, et al. In vivo analysis of hybrid hydrogels containing dual growth factor combinations, and skeletal stem cells under mechanical stimulation for bone repair[J]. Mechanobiol Med, 2024, 2(4):100096.
[4] Knighton DR, Ciresi KF, Fiegel VD, et al. Classification and treatment of chronic nonhealing wounds. Successful treatment with autologous platelet-derived wound healing factors (PDWHF)[J]. Ann Surg, 1986, 204(3):322–330.
[5] Tuan TL, Song A, Chang S, et al. In vitro fibroplasia: matrix contraction, cell growth, and collagen production of fibroblasts cultured in fibrin gels[J]. Exp Cell Res, 1996, 223(1):127–134.
[6] Whitman DH, Berry RL, Green DM. Platelet gel: An autologous alternative to fibrin glue with applications in oral and maxillofacial surgery[J]. J Oral Maxillofac Surg, 1997, 55(11):1294–1299.
[7] Marx RE, Carlson ER, Eichstaedt RM, et al. Platelet-rich plasma: Growth factor enhancement for bone grafts[J]. Oral Surg Oral Med Oral Pathol Oral Radiol Endod, 1998, 85(6):638–646.

第1节　血液系统的组成与功能

血液系统是组成机体的系统之一，由不同的造血器官/位点组成，包括骨髓、胸腺、淋巴结、脾等器官，以及通过血液运行散布在全身的血细胞，负责血细胞的生成、调节和破坏。血液是结缔组织的一种，由血浆和血细胞两部分组成。血细胞包括红细胞、白细胞和血小板。血浆中溶解有多种化学物质。按容积计算，血浆占55%，其中包括：水（91%）、蛋白质（7%）、脂质（1%）、糖类（0.1%）、无机盐类（0.9%）、代谢产物（尿素、肌酐、尿酸）等。血液的功能包含血细胞功能和血浆功能两部分，有运输、调节人体温度、防御、调节人体渗透压和酸碱平衡5个功能。

造血（hematopoiesis）是指各种血细胞在造血器官/位点发育、成熟的过程，是一个多阶段、受多通路调控、涉及多个造血解剖位置的复杂而又有序的动态过程，贯穿于生命体的一生。成体的造血器官主要包括骨髓、胸腺和脾。骨髓是成体造血干细胞（hemopoietic stem cell，HSC）定居及分化的主要场所，人类成体骨髓每天有10^{12}个血细胞生成[1]。HSC具有自我更新和多系分化潜能，可以产生所有谱系的成熟血细胞。从HSC向成熟血细胞分化的过程中，先后经历了多能和定向造血祖细胞阶段，最终分化生成所有系列的成熟血细胞，包括红细胞、巨核细胞（血小板）、巨噬细胞、嗜酸性粒细胞、嗜碱性粒细胞、中性粒细胞、T细胞、B细胞和自然杀伤细胞等（图1-1-1）。

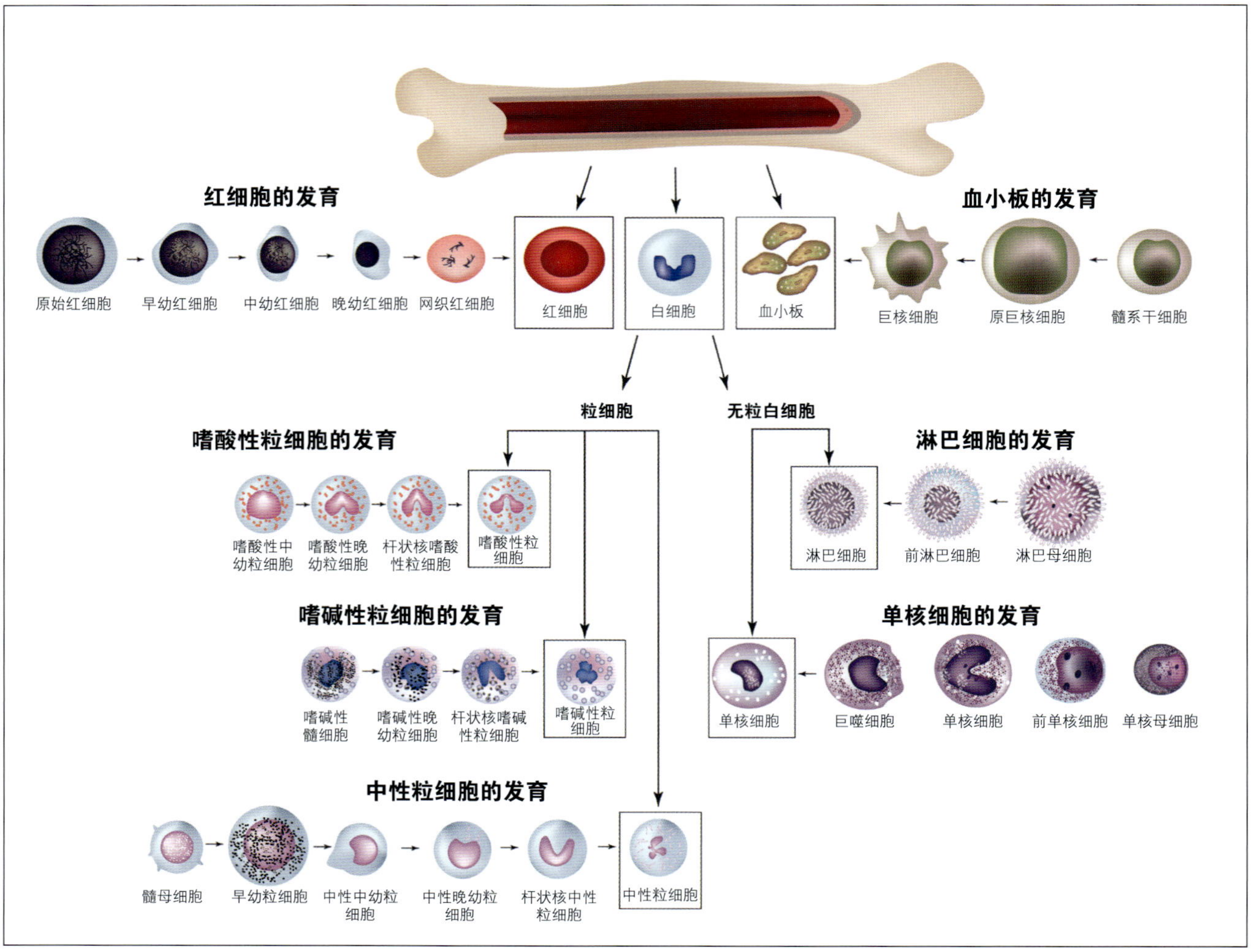

图1-1-1　血细胞分化示意图

一、血细胞的组成与功能

血细胞分为3类：红细胞、白细胞、血小板。

（一）红细胞

1. 红细胞的来源与发育

红细胞是血液中最主要的功能细胞，是血液中数量最多的细胞，也是人体内含量最丰富的细胞，约占人体细胞总数的1/4，是哺乳动物胚胎发育过程中最早产生的造血细胞。红细胞发育过程经历了原始红细胞、早幼红细胞、中幼红细胞、晚幼红细胞、网状红细胞和成熟红细胞阶段。

2. 红细胞的结构与功能

成熟红细胞（erythrocyte，red blood cell）直径7～8.5μm，呈双凹圆盘状，中央较薄（1.0μm），周缘较厚（2.0μm），故在血涂片标本中呈中央染色较浅、周缘较深（图1-1-2）。红细胞的这种形态使它具有较大的表面积（约140μm^2），从而能最大限度地适应其功能——携O_2和部分CO_2。新鲜单个红细胞为黄绿色，大量红细胞使血液呈猩红色，而且多个红细胞常叠连一起呈串钱状，称红细胞缗线。

红细胞有一定的弹性和可塑性，细胞通过毛细血管时可改变形状。这种特点也让红细胞在血小板

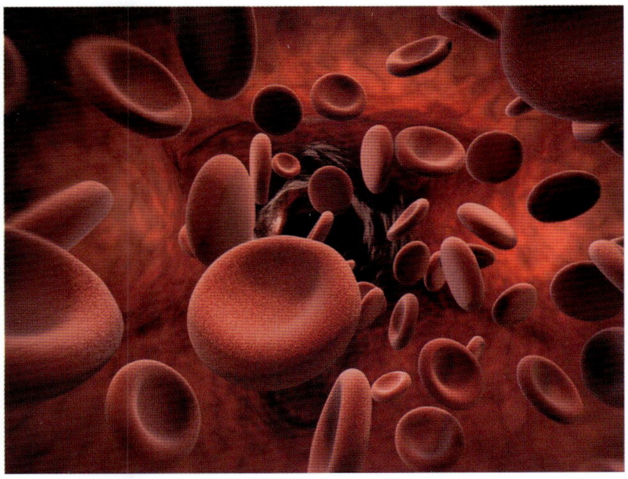

图1-1-2 红细胞示意图

浓缩物中得以发挥空间支撑的作用。

成熟红细胞除质膜和细胞质外，无其他细胞器，丧失了合成核酸和蛋白质的能力，胞质内充满血红蛋白（hemoglobin，Hb）。在其120天的寿命周期内，红细胞穿梭循环于全身的组织器官，行使重要的生理功能——输送氧气。

正常成人每微升血液中红细胞数的平均值，男性为400万～500万，女性为350万～450万。血液中血红蛋白含量，男性为120～160g/L，女性为110～140g/L，新生儿为170～200g/L[1]。

（二）白细胞

白细胞（leukocyte，white blood cell）为无色有核的球形细胞，体积比红细胞大，能做变形运动，具有防御和免疫功能。成人白细胞的正常值为4000～10000/μL，男女无明显差别，婴幼儿稍高于成人[1]。血液中白细胞的数值可受各种生理因素的影响，如劳动、运动、饮食及妇女月经期，均略有增多。在疾病状态下，白细胞总数及各种白细胞的百分比皆可发生改变。

光镜下，根据白细胞胞质有无特殊颗粒，可将其分为有粒白细胞和无粒白细胞两类。有粒白细胞又根据颗粒的嗜色性分为中性粒细胞、嗜酸性粒细胞和嗜碱性粒细胞。无粒白细胞有单核细胞和淋巴细胞两种。我们将重点关注中性粒细胞。

1. 中性粒细胞的来源与分化

中性粒细胞（neutrophilic granulocyte，neutrophil）是生理状态下机体循环细胞数量最多、分布最广、寿命最短的一类白细胞，占白细胞总数的50%～70%，并处于机体抵御病原微生物入侵的第一线，在机体固有免疫系统中发挥着极其重要的“排头兵”作用，又称为多形核中性粒细胞（polymorphonuclear neutrophil，PMN），是一类终末分化的、生存期比较短并具有较强吞噬能力的固有免疫细胞。

生理条件下，机体中的中性粒细胞是由骨髓中的HSC经历多次分化后产生的，新生的中性粒细胞在形态学上符合细胞分类的定义，但其在功能上还不成熟，仍需要在骨髓微环境中继续发育3～4天，成熟后才进入血液或组织。

正常生理状态下，机体绝大部分的血细胞来源于骨髓造血，骨髓每小时可以产生大约10^{10}个红细胞以及10^8～10^9个白细胞[1]。骨髓的强大造血功能来源于体内一个很小的造血干细胞库，目前，通过分子标记技术、细胞分选、集落形成和细胞影像分析等方法，可以将上游造血细胞分成多个不同的亚群，LT-HSC是具有长期造血能力的干细胞，是所有血细胞的源头细胞，可进一步分化为具有短期造血能力和有限自我更新能力的干细胞（ST-HSC），其向下又能分化形成多能祖细胞，再向下游分化为多种定向祖细胞，包括髓系祖细胞（common myeloid progenitor，CMP）和共同淋巴样前体细胞，CMP又可分化为巨核/红系祖细胞（megakaryocyte-erythroid progenitor cell，MEP）和粒/巨噬系祖细胞（granulocyte-monocyte progenitor cell，GMP）。

粒系造血是机体中的中性粒细胞产生的基本方式，即GMP通过一系列增殖和分化逐步生成中性粒细胞的过程。

2．中性粒细胞的结构与功能

中性粒细胞呈球形，直径10～12μm，核染色质呈团块状。核的形态多样，有的呈腊肠状，称为杆状核；有的呈分叶状，叶间有细丝相连，称为分叶核。细胞核一般为2～5叶，正常人以2～3叶者居多[1]。

中性粒细胞是机体抵御外界感染的主要免疫细胞，其功能与淋巴细胞和巨噬细胞的功能协调有序，共同参与抵抗感染的反应。当中性粒细胞遇到各种颗粒性的和可渗性的刺激时，会发生一系列反应，包括趋化运动、吞噬、脱颗粒、磷酸己糖支路的激活、活性氧衍生物的生成、膜结构分隔的钙离子释放和细胞骨架的重组等。中性粒细胞也是血小板浓缩物发挥抗感染作用的成分之一。

3．中性粒细胞的寿命和清除

在生理状态下，骨髓中发育成熟的中性粒细胞会有序进入血液，成为循环中的血细胞，这些中性粒细胞寿命通常较短，半衰期为7～20小时，从血液进入组织的中性粒细胞的寿命会显著延长至3～5天。在感染和炎症等病理条件下，细胞的半衰期会缩短或延长。衰老和凋亡的中性粒细胞通常会循环和迁移到脾、肝和骨髓处被巨噬细胞吞噬。炎症部位死亡的中性粒细胞会被周围的巨噬细胞吞噬和清除。自发凋亡是衰老的中性粒细胞走向死亡的主要方式。

（三）巨核细胞与血小板

1．巨核细胞分化

巨核细胞是由骨髓中造血干细胞分化而来，并能生成与释放血小板到血液循环中的高度分化的前体细胞。其细胞数量少，是唯一一种进行核内染色体复制而不进行细胞质分裂的哺乳动物细胞。

在进入原始巨核细胞后，巨核细胞逐渐丧失了分裂能力，但仍能进行DNA复制，发育为具有多个细胞核的多倍体成熟巨核细胞，接着进入快速的细胞质膨胀阶段，这个阶段以膜系统的精细分界形成，以及血小板生成的相关蛋白大量表达和颗粒的积累为主要特点。在巨核细胞发育的最后阶段，胞质发生大规模的重组，形成珠状的细胞质扩展，称为前血小板。然后巨核细胞将前血小板释放进入血液，并在血液循环中进一步成熟（图1–1–1）。

2．血小板的形成

血小板来源于巨核细胞，每个巨核细胞可产生2000～5000个血小板。大部分学者认为，无论在体内还是体外，为了聚集和释放血小板，巨核细胞都要经历将细胞质转变为大量前血小板的阶段[2]。这些前血小板包含血小板特有的细胞器、膜系统及胞质蛋白。每一个前血小板始于以微管为动力驱动的圆形突触的形成，并随着时间的延长，这些突触不停地伸展变薄，最终形成血小板。随着新生血小板的成熟，巨核细胞内容物颗粒和细胞器汇合为颗粒流，从胞体流向前血小板顶端输送，一旦血小板被其细胞内物质填充满，一个长度约为100μm的单根微管将它包围成环形，然后释放出血小板。

3．血小板的形态学

（1）显微镜下特点

血小板（platelet）是哺乳动物血液中的有形成分之一，只存在于哺乳动物血液中。有质膜，没有细胞核结构，镜下血小板呈椭圆形或圆形的细胞碎片。血小板的平均直径存在个体差异，正常范围为1.5～3.0μm，相当于红细胞直径的1/4～1/3。

在成年人体内大约有1万亿个循环血小板，这些无核的细胞碎片黏附到受损的血管壁上发生聚集，促进凝血酶的产生，进而形成血小板栓子，并通过凝血酶将纤维蛋白原转化成纤维蛋白来加强血栓，发挥止血作用。

血小板表面有许多凹陷，是贯穿血小板的开放管道系统的开口。该精密的管道系统由遍布整个血小板表面的质膜凹陷组成。血小板颗粒内容物可通过与质膜或开放管道系统的任意区域融合而释放。

（2）膜系统

1）质膜：质膜是由磷脂双分子层构成的一个3层的单位结构，在磷脂双分子层嵌有胆固醇、糖脂和糖蛋白，大约60%的血小板磷脂都位于质膜上。

开放的管道系统：与表面连接的开放管道系统是一系列精密的管道结构，开始于质膜的凹陷并贯穿血小板内部。示踪法研究显示，开放管道系统与血小板外周是连续的[3]。开放管道系统有多种功能，它为血小板颗粒内容物的释放提供了一条潜在途径，即不需要颗粒与质膜本身融合。这项功能尤其重要，因为在多数情况下，血小板活化后，血小板颗粒会移动到血小板中心而不是外周。

致密管道系统：致密管道系统（DTS）是由残留内质网组成的一种闭合管道系统，能捕捉钙离子，并在血小板活化时分离和释放钙离子，从而引起血小板形状改变、颗粒集中和分泌。

血小板切面图见图1-1-3。

2）骨架成分：静息血小板的圆盘状是通过完美的且高度特化的细胞骨架维持的。这个骨架系统可以维持血小板在循环高剪切应力下形状的完整性。

（3）血小板形态的变化

当血小板暴露于各种刺激剂时，几秒钟内其形状就能发生剧烈变化。血小板形状改变发生在一系列固定顺序的事件之后，在这些事件中，静息血小板的细胞骨架发生了解聚和重组。

许多不同的激动剂都能使血小板的形状发生变化。这包括血小板正常圆盘状的消失，转变为棘状球体，并伴有细丝状伪足从血小板伸出。血小板被激活后所观察到的第一个现象就是血小板的形状从圆盘状变成球状。

4. 血小板颗粒

血小板具有分泌颗粒和释放机制，以放大它对刺激和周围环境影响的反应。血小板颗粒包括α-颗粒、致密颗粒、溶酶体和过氧化物酶体。

血小板的一个重要功能是储存和释放装备在α-颗粒中的多种生物活性物质。α-颗粒是血小板中含量最多的一种颗粒，每个血小板有50～80个。α-颗粒中的蛋白主要是通过生物合成（主要在巨核细胞水平）和内吞作用（在巨核细胞和循环的血小板水平）获得，几乎所有的血浆蛋白都能被α-颗粒非特异性的少量摄入。调控α-颗粒装配的细胞生物学途径目前还没有完全了解。

通过蛋白质组学分析鉴定，人血小板活化时释放的蛋白质有300多种，大多数都储存在α-颗粒中[4]。α-颗粒里的蛋白质包括黏附蛋白、凝血因子、蛋白酶抑制剂、趋化因子和新生血管调节蛋白。血小板包含不同亚群的α-颗粒，并且在血小板活化过程中释放不同的α-颗粒内容物。与组织愈合和再生最相关的生长因子也储存在α-颗粒中，因此，血小板是生长因子在体内最大的储库，比如TGF-β1、VEGF、PDGF、表皮生长因子（epidermal growth factor，EGF）等（表1-1-1）。

5. 血小板颗粒分泌机制

血小板颗粒的分泌过程是一个蛋白质-蛋白质相互作用的复杂过程，在这个过程中，颗粒能连接并锚定在细胞膜的内侧，随后两个相对的脂双层发生融合以介导内容物的释放。

（1）血小板释放反应

超微结构研究已经证明了血小板颗粒释放的几

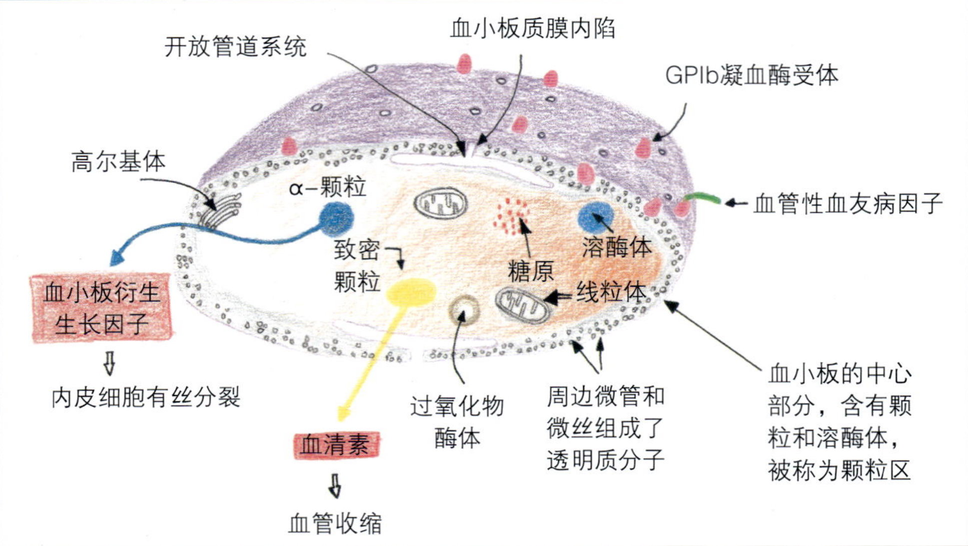

图1-1-3　血小板切面图

图示切断的盘状血小板的超微结构。组成包括了质膜包被（EC）、3层单位膜结构（CM）和包含了特殊细丝蛋白的膜骨架（SMF）。质膜的凹陷构成了与膜表面相连的开放管道系统的管壁

表1-1-1　血小板α-颗粒内容物

类型	成分
整合膜蛋白	αⅡbβ3、GPIαb-Ⅸ-Ⅴ、GPVI、TLT-1、P-选择素
凝血成分、抗凝成分、纤溶蛋白	凝血因子Ⅴ、Ⅸ、XIX 抗凝血酶、蛋白S、组织因子 途径抑制剂、凝血酶原激酶、蛋白水解酶原激活剂抑制剂1、α2巨球蛋白
黏附蛋白	纤维蛋白原、von Willebrand因子、凝血素、血小板凝血酶敏感蛋白
趋化因子	CXCL1（GRO-α）、CXCL4（PF4）、CXCL5（ENA-78）、CXCL7（PBP、β-TG、CTAP-Ⅱ、NAP-2）、CXCL8（IL-8）、CXCL12（SDF-1α）、CCL2（MCP-1）、CCL3（MIP-1α）、CCL5（RANTES）
生长因子	VEGF、PDGF、FGF、EGF、HGF、IGF、TGF-β
抗菌蛋白	胸腺肽-β4、凝血酶原激酶1和2（来自NAP-2）
免疫介质	补体C3前体、补体C4前体β1球蛋白、因子D、因子H、C1抑制剂、IgG

种非典型特征[5]。在静息状态下，血小板α-颗粒和致密颗粒分布在整个血小板中，并且α-颗粒与OCS的相互作用最小，OCS是血小板特有的隧道内陷系统。在激动剂刺激后，血小板颗粒内容物通过几种不同的途径释放到细胞外环境中。血小板颗粒可以与OCS融合，这使得它们能够扩散到细胞外环境中。通过直接与质膜融合而引起的颗粒胞吐作用，在低激动剂浓度下，可以发生单个α-颗粒与血小板膜的融合。然而，在较高浓度下，α-颗粒在与表面相关的膜融合之前会彼此融合，形成大的多颗粒隔室。SNARE（敏感受体蛋白质小分子膜结合蛋白超家族成员）复合体通过定位于血小板膜上的方式支持颗粒与OCS、质膜以及其他颗粒的融合。

（2）血小板颗粒膜融合（图1-1-4）

膜融合是血小板颗粒分泌的重要组成部分。几种不同的机制有助于颗粒分泌的调节。在膜内，特定的脂质和磷脂有助于血小板中颗粒分泌所需的膜融合。SNARE为脂质双层融合提供了驱动力，SNARE的膜融合活性又由一组伴侣蛋白控制，这些伴侣蛋白结合并调节SNARE核心的活性。通过对这

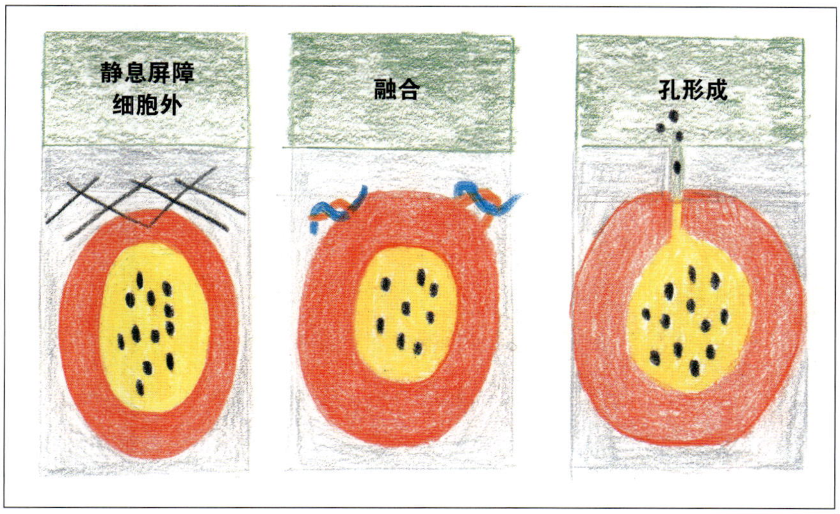

图1-1-4　通过形成融合孔的血小板胞吐模型

将单个颗粒对接到质膜。颗粒内容物包括小的可溶性肽和多聚体蛋白质（在α-颗粒中），或可溶性小分子和致密核心（在致密颗粒中）。SNARE介导对接并与动力蛋白家族蛋白一起形成融合孔，该孔最初允许小的可溶性分子逃逸。当致密核心溶解时，随着颗粒塌陷，融合孔迅速膨胀并排出其所有内容

些调控机制的分析，可以系统阐述当前对血小板膜融合分子机制的认识。

6. 血小板在炎症与感染中的作用

白细胞可与活化的血小板结合，在模型系统中还可穿过血小板单分子层迁移。动物模型和人体组织的研究证实，血管受损后的数小时内，白细胞被血小板血栓网住，并在黏附或聚集的血小板顶端暂时形成单细胞层[6]。已有研究显示，这类相互作用在白细胞沉积于黏附或聚集的血小板上的血管受损/炎症区域可能有着重要作用[6]。血小板募集白细胞的作用和一些系统性炎症过程相关。血小板-白细胞相互作用在起始依赖于P-选择素途径的凝血和纤维蛋白生成中起着重要作用。

二、血浆的组成与功能

机体含有大量的水分，这些水和溶解在水里的各种物质总称为体液，约占体重的60%。体液可分为两大部分：存在于细胞内的称为细胞内液，约占体重的40%；存在于细胞外的称为细胞外液。细胞外液又分为两类：一类是存在于组织细胞之间的组织间液（包括淋巴液和脑脊液），约占体重的16%；另一类就是血浆（约占体重的4%）。

血浆相当于结缔组织的细胞间质，其中血清为浅黄色半透明液体。血浆中除含有大量水分以外，还含有无机盐、纤维蛋白原、白蛋白、球蛋白、酶、激素、各种营养物质、代谢产物等。这些物质无一定的形态，但具有重要的生理功能。1L血浆中含有900～910g水（90%～91%）、65～85g蛋白质（6.5%～8.5%）和20g低分子物质（2%）。

（一）白蛋白

白蛋白（albumin，又称清蛋白）是人体血浆中最主要的蛋白质，维持机体营养与渗透压。浓度达38～48g/L，约占血浆总蛋白的50%。肝每天合成12～20g的白蛋白。

白蛋白在机体中具有重要的生理功能：

- 白蛋白能维持血浆胶体渗透压的恒定。
- 白蛋白属于非专一性的运输蛋白，能与体内许多难溶性的小分子有机物和无机离子可逆地结合，形成易溶性的复合物，成为这些物质在血液循环中的运输形式。

- 白蛋白能保证细胞内液、细胞外液与组织液间的交流。
- 白蛋白对球蛋白起到一种胶体保护的稳定作用。
- 白蛋白是人体内一种重要的营养物质。
- 白蛋白具有黏性、胶质性，在人体内遇到重金属离子时，会自动与重金属离子结合，起到解毒的作用。

（二）球蛋白

球蛋白是一种存在于人体的血清蛋白，具有免疫作用。当人体免疫球蛋白系统遇到外来入侵物时，会根据入侵物的特性产生不同数量的球蛋白。球蛋白可分为α1、α2、β、γ 4种。免疫球蛋白Ig大多属于γ球蛋白。

（三）纤维蛋白原

纤维蛋白原（fibrinogen，Fg），即凝血因子Ⅰ，是血液中含量最多的凝血因子。其分子量为340kDa，主要在肝实质细胞中合成后释放进入外周血。分泌至外周血的纤维蛋白原是由Aα链、Bβ链和γ链组成的六聚体。正常血浆中纤维蛋白原的含量为2～3g/L，半衰期为3～4天。作为急性时相反应蛋白，在组织受损、感染或炎症情况下，纤维蛋白原的含量可显著上升2～10倍。纤维蛋白原参与纤维蛋白凝块的形成和血小板聚集，因此其在维持机体止凝血平衡中发挥着重要的作用。

凝血共同途径中，在凝血酶的作用下，纤维蛋白原转变成纤维蛋白。凝血酶（thrombin）从纤维蛋白原Aα链和Bβ链的N末端切割纤维蛋白肽A（fibrinopeptides A，FpA）和纤维蛋白肽B（fibrinopeptides B，FpB），使其形成纤维蛋白单体（αβγ）2，进而启动纤维蛋白聚集过程。当纤维蛋白开始聚集或聚集结束后，纤维蛋白会与活化的凝血因子ⅩⅢ（FⅩⅢa）以共价键的形式交联。纤维蛋白之间或纤维蛋白内部密集的共价交联使纤维蛋白聚集过程变得不可逆，进而提高纤维蛋白多聚体的稳定性，增强其机械强度，使其不易被溶解。

参考文献

[1] 程涛. 基础血液学[M]. 北京: 科学出版社, 2019.

[2] Kaushansky K, Lichtman M, Prchal J, et al. Williams Hematology[M]. 9th ed. New York: McGraw Hill Miches AD, 2013.

[3] Behnke O. Electron microscopic observations on the membranesystems of the rat blood platelet[J]. Anat Rec, 1967, 158(2):121-137.

[4] Burkhart JM, Gambaryan S, Watson SP, et al. What can proteomics tellus about platelets?[J]. Circ Res, 2014, 114(7):1204-1219.

[5] Pokrovskaya ID, Aronova MA, Kamykowski JA, et al. Stemtomography reveals that the canalicular system and alphagranules remain separate compartments during early secretionstages in blood platelets[J]. J Thromb Haemost, 2016, 14(3):572-584.

[6] Michelson AD. Platelets[M]. 4th ed. New York: Academic Press, 2019.

第2节

止血与凝血机制

一、血小板形态的变化、铺展、收缩及凝块收缩

（一）血小板形态的变化和铺展

血小板黏附于表面后，经历不同程度的铺展和活化。血小板铺展与活化的形式主要取决于其所处蛋白表面类型，胶原蛋白能引起最大活化[1]。血小板的活化可导致血小板颗粒内容物的释放和暴露活化的整合素αⅡbβ3受体于血管腔侧表面，使它们可以结合黏附性糖蛋白配体并募集其他血小板。这一点也是血小板浓缩物在局部缺损中得以持续发挥作用的原因之一。

（二）血小板收缩和凝块收缩

当血液在体外开始凝结时，纤维蛋白网四处延伸，使几乎所有的血清变成凝胶样的状态。如果存在血小板的话，几分钟至几小时内，血块就会收缩，挤出绝大部分的血清。这个过程被认为是模拟了体内血栓巩固和伤口愈合增强的过程[2]。

二、血小板活化与血栓形成

血小板活化

血小板黏附于表面后，经历不同程度的铺展和活化。活化的血小板表面既表达P-选择素，介导血小板与白细胞的相互作用，也表达CD40配体，激活许多促炎细胞，并释放趋化因子和可溶性CD40配体，启动炎症反应。血小板通过其表面暴露带负电荷的磷脂，生成血小板微颗粒，释放并活化血小板因子Ⅴ，以及可能通过暴露活化的促凝血因子受体等方式产生促凝血活性。血小板活化后的形态改变是一系列复杂的血小板细胞膜骨架及细胞骨架重排的结果[3]。血小板活化时，释放α-颗粒、致密体，以及可用于恢复血管完整性的溶酶体内容物。

血小板的主要生理功能是凝血和止血。血管损伤后，血小板可以黏附到受损血管内皮处暴露的胶原纤维蛋白上，局部产生的凝血酶、血小板来源的血栓烷素A_2（TXA_2）及从血小板致密颗粒分泌的或受损细胞释放的腺苷二磷酸（ADP）使血小板活化，募集其他血小板，形成血小板凝块，促进凝血酶产生，并通过凝血酶将纤维蛋白原转化成纤维蛋白，使血小板凝块与其他血细胞缠结形成血栓，发挥止血作用[4]（图1-2-1）。

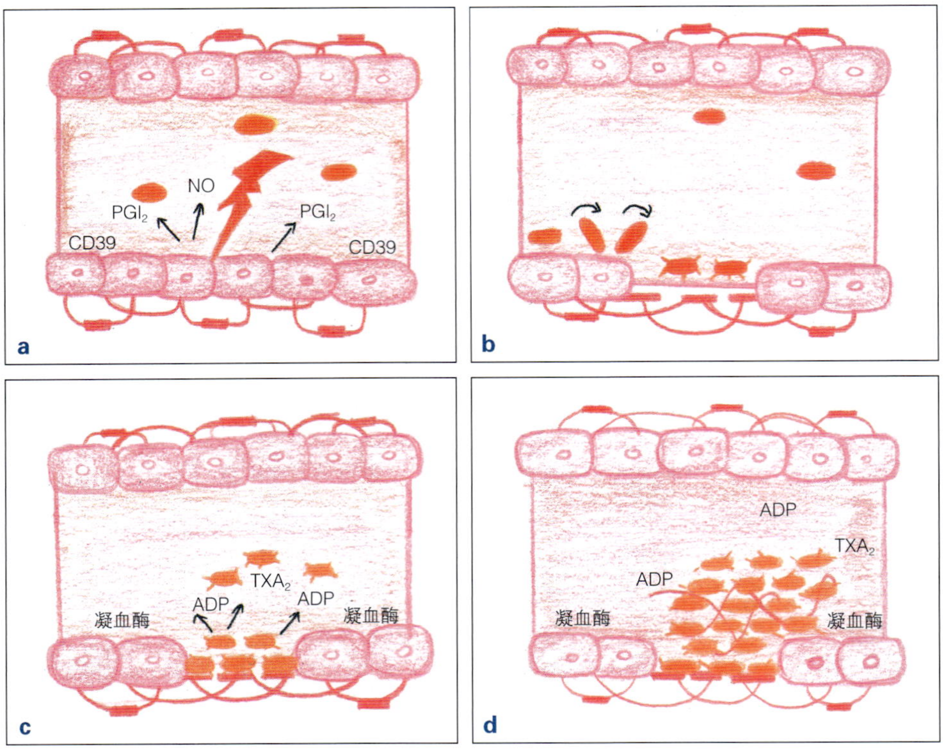

图1-2-1 血小板栓子的形成

a. 在正常的血管中，血小板受到来源于内皮细胞的抑制因子，如前列腺素（PGI_2）、一氧化氮（NO）和CD39的作用，处于静息状态；b. 起始：血管受损后，在凝血酶和血管性血友病因子（vWF）的共同作用下，捕获并活化 静息状态的血小板，从而形成一个单层的血小板栓子；c. 伸展：血栓栓子释放的血栓素A_2（TXA_2）、腺苷二磷酸（ADP）及其他血小板激动剂与G蛋白偶联受体相互作用后，吸引更多的血小板黏附，并发生活化，这些相互吸引的活化的血小板受到纤维蛋白原、纤维蛋白等的作用紧密连接在一起；d. 稳定：在纤维蛋白网的作用下，维持和稳定血小板栓子紧密连接的状态

三、纤维蛋白网络

（一）纤维蛋白原

纤维蛋白原可转化成纤维蛋白，形成一种网状结构，将初始形成的血小板栓子变成稳固的止血血栓。纤维蛋白原在肝中合成，并以约7.4mmol/L的浓度在血液中循环。它的血浆半衰期是3～5天，消耗引起的代谢只占全部代谢的一小部分。纤维蛋白原在血小板α-颗粒中也有发现，大多数血小板中发现的纤维蛋白原是从血浆中内吞而来的[5]。纤维蛋白原的结构见图1-2-2。

（二）纤维蛋白原活化和纤维蛋白功能

凝血酶与纤维蛋白原的中央结构区结合，纤维蛋白原经蛋白水解后释放出2个纤维蛋白肽A和2个纤维蛋白肽B。纤维蛋白肽的释放可使E结构域中的结合位点暴露，其他纤维蛋白单体的D结构域中有与之互补的位点。这些互补结合位置导致双链原纤维初步形成，双链原纤维为交叉重叠结构。原纤维的分支互联形成粗纤维蛋白的网状结构（图1-2-3）。半交错重叠的纤维蛋白单体使其在电镜下呈现独特的交叉带结构。在纤维蛋白聚集过程中，其他血浆蛋白也结合到网状结构的表面。纤维蛋白原也有特异的整合素结合位点，该位点是与血小板结合所必需的。凝血酶既启动纤维蛋白原的聚集，也激活凝血因子XIII。

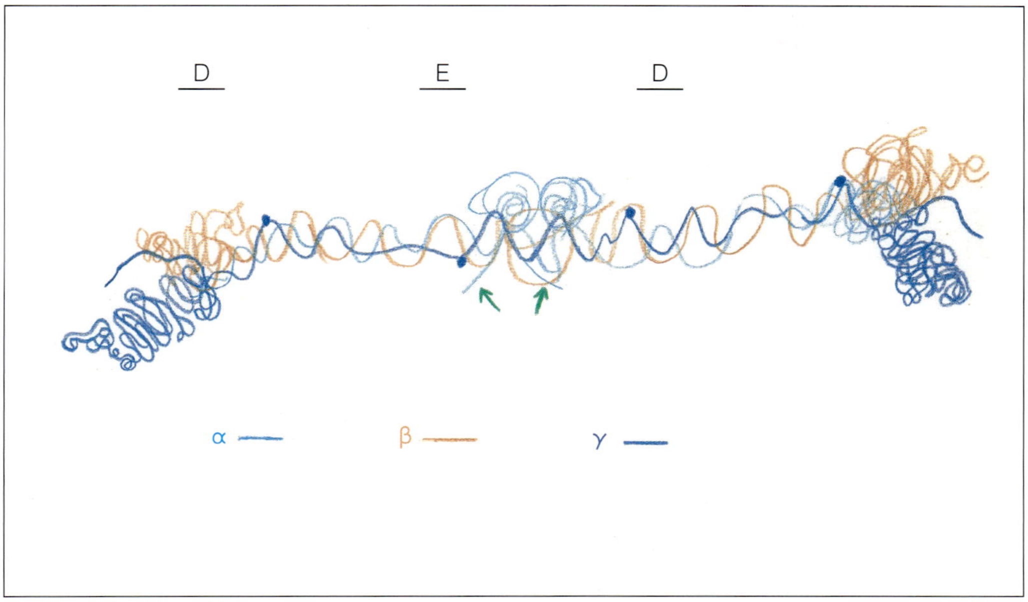

图1-2-2　**纤维蛋白原结构**

纤维蛋白原是一种二聚体，每个单体由3条链组成：浅蓝色的Aα链、粉红色的Bβ链和深蓝色的γ链。连接两个单体的二硫键位于中央的E结构域。D结构域主要由Bβ链和γ链的C端区域组成。连接两个域的螺旋区域包含3条链相互缠绕

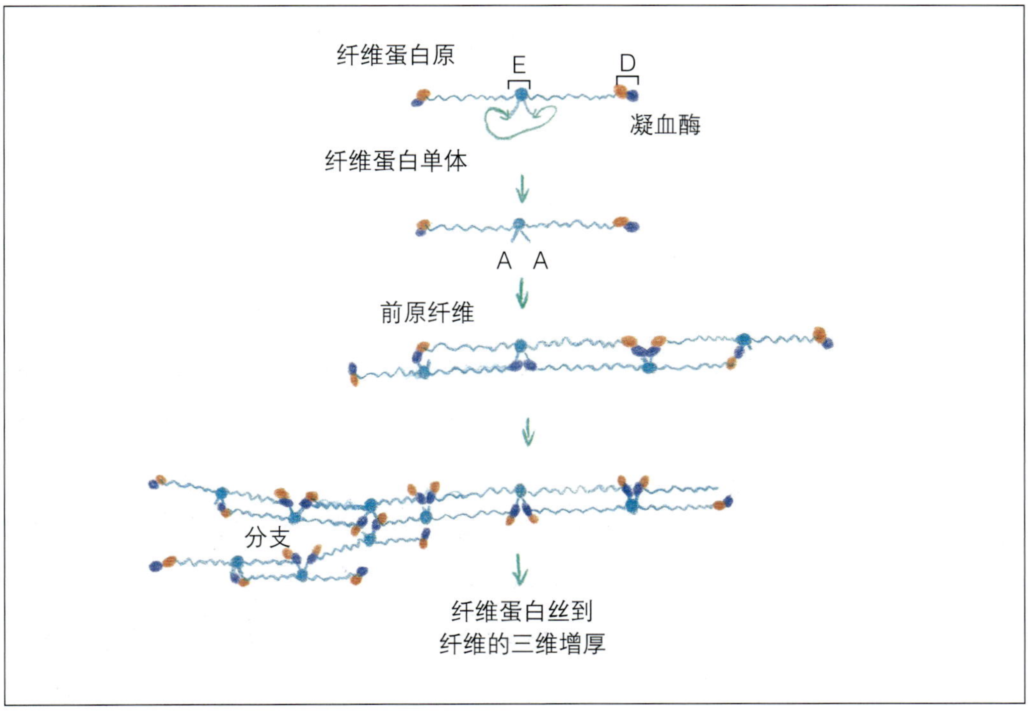

图1-2-3　**纤维蛋白原的剪切和纤维蛋白的聚合**

纤维蛋白原的结构和凝血酶剪切纤维蛋白肽A的位点如图所示，图上没有标出纤维蛋白肽B的剪切位点。纤维蛋白肽A的释放暴露出E结构域的结合位点，该位点可以和D结构域的互补位点结合。纤维蛋白单体通过交叉重叠聚合。多聚化可以形成分支结构

四、凝血途径

凝血系统由一系列惰性酶原底物转化为活性丝氨酸蛋白酶的酶促级联反应组成，其中惰性酶原底物通常称为因子（F），并用罗马数字表示（如因子Ⅶ或FⅦ）。当酶原底物转化为活性酶后，在其名称上添加一个小写的“a”（例如因子Ⅶa或FⅦa）。这种酶级联激活事件的最终结果是血小板活化和纤维蛋白凝块的形成。凝血级联反应中的许多步骤需要凝血因子与相应的调节蛋白结合（称为蛋白辅助因子），并通过各种因子的适当共定位而被极大地促进[6]。一些步骤需要在含阴离子脂质的膜表面（活化的血小板或内皮细胞）形成钙依赖的因子复合物，而有的步骤则需要凝血蛋白共同定位于阴离子聚合物等催化表面。凝血反应的另一个关键调节方式是通过血浆蛋白来抑制或激活各种因子（凝血抑制物）。

血液凝固是由凝血因子按一定顺序相应激活形成凝血酶，最终使纤维蛋白原变为纤维蛋白的过程。可分为凝血酶原激活物的形成、凝血酶的形成、纤维蛋白的形成3个基本步骤。

（一）凝血酶原激活物的形成

在正常止血中，凝血级联反应通过组织因子（TF）途径启动。血管损伤后，当流动血液中的FⅦ和FⅦa暴露于细胞表面的膜整合蛋白TF时，就会触发该反应。因此，TF是FⅦ（a）的受体，TF-FⅦa复合物形成后通过有限的蛋白水解作用，将FⅩ激活转化为FⅩa。TF凝血途径又称为外源性凝血途径，TF-FⅦa复合物可激活FⅩ，称为外源性因子Ⅹ酶。该起始步骤受到组织因子途径抑制物（TFPI）的抑制。TF-FⅦa复合物还可以通过有限的蛋白水解作用将FⅨ激活为FⅨa，FⅨa的相应作用将在下文详细描述。一旦产生FⅩa，它就与其蛋白辅助因子FⅤa结合，在磷脂膜表面形成FⅩa-FⅤa复合物，FⅩa-FⅤa将凝血酶原蛋白水解为凝血酶，凝血酶是凝血级联反应的中心酶。因此，FⅩa-FⅤa通常称为凝血酶原酶复合物，或简称为凝血酶原酶。

根据凝血酶原激活物形成的始动途径和参与因子的不同，可将凝血分为内源性凝血和外源性凝血两条途径（图1-2-4）。

- 内源性凝血途径：由因子Ⅻ活化而启动。当血管受损，内膜下胶原纤维暴露时，可激活Ⅻ为Ⅻa，进而激活Ⅺ为Ⅺa。Ⅺa在Ca^{2+}存在时激活Ⅸa，Ⅸa再与激活的Ⅷa、PF3、Ca^{2+}形成复合物，进一步激活Ⅹ。上述过程参与凝血的因子均存在于血管内的血浆中，故取名为内源性凝血途径。制备血小板浓缩物时采用玻璃材质离心管，就是利用玻璃中含有的Ca^{2+}，来模拟内源性凝血的过程。
- 外源性凝血途径：由损伤组织暴露的因子Ⅲ与血液接触而启动。当组织损伤、血管破裂时，暴露的因子Ⅲ与血浆中的Ca^{2+}、Ⅶ共同形成复合物，进而激活因子Ⅹ。因启动该过程的因子Ⅲ来自血管外的组织，故称为外源性凝血途径。

（二）凝血酶的形成

新产生的凝血酶可激活血小板或蛋白水解激活辅助因子FⅤ和FⅧ，分别形成其活化形式FⅤa和FⅧa。这些早期步骤中产生的凝血酶也可以反馈激活FⅪ形成FⅩa，从而激活更多F生成FⅨa。一旦FⅪa或TF-FⅦa活化FⅨ生成FⅨa后，FⅩa与Fa一起在活化的血小板膜表面形成复合物[7]。FⅨa-FⅧa复合物将更多的FⅩ切割成FⅩa，该复合物称为内源性因子X酶复合物。新生成的FXa与其辅助因子FVa结合，产生更多的凝血酶。

（三）纤维蛋白的形成

一旦生成大量的凝血酶，该酶去除纤维蛋白原中两个小的抑制性肽，产生可溶性纤维蛋白。这些纤维蛋白肽的去除暴露了纤维蛋白单体的互补结合位点。一旦产生足够的凝血酶将纤维蛋白原转化为可溶性纤维蛋白，就会发生自发的纤维蛋白聚合，形成大的不溶性纤维蛋白聚合物，导致纤维蛋白凝块形成[8]。凝血酶还可将FⅩⅢ活化为FⅩⅢa，这是一种血浆谷氨酰胺转移酶，可改变纤维蛋白聚合物的结构，导致聚合物之间的共价交联，从而形成更牢固的凝块。

血液凝固是一系列酶促生化反应过程，其间多处存在正反馈作用，一旦启动就会迅速连续进行，以保证在较短时间内出现凝血止血效应。

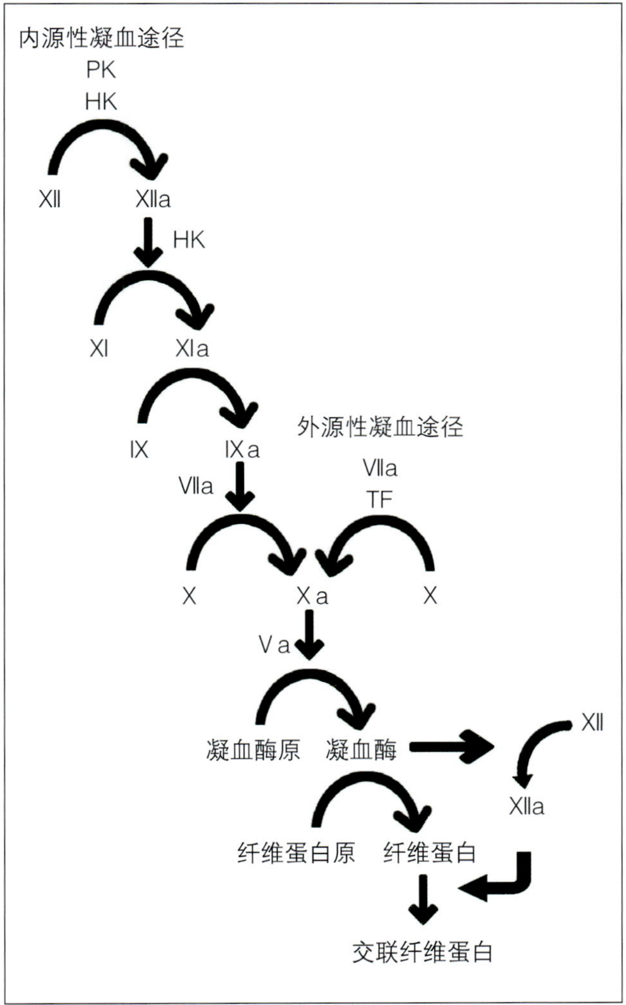

图1-2-4 凝血的瀑布机制

这个模型显示了凝血因子活化的一系列过程，从最开始到凝血酶的生成，再到纤维蛋白的产生。图中标明了内源性和外源性凝血途径。HK，高分子量激肽原；PK，前激肽释放酶原；TF，组织因子

参考文献

[1] Thornber K, McCarty OJT, Watson SP, et al. Distinct but critical roles for integrin αllbβ3 in platelet lamellipodia formation onfibrinogen, collagen-related peptide and thrombin[J]. FEBS J, 2006, 273(22):5032-5043.

[2] Tutwiler V, Litvinov RI, Lozhkin AP, et al. Kinetics and mechanics of clot contraction are governed by the molecular and cellular composition of the blood[J]. Blood, 2016, 127(1):149-159.

[3] Fox JEB, Phillips DR. Inhibition of actin polymerization in bloodplatelets by cytochalasins[J]. Nature, 1981, 292:650.

[4] Meng R, Wu J, Harper DC, et al. Defective release of alpha granule and lysosome contents from platelets in mouse Hermansky-Pudlak syndrome models[J]. Blood, 2015, 125:1623-1632.

[5] Handagama PJ, George JN, Shuman MA, et al. Incorporation of a circulating protein into mega-karyocyte and platelet granules[J]. Proc Natl Acad Sci USA, 1987, 84(3):861-865.

[6] Klinge J, Ananyeva NM, Hauser CA, et al. Hemophilia A-from basic science to clinical practice[J]. Semin Thromb Hemost, 2002, 28(3):309-322.

[7] Tracy PB, Eide LL, Mann KG. Human prothrombinase complex assembly and function on isolated peripheral blood cell populations[J]. J Biol Chem, 1985, 260(4):2119-2124.

[8] Zwaal RF, Comfurius P, Bevers EM. Lipid-protein interactions in blood coagulation[J]. Biochim Biophys Acta, 1998, 1376(3):433-453.

第3节

血小板颗粒分泌功能

在前两节中，我们探讨了血小板颗粒的内容物及其分泌机制，本节将重点讲述其分泌功能。

一、止血和血栓形成

尽管α-颗粒在止血中的直接作用尚未得到证实，但有证据表明其具有凝血作用[1]。血小板α-颗粒含有凝血酶的无活性前体、凝血酶原和高分子量激肽原的储存，能显著增加内源性凝血级联反应。纤溶酶原激活物抑制剂-1（PAI-1）和α2-抗纤溶酶、限制纤溶酶介导的纤维蛋白溶解的蛋白酶抑制剂都会从血小板α-颗粒中释放出来。血小板反应蛋白（TSP1），一种最常见的大量α-颗粒蛋白证明与血栓稳定有关[2]。α-颗粒还可通过释放许多限制凝血进展的蛋白质，来促进止血平衡。

二、炎症

越来越多的证据表明，血小板有助于炎症过程的开始和扩展[3]。血小板α-颗粒通过表达促进血小板与其他血管细胞黏附的受体和释放多种趋化因子，而在炎症中起作用。血小板α-颗粒还通过分泌高浓度的促炎和免疫调节因子来影响炎症。这些介质诱导其他血管和血液细胞的募集，激活趋化因子分泌和分化。

三、宿主抗菌防御

虽然曾经有人认为血小板通过助力微生物黏附到血管壁来促进感染，但现已发现血小板在宿主防御病原微生物方面发挥重要作用[4]。血小板α-颗粒中具有直接杀灭微生物特性的一组蛋白质，统称为血小板杀菌蛋白。

四、有丝分裂

（一）血管生成

血小板α-颗粒含有多种促血管生成蛋白和抗血管生成蛋白。这些血管生成激活剂会共同促进血管壁通透性和内皮细胞及成纤维细胞的募集、生长与增殖。据报道，血小板衍生的CXCL12在体内诱导CD34祖细胞募集至动脉血栓，并促进培养的CD34+细胞向内皮祖细胞的分化[5]。

（二）伤口愈合

富含α-颗粒蛋白的血小板上清液足以支持伤口愈合。体外研究表明，血小板释放增加了成骨细胞的增殖和迁移[6]。血小板释放还刺激培养中的人肌腱细胞增殖，促进VEGF和肝细胞生长因子（hepatocyte growth factor，HGF）的显著合成[7]。研究表明，胶原海绵中血小板释放会促进牙周组织的再生[8]；在糖尿病大鼠研究中，血小板释放也促进了皮肤伤口愈合[9]。“血小板衍生伤口愈合因子”是美国食品药品监督管理局（FDA）监管的用于治疗慢性伤口的、由凝血酶刺激血小板后分离的上清液制剂[10]。

五、结论

血小板颗粒可以直接或间接地参与血小板的各项功能，并且可以对血小板在健康与疾病中的多种生理和病理过程起到促进作用。在过去的几十年中，血小板颗粒研究已经从不同血小板颗粒类型的初始表征，到载体和促分泌素的描述，再到分泌机制的鉴定，以及膜介导颗粒形成膜运输途径的描绘。每个领域都存在重要的未解决问题。血小板颗粒研究的潜在影响是深远的，从新的抗炎疗法再到创新诊断的设计和组织再生，对血小板颗粒生物学独特应用的理解和血小板功能的基础知识都很重要。

参考文献

[1] Kahr WH, Lo RW, Li L, et al. Abnormal megakaryocyte development and platelet function in Nbeal2(−/−) mice[J]. Blood, 2013, 122(19):3349–3358.

[2] Kuijpers MJ, de Witt S, Nergiz–Unal R, et al. Supporting roles of platelet thrombospondin–1 and CD36 in thrombus formation on collagen[J]. Arterioscler Thromb Vasc Biol, 2014, 34(6):1187–1192.

[3] Diacovo TG, Puri KD, Warnock RA, et al. Platelet–mediated lymphocyte delivery to high endothelial venules[J]. Science, 1996, 273(5272):252–255.

[4] Klinger MH, Jelkmann W. Role of blood platelets in infection and inflammation[J]. J Interferon Cytokine Res, 2002, 22(9):913–922.

[5] Karshovska E, Zernecke A, Sevilmis G, et al. Expression of HIF–1alpha in injured arteries controls SDF–1alpha mediated neointima formation in apolipoprotein E deficient mice[J]. Arterioscler Thromb Vasc Biol, 2007, 27(12):2540–2547.

[6] Kark LR, Karp JM, Davies JE. Platelet releasate increases the proliferation and migration of bone marrow–derived cells cultured under osteogenic conditions[J]. Clin Oral Implants Res, 2006, 17(3):321–327.

[7] Anitua E, Andía I, Sanchez M, et al. Autologous preparations rich in growth factors promote proliferation and induce VEGF and HGF production by human tendon cells in culture[J]. J Orthop Res, 2005, 23(2):281–286.

[8] Nagai M, Sato S, Kamoi H, et al. Effects of application of platelet releasate in periodontal regeneration therapy[J]. Int J Periodontics Restorative Dent, 2005, 25(6):571–583.

[9] Moulin V, Lawny F, Barritault D, et al. Platelet releasate treatment improves skin healing in diabetic rats through endogenous growth factor secretion[J]. Cell Mol Biol, 1998, 44(6):961–971.

[10] Knighton DR, Ciresi KF, Fiegel VD, et al. Classification and treatment of chronic nonhealing wounds. Successful treatment with autologous platelet–derived wound healing factors (PDWHF) [J]. Ann Surg, 1986, 204(3):322–330.

第4节

血小板衍生的细胞外囊泡

血小板衍生的细胞外囊泡（extracellular vesicles，EV）是一类微小的膜封闭抑制性囊泡群体，它们富含多样的分子组分。由于EV在细胞间信号传导中扮演着关键角色，并被视为疾病的潜在生物标志物，其在生物医学和临床领域的应用价值正呈指数级增长。

过去5年的研究让我们得以对血小板EV的原有概念进行深入的批判性评估。与此同时，分离和检测技术的改进也改变了我们对血小板EV的存在、组成，以及功能的认知。这些进展不仅推动了科学研究的发展，也为我们理解和应对各种疾病提供了新的思路与方法。

本节将简述目前关于血小板EV领域的最新进展，阐释早期研究结果如何从新见解中产生新结论，以及该领域的发展趋势。值得强调的是，虽然关于（血小板）EV的研究呈指数级增长，但是这个领域仍然非常新兴，正处于起步阶段，而且大多数结论都是基于离体和体外研究，动物研究的结论较少。

一、命名

1946年，研究者发现无细胞血浆中含有一种可以促进血液凝固的亚细胞组分[1]。1967年，该组分被定义为血小板衍生的囊泡，并命名为“血小板粉尘”，随后更名为血小板微颗粒[2]。1999年，有报道称血小板释放微颗粒和外泌体，这是不同亚细胞来源的两种囊泡类型[3]。国际细胞外囊泡学会于2011年引入涵盖所有类型的“细胞外囊泡”概念，外泌体、微颗粒（也称为囊泡或核外壳粒）和凋亡小体都属于EV[4]。然而，不同类型的囊泡在生物物理和生物化学组成上彼此重叠，目前并没有能够准确区分囊泡类型的标准。

二、分离和检测方法的改进

EV的分离与检测方法持续得到改进，极大地推动了血小板EV研究的飞速发展。近10年来，该领域的研究成果如日中天，呈现了显著的指数增长[5-7]。众所周知，不仅血小板会释放EV，其他真核细胞和原核生物也会释放EV，而且这些EV广泛参与人体许多至关重要的生理功能。

过去，流式细胞仪主要被用于检测“较大的EV”和“微粒”。然而，在研究血小板EV的过程中，我们面临的主要挑战来自血液的采集和处理环节。采血针的直径、止血带的使用、真空系统，以及抗凝剂的选择等因素，都可能引发血小板和其他细胞的活化或破裂，从而对血小板EV浓度的测定和分子性质产生不良影响。

特别重要的是，采血与离心操作之间的时间间隔，以及制备贫血小板血浆的方法，对EV的浓度和内容物有着显著影响。因此，直到2013年，才首次发表研究EV的血样采集和血浆制备[8]。这表明在EV研究领域，我们仍在不断探索和学习，以更好地理解这些微妙的生物过程。

三、EV的生化成分

（一）蛋白质

血小板EV的蛋白质成分含有来自血小板膜、胞质溶胶和细胞器的蛋白质，包括黏附受体、凝血因子、转录因子、生长因子、活化酶、细胞因子和趋化因子及其受体。

（二）脂质和代谢物

血小板EV膜富含游离胆固醇和磷脂。最近，通过靶向代谢组学在分离的血小板EV和血小板中鉴定出超过50种代谢物，与血小板相比，血小板EV富含一些代谢物，并且在血小板EV中检测到一些独特的代谢物[9]。

（三）核酸

越来越多的证据表明，血浆EV（包括血小板EV）中存在mRNA，这逐渐揭示了EV在健康和疾病中的新功能，以及它们的临床应用[10-11]。虽然血小板缺乏细胞核和核DNA，但血小板含有线粒体和线粒体DNA。

四、血小板EV的功能

（一）凝血

由于早期发现血小板EV是作为“促进血液凝固的亚细胞因子”，所以血小板EV的主要功能之一是凝血。通过提供凝结表面，血浆EV（包括血小板EV）具有促凝活性，但血浆EV不是凝结剂，因为它们本身不会在生理条件下引发凝血。

（二）免疫反应和炎症

血小板EV含有多种分子组分，从黏附分子到细胞因子及其受体，从而参与免疫和炎症。血小板EV影响免疫细胞功能，例如调节性T细胞、B细胞、中性粒细胞和单核细胞–巨噬细胞。作为新型介质，血小板EV将转录因子和miRNA运输至中性粒细胞。血小板EV与中性粒细胞的相互作用，促进中性粒细胞聚集、吞噬活性和细胞因子分泌。此外，血小板EV刺激单核细胞成熟，形成巨噬细胞，并将巨噬细胞基因表达重编程，使巨噬细胞更趋向于树突状细胞或吞噬的表型分化。

（三）血管生成与伤口愈合

由于含有生长因子，血小板EV被认为可以促进血管生成，含有的生长因子包括PDGF、VEGF、IGF-1和TGF-β等。血小板EV通过促进人脐静脉内皮细胞增殖、存活、迁移和成管能力来介导血管生成。在小鼠模型中，血小板EV在内皮细胞受损后增强内皮恢复完整性的潜力，包括增强它们的募集、迁移、分化和促血管生成因子的释放[12]。最近，在大鼠糖尿病模型中发现血小板EV促进慢性皮肤伤口再上皮化，并且在大鼠股骨头坏死模型中阻止细胞凋亡[13]。

五、未来发展

虽然潜在机制仍未可知，但是血小板EV在PRP治疗中发挥作用已有研究报道，之前也曾成功治疗过肌肉损伤、骨损伤或牙齿病变[14]。阐明和控制血小板EV的治疗潜力可以为伤口愈合等提供创新工具。然而，在血小板EV进入临床应用之前，必须将研究血小板EV的方法进一步改进和标准化，并且必须在多中心临床研究中验证血小板EV可以作为生物标志物/药物递送系统。

参考文献

[1] Chargaff E, West R. The biological significance of the thromboplastic protein of blood[J]. J Biol Chem, 1946, 166(1):189–197.

[2] Wolf P. The nature and significance of platelet products in human plasma[J]. Br J Haematol, 1967, 13(3):269–288.

[3] Heijnen HF, Schiel AE, Fijnheer R, et al. Activated platelets release two types of membrane vesicles: Microvesicles by surface shedding and exosomes derived from exocytosis of multivesicular bodies and alpha-granules[J]. Blood, 1999, 94(11):3791–3799.

[4] Van der Pol E, Böing AN, Harrison P, et al. Classification, functions, and clinical relevance of extracellular vesicles[J]. Pharmacol Rev, 2012, 64(3):676–705.

[5] Gasecka A, Böing AN, Filipiak KJ, et al. Platelet extracellular vesicles as biomarkers for arterial thrombosis[J]. Platelets, 2017, 28(3):228–234.

[6] Yáñez-Mó M, Siljander PR, Andreu Z, et al. Biological properties of extracellular vesicles and their physiological functions[J]. J Extracell Vesicles, 2015, 4:27066.

[7] Van der Pol E, Böing AN, Gool EL, et al. Recent developments in the nomenclature, presence, isolation, detection and clinical impact of extracellular vesicles[J]. J Thromb Haemost, 2016, 14(1):48–56.

[8] Lacroix R, Judicone C, Mooberry M, et al. The ISTH SSC Workshop. Standardization of pre-analytical variables in plasma microparticle determination: results of the International Society on Thrombosis and Haemostasis SSC Collaborative workshop[J]. J Thromb Haemost, 2013, 11:1190–1193.

[9] Puhka M, Takatalo M, Nordberg ME, et al. Metabolomic profiling of extracellular vesicles and alternative normalization methods reveal enriched metabolites and strategies to study prostate cancer-related changes[J]. Theranostics, 2017, 7(16):3824–3841.

[10] Lalic D, van der Voorn H, Libregts SF, et al. Plasma vesicle miRNAs for therapy response monitoring in Hodgkin lymphoma patients[J]. JCI Insight, 2016, 1(19):e89631.

[11] Provost P. The clinical significance of platelet microparticle-associated microRNAs[J]. Clin Chem Lab Med, 2017, 55(5):657–666.

[12] Mause SF, Ritzel E, Liehn EA, et al. Platelet microparticles enhance the vasoregenerative potential of angiogenic early outgrowth cells after vascular injury[J]. Circulation, 2010, 122(5):495–506.

[13] Guo SC, Tao SC, Yin WJ, et al. Exosomes derived from platelet-rich plasma promote the re-epithelization of chronic cutaneous wounds via activation of YAP in a diabetic rat model[J]. Theranostics, 2017, 7(1):81–96.

[14] Torreggiani E, Perut F, Roncuzzi L, et al. Exosomes: Novel effectors of human platelet lysate activity[J]. Eur Cell Mater, 2014, 28:137–151.

第5节 血小板浓缩物在创伤愈合中的作用

一、引言

越来越多的证据显示，血小板除了发挥传统的止血和血栓功能外，还在多个生理学领域展现出多样化的作用[1]。多年来，血小板在组织愈合中的重要性已不言而喻。然而，在体内应用离体血小板制剂促进创伤愈合的进展，仍然滞后于血小板浓缩物在预防或治疗出血方面的进展。

血小板浓缩物作为一种源自自体或异体全血的制品，其血小板数量超过了生理浓度（纯度因制备方式而异）。如今，这种浓缩物作为一种具有多种潜在临床应用的天然再生疗法，不仅在科学文献中受到关注，而且在大众媒体中引起了广泛关注。在医疗实践中，新鲜冰冻血浆（FFP）仍然被广泛用于治疗出血，特别是在手术和创伤性损伤期间。此外，由冻干纤维蛋白原或血浆制成的纤维蛋白胶/封闭剂制剂也广泛应用于局部创伤的治疗。

通过持续的研究和探索，我们对于血小板的了解将更加深入，有望为医学领域带来更多的突破和进展。

体外动物实验显示，血小板浓缩物对创伤愈合具有显著的积极影响[2]。通过在局部环境中形成有利于组织再生的条件，血小板浓缩物能够发挥其有益作用。血小板α-颗粒中富含生长因子，这些生长因子在创面愈合过程中发挥着至关重要的作用。这些生长因子不仅能够促进局部血管新生和干细胞归巢，还与基质蛋白沉积并行的局部细胞迁移和分化息息相关。这些因素在重建正常组织结构和功能中起到了举足轻重的作用。

在临床实践中，血小板浓缩物在颌面部和牙科手术的创伤愈合应用已有超过30年的历史[3]。其强大的再生潜能已经在骨、软骨、肌腱、关节、皮肤、眼睛、肠道、神经系统和肌肉等多个组织领域得到了广泛探索和研究。这一发现吸引了骨外科、美容科、皮肤科、整形外科和普通外科等多个领域专家的共同关注。特别是在血管化不良和受损组织愈合过程中，血小板浓缩物的潜在促进作用更是受到了特别关注。

目前，血小板浓缩物治疗已被广泛应用于多种运动损伤情况中，越来越多的顶尖运动员选择采用这种方式进行治疗[4]。然而，令人遗憾的是，许多临床应用尚未得到充分的证据和临床试验的支持。尽管如此，血小板浓缩物治疗仍被认为是一种日益流行且安全的策略。其具有高性价比、微创的特点，同时可以由非专业人员使用各种商用设备轻松、快速地制备自体制剂，这大大降低了发生感染和免疫反应的风险，使其成为大多数疗法的首选。

由血库制备的同种异体血小板浓缩物除了用于

输血外，也越来越多地被应用于再生医学领域[1]。对于那些无法进行抽血或存在静脉问题的患者，它们同样适用。这些浓缩物具有从健康供体中制备、血小板计数高（通常为$0.8 \sim 1.6 \times 10^{12}/L$）且红细胞或白细胞混入较少的特点。同时，它们还可以在血库中广泛获得，且都经过了强制性感染检测，并按照良好操作规范（GMP）进行合规化生产。

此外，血小板浓缩物也被越来越多地用于生产血小板裂解液[5]。这种裂解液既可以用于局部治疗，也可以用于细胞培养。鉴于当前不再推荐使用胎牛血清（FBS）于细胞培养技术制备的GMP产品中，大量生产且经过标准化的人类血小板裂解液正越来越多地被作为FBS的替代品。这不仅为科研和临床实践提供了更多的选择，也推动了生物医学领域的进步和发展。

二、血小板浓缩物制备存在的问题

在临床实践中，用于组织再生的血小板浓缩物制剂并未实现标准化。这包括了各种商业和内部制备方法，由于不同技术和方法的存在，导致产品制备过程中存在广泛差异。大多数此类产品中的血小板浓度远超原始血样[6]。尽管许多产品被标记为血小板浓缩物，但它们的细胞含量、纯度以及生物活性存在显著差异，这无疑会影响其潜在的临床疗效。这种状况使得临床医生和科学家在研究报告各种PRP疗法的临床结果时，容易产生混淆。

目前已经完成的多项试验并未对所使用的血小板浓缩物含量进行明确的质量控制，因此难以比较不同试验之间的结果。基于笔者在临床制备血小板浓缩物方面的经验，我们不能未经检测地默认任何制备技术都能重复制备出一致且临床疗效好的血小板含量。这是因为血小板制品中包含了不同浓度的血细胞（如血小板、白细胞和红细胞），以及细胞衍生的微泡和外泌体，还有血浆或纤维蛋白原。

另外，可能有意或无意“混入”的其他细胞的潜在作用尚未明确，仍在研究中。例如，L-PRP（这是一种广泛使用的产品）中的白细胞在理论上可能增强血小板的免疫功能、抗菌能力以及组织愈合能力，同时提供额外的生长因子和细胞因子阵列[7]。血小板和白细胞也容易形成复合物，这能改变白细胞中基因表达的模式，促进凝血和炎症，例如单核细胞上的组织因子表达[8]。

尽管红细胞在浓度上与全血相比大大降低，但其存在与否对血小板浓缩物治疗疗效的影响在很大程度上仍是未知的。根据定义，许多血小板浓缩物制剂还含有自体血浆和血小板衍生的蛋白质，这些成分能促进纤维蛋白支架在期望的位置上形成，充当临时基质以辅助受损组织的修复。如果需要，纤维蛋白原也可以在应用于创伤之前转化为纤维蛋白，这为制备过程引入了更多的潜在变量。

因此，为了理解血小板制剂的生物活性，确定其中存在的所有生物活性因子的潜在作用是必不可少的。这包括但不限于血细胞、微泡、外泌体、自体血浆和血小板衍生的蛋白质等成分。只有通过深入研究这些因子的作用机制，我们才能更好地利用血小板浓缩物制剂，为患者提供更有效、更安全的治疗方案。

三、血小板浓缩物在创伤愈合中的作用

血小板浓缩物含有数百种具有潜在生物活性的蛋白，其中许多蛋白在血小板α-颗粒和膜

内表达。最常测定和研究的蛋白质是生长因子［如PDGF、TGF-β、血小板衍生的内皮生长因子（platelet-derived endothelial growth factor，PDEGF）、VEGF、IGF-1、FGF、EGF］，以及细胞因子、趋化因子和其他蛋白质［例如血小板因子4（platelet factor 4，PF4）、CD40配体（CD40 ligand，CD40L）、CD62P（P-选择素）］。

制备方法

根据国际血栓与止血学会的推荐，可以使用台式离心机以标准化方式在任何实验室中，于无菌条件下，使用低离心力分离制备血小板浓缩物，而在诊所中则可以通过各种商业化设备制备血小板浓缩物，其中一些是封闭系统、全自动化并无菌制备[9]。这些设备按方法不同可以大致细分为3种类型。

1. 重力血小板分离（gravitational platelet sequestration，GPS）/离心

通过GPS方法可获得3个经典分层，包括红细胞底层、由血小板和白细胞组成的乳状血沉棕黄层，以及PPP的顶层。目前已有各种方法来制备和回收含有血小板的血沉棕黄层，但它们不仅在血小板浓度和回收率方面存在差异，红细胞和白细胞的混入程度也不同[10-11]。

2. 标准细胞分离器

标准细胞分离器通常使用全单位血液，在连续流动离心机筒内，或使用通过低速/高速离心步骤的流动盘分离技术收集血小板。

3. 通过选择性过滤技术和单采血液成分法采集血小板

选择性过滤技术使用一次性专用过滤器，从全血中过滤血小板。通过过滤器捕获并收集血小板，以产生富含血小板的浓缩物。也可以通过经典的单采血液成分法获得血小板[12]。这两种技术都能够减少血小板溶解，但也会诱导血小板活化和破碎[13]。

自体血小板浓缩物在完成制备后，通常会被迅速用于临床治疗各种病症，以确保血小板的最佳愈合潜能得以发挥。然而，最新的研究表明，在添加葡萄糖溶液后，血小板浓缩物可储存长达6～8小时，甚至可以延长至7天[14]。此外，PRP可以在需要时进行离体活化，通常在应用于患者之前立即进行。这一过程的选择，以及血小板在应用解剖部位的可活化性可能因治疗需求而异[15]。

血小板浓缩物可以通过多种方法诱导活化，活化后能够释放所有的颗粒内容物（在理想情况下）。当存在足够的纤维蛋白原/血浆时，这些血小板会形成凝块/凝胶。近年来，脉冲电场（pulsed electric field，PEF）作为一种非生物化学方法，被用于激活PRP中的血小板。使用PEF可以避免血小板暴露于异种凝血酶下。在多篇报道中，PEF相比凝血酶具有更多优势，如产生更大量的血小板衍生的微粒、增加促凝血小板表面的表达，以及差异性释放生长因子等[16-17]。

与血浆相比，通过PEF产生的血小板释放物能够诱导更多的细胞增殖[18]。此外，PRP可以通过冻融并进行额外的离心处理以去除血小板碎片，从而产生可溶性释放物。这些不同的PRP制备技术和变量导致血小板的纯度、获得率、浓度和质量存在显著差异。这无疑会影响生长因子和生物活性蛋白的水平，进而影响临床疗效。

目前，血小板浓缩物在促进创伤愈合中的潜在益处已经得到了体外研究、动物实验以及人体临床试验的证实。详细的解读和分析将在后续的章节中展开讨论。

参考文献

[1] Alves R, Grimalt R. A review of platelet-rich plasma: History, biology, mechanism of action, and classification[J]. Skin Appendage Disord, 2018, 4(1):18-24.

[2] Nurden AT. Platelets, inflammation and tissue regeneration[J]. Thromb Haemost, 2011, 105(Suppl 1):S13-S33.

[3] Sánchez AR, Sheridan PJ, Kupp LI. Is platelet-rich plasma the perfect enhancement factor? A current review[J]. Int J Oral Maxillofac Implants, 2003, 18(1):93-103.

[4] Vale D, Pereira A, Andrade JP, et al. The role of platelet-rich plasma injection for muscle strains in athletes[J]. Cureus, 2024, 16(5):e60585.

[5] Barsotti MC, Losi P, Briganti E, et al. Effect of platelet lysate on human cells involved in different phases of wound healing[J]. PLoS One, 2013, 8(12):e84753.

[6] Freymiller EG. Platelet-rich plasma: Evidence to support its use[J]. J Oral Maxillofac Surg, 2004, 62(8):1046.

[7] D'asta F, Halstead F, Harrison P, et al. The contribution of leucocytes to the antimicrobial activity of platelet-rich plasma preparations: A systematic review[J]. Platelets, 2018, 29(1):9-20.

[8] Bouchard BA, Tracy PB. Platelets, leukocytes, and coagulation[J]. Curr Opin Hematol, 2001, 8(5):263-269.

[9] Magalon J, Bausset O, Serratrice N, et al. Characterization and comparison of 5 platelet-rich plasma preparations in a single-donor model[J]. Arthroscopy, 2014, 30(5):629-638.

[10] Kevy SV, Jacobson MS. Comparison of methods for point of care preparation of autologous platelet gel[J]. J Extra Corpor Technol, 2004, 36(1):28-35.

[11] Magalon J, Chateau AL, Bertrand B, et al. DEPA classification: a proposal for standardising PRP use and a retrospective application of available devices[J]. BMJ Open Sport Exerc Med, 2016, 2(1):e000060.

[12] Krüger JP, Freymannx U, Vetterlein S, et al. Bioactive factors in platelet-rich plasma obtained by apheresis[J]. Transfus Med Hemother, 2013, 40(6):432-440.

[13] Schoendorfer DW, Williamson LH, Sheckler VL, et al. Platelet collection with the Autopheresis-C apheresis system[J]. Vox Sang, 1990, 58(2):100-105.

[14] Sweeney J, Kouttab N, Holme S, et al. Storage of platelet-rich plasma-derived platelet concentrate pools in plasma and additive solution[J]. Transfusion, 2006, 46(5):835-840.

[15] Fufa D, Shealy B, Jacobson M, et al. Activation of platelet-rich plasma using soluble type I collagen[J]. J Oral Maxillofac Surg, 2008, 66(4):684-690.

[16] Frelinger AL 3rd, Torres AS, Caiafa A, et al. Platelet-rich plasma stimulated by pulse electric fields: Platelet activation, procoagulant markers, growth factor release and cell proliferation[J]. Platelets, 2016, 27(2):128-135.

[17] Neculaes B, Frelinger AL 3rd, Gerrits AJ, et al. Activation of platelet-rich plasma by pulse electric fields: Voltage, pulse width and calcium concentration can be used to control and tune the release of growth factors, serotonin and hemoglobin[J]. PLoS One, 2021, 16(4):e0249209.

[18] Torres AS, Caiafa A, Garner AL, et al. Platelet activation using electric pulse stimulation: growth factor profile and clinical implications[J]. J Trauma Acute Care Surg, 2014, 77(3 Suppl 2):S94-S100.

THE HEALING AND REGENERATION PROCESS OF SOFT AND HARD TISSUES

第2章

软硬组织的愈合再生过程

第1节

软硬组织愈合和再生的生理过程

一、组织愈合的过程

非口腔部位伤口的愈合已经得到了非常详细的研究[1]。愈合的一般原理以及在非口腔部位观察到的细胞和分子事件也适用于牙周、根尖或外科手术后的愈合过程。组织愈合的基本病理生理过程大致分为创伤后早期出凝血、炎症反应期、肉芽组织增生期和瘢痕形成期4个阶段。

（一）早期出凝血

从创面形成的一瞬间开始，机体首先出现的反应是自身的止血过程。这一过程包括一系列复杂的生物学反应：先是创面周围的小血管、毛细血管等反应性收缩，使局部血流量减少；随之而来的是暴露的胶原纤维吸引血小板聚集，形成血凝块；然后血小板释放血管活性物质，如5-羟色胺及前列腺素等，使血管进一步收缩，血流减慢，同时释放的磷脂和腺苷二磷酸（ADP）将吸引更多的血小板聚集。最后，内源性及外源性凝血过程也将被启动。凝血过程结束后，机体随即开始进行创面愈合的下一阶段。创伤性损伤会导致毛细血管损伤和出血，继而形成血凝块。血凝块的形成是对创伤的直接反应。血凝块有两个功能：暂时保护脱落的组织和作为细胞迁移的临时基质。血凝块由血液的细胞成分（包括红细胞、白细胞和血小板）在纤维蛋白、血浆纤维连接蛋白、玻连蛋白和血栓素组成的基质中组成[2]。

（二）炎症反应期

创伤后的炎症反应期，从时间上来讲，主要发生于伤后即刻至48小时。在创伤发生的最初几分钟内，损伤区域的血管经过短时间的收缩后，受损血管内开始有血栓形成。局部未闭合的小血管扩张。血小板与受损伤的血管内皮和暴露的胶原相互作用，形成栓子堵塞破损血管。补体系统被激活并引发一系列炎症反应，其中包括局部血凝系统、纤维蛋白溶解系统和血管舒缓素系统。创伤局部出现纤维蛋白的沉积和溶解，并且释放诸多炎症介质，尤其是缓激肽、自由基、过氧化氢和组胺。在此期间，炎症反应产生的各种介质，增加了血管的通透性，使正常血管腔内的液体、蛋白及酶经血管壁漏入细胞外间隙，引起局部水肿、发红。此时的炎症细胞浸润以中性粒细胞为主，3天后巨噬细胞成为创伤区域执行免疫功能的优势细胞。

（三）肉芽组织增生期

组织增生期以角质细胞的迁移为起始标志，在这个阶段，成纤维细胞和内皮细胞游移到创面，与其他ECM一起形成肉芽组织。在伤后第3天，随着炎症反应的消退和组织修复细胞的逐渐增生，创面出现以肉芽组织增生和表皮细胞增生移行为主的病理生理变化。此时，组织形态学特征为毛细血管胚芽形成和成纤维细胞增生，并产生大量的ECM，称为肉芽组织。此时肉芽组织中的细胞以成纤维细胞和巨噬细胞为主，巨噬细胞主要来自循环系统，其作用是消化失活组织、移除异物，并吸引成纤维细胞进入创口[3]。增生的成纤维细胞可以来自受创部位，即“就地”增生，也可以通过炎症反应的趋化作用，来自创面邻近组织。成纤维细胞受到生长因子的刺激后活化，增殖活性及分泌活动增强，成为创面修复的主要细胞。肉芽组织形成的意义在于填充创面缺损，保护创面，减少出血，防止细菌感染，机化血块、坏死组织和其他异物，为新生上皮提供养分，为再上皮化创造条件。再上皮化过程一般与肉芽组织增生同步进行，主要由创缘或创面底部残存的表皮细胞（包括干细胞）增殖、分化来完成。在一系列调控因素的作用下，创面新生的表皮以“爬行”方式向创面中心爬行，最终覆盖创面。

巨噬细胞在肉芽组织的形成中起重要作用。巨噬细胞分泌的生长因子和细胞因子参与了成纤维细胞、内皮细胞和平滑肌细胞向创面区域的增殖与迁移。接下来，富含细胞的肉芽组织经历成熟和重塑，负责替代临时ECM的成纤维细胞产生新的富含胶原的基质。创伤后大约1周，一旦胶原基质合成，一些成纤维细胞会转化为肌成纤维细胞并表达α-平滑肌肌动蛋白。这种转化和合成是伤口收缩的原因。负责血管生成的内皮细胞迁移到临时伤口基质中形成血管和血管袢。随着临时基质的成熟，内皮细胞经历程序性细胞死亡（凋亡），血管单位数量减少[4]。

（四）瘢痕形成期

肉芽组织的成熟将导致创伤组织的再生或修复（瘢痕形成），瘢痕的形成是软组织创伤修复的最终结局之一。肉芽组织转化为瘢痕组织及胶原组织不断生成的阶段可持续几个月；成纤维细胞转化为肌成纤维细胞收缩创面，胶原组织大量生成；角质形成细胞通过上皮化覆盖创伤表面。

创面上皮在创伤后数小时内开始形成。来自基底层的上皮细胞通过纤维蛋白凝块增殖和迁移，最终封闭上皮缺口。正常牙龈组织中的上皮细胞利用整合素的表面受体与基底层的层粘连蛋白结合。为了启动迁移，角化细胞溶解这种附着体，并开始表达适合伤口环境的整合素[1]。

受损组织是否通过再生或修复来愈合取决于两个关键因素：所需细胞类型的可用性，以及募集和刺激这些细胞所需的线索和信号的存在与否[5]。这一总结代表了对伤口愈合过程的一种简化解释。上述阶段可能有相当大的重叠，完成每个阶段所需的时间可能会有所不同，这取决于局部和全身因素。

二、组织愈合的细胞生物学

组织愈合过程始于损伤，当损伤处坏死的细胞及组织碎片被清除后，由周围健康细胞通过分裂增殖来完成修复过程，此过程中包含多种细胞分子学活动。其中最为典型的当属迁移、增殖、分化和凋亡。

（一）组织愈合的细胞活动

局部组织受损后，被破坏的细胞会释放出一系列损伤趋化因子，使免疫细胞（早期主要是中性粒细胞）迅速到达损伤区域。到达损伤区的炎症细胞一方面会吞噬坏死的细胞碎片，并分泌大量的酶类，一定程度上起到杀伤微生物和促进局部失活细胞凋亡的作用；另一方面则会分泌各种趋化因子、生长因子等各类细胞因子，诱导血液中的单核细胞进入局部创伤组织成为巨噬细胞，执行后续修复功能。各类修复细胞也会受此作用，到达损伤部位。炎症细胞通过自分泌、旁分泌等途径导致级联式的放大效应，驱使各类修复细胞的增殖、迁移进入创面，可能还会诱导成体干细胞进入局部损伤区，进行增殖、分化来完成创伤修复。

1．迁移

损伤发生后，首先是炎症细胞浸润，在早期炎症细胞的趋化作用下，全身及创区周边的部分细胞迅速动员起来，向创区迁移。早先的研究已表明，一些深度创面局部新形成的成纤维细胞可能就是血液循环中的单核细胞迁移至局部转分化而成的，而究竟这类能“演变”成成纤维细胞的单核细胞是已经存在于循环中的单核细胞，还是由骨髓间充质干细胞（bone marrow mesenchymal stem cells，BMSCs）诱导分化而来，尚有待于进一步的科学研究证明[6]。

2．增殖

经诱导迁移到达创缘或底部的基底层细胞在局部高浓度生长因子的刺激下，进入快速分裂增殖期。这种增殖活性的转变，主要通过细胞周期蛋白（cyclin）的调控来实现，cyclin与细胞周期蛋白依赖性激酶（cyclin-dependent kinase，CDK）结合形成复合物，被磷酸化而激活，cyclin与CDK均有多个亚型，其中CDK2与cyclin E结合，CDK4、CDK6与cyclin D1、D2、D3结合，启动位于G1期的细胞，使其进入S期，从而打开细胞快速增殖的阀门。

3．分化

在胚胎发育的早期，各个细胞彼此相似。通过体细胞的有丝分裂，细胞的数量越来越多。与此同时，这些细胞逐渐向不同方向发生了变化。像这样，在个体发育中，相同细胞的后代，在形态、结构和生理功能上发生稳定性差异的过程，叫作细胞分化，它是指细胞在结构和功能上发生差异的过程。分化细胞获得并保持特化的特征，合成特异性的蛋白质。生物体的各种组织就是通过细胞分化形成的，即组织的形成是细胞分化的结果。因此，分化是创伤修复过程中的重要过程。

4．凋亡

在创伤的早期——炎症反应期及肉芽组织塑形期，由于炎症细胞的浸润、新生血管形成及成纤维细胞的增生、创面的上皮化等原因，创面内的细胞数量较多。当肉芽成熟、塑性向瘢痕组织转化时，大量的细胞消失。正常成熟的瘢痕组织在病理上以ECM为主（主要是Ⅰ型和Ⅲ型胶原），细胞成分较创伤初期明显减少。大量研究证实，这些细胞是通过凋亡途径被清除的[7]。细胞凋亡是一种重要的生物学现象，存在于机体生长发育的各个阶段，对组织生长有重要影响。创面的修复一般经历炎症、肉芽组织形成和上皮化等过程。组织损伤与修复的整个过程均有凋亡机制参与，特别是上皮细胞与成纤维细胞增殖与凋亡之间的平衡决定和影响着创面修复的进程、结局。

（二）参与组织愈合调控的重要因子

1．细胞因子（cytokine）

细胞因子为一组激素样的调节分子，人体内含量极微，在皮克水平即可发挥作用，主要以自分泌和旁分泌的方式作用于局部，即作用于分泌细胞自身或邻近的组织细胞。过去细胞因子按其来源分为淋巴因子和单核因子，近年来研究发现，不少细胞因子可由不同类型的细胞（免疫细胞和非免疫细胞）产生[8]。为避免混淆，现更多地用“细胞因子（cytokine）”这一名称。细胞因子是通过与靶细胞上相应的受体结合把信号传递到细胞内，进而产生生物学效应。许多细胞因子可作用于同一靶细胞，介导相同或相似的作用，而同一种细胞因子又可作用于不同的靶细胞，产生不同的效应。比如白细胞介素-1（interleukin-1，IL-1）除了可以调节免疫系统外，还可以作用于下丘脑-垂体-肾上腺轴（hypothalamic-pituitary-adrenal axis，HPA）的不同位点，产生神经内分泌效应。不同的细胞因子之间形成网络，相互调节产生和发挥效应。细胞因子除了受免疫系统的调控外，同时还受神经内分泌系统的调节。细胞因子大体可分成干扰素（interferon，IFN）、白介素（interleukin）、集落刺激因子（colony stimulating factor，CSF）、肿瘤坏死因子（tumor necrosis factor，TNF）和TGF 5类。

2. 生长因子（growth factor，GF）

近年来，分离出许多因子，它们是某些细胞分泌的多肽类物质，能特异性地与某些细胞膜上的受体结合，激活细胞内某些酶，引起一系列的连锁反应，从而调节细胞增殖和分化。GF是体内重要信号分子，在调节生长发育、组织修复、肿瘤发生等多方面发挥重要作用。GF种类繁多，通常按照GF受体（靶细胞）及特性将其分为PDGF、FGF、EGF、TGF以及IGF等。至今发现的能促进细胞生长分化的GF约有50种。在细胞表面有大量GF受体。GF受体的本质是糖蛋白或单纯的膜蛋白，分子量为130000～170000道尔顿，其组成一般分3个部分：①细胞外部的配体亲和部位；②细胞内部的酪氨酸激酶结合部位；③细胞膜的连接部位。各种GF与其相应受体结合后可能通过下述3种方式发生作用：

- GF细胞内移行：GF与受体结合后，细胞将其内吞，形成受体小体（receptosome），作用于细胞核而引起效应。
- 酪氨酸磷酸化：GF与受体结合后直接引起此过程而发生效应。
- 通过第二信使cAMP和cGMP的介导作用：GF与受体结合后，使cAMP等的浓度提高而引起效应。

参考文献

[1] Clark RAF, Henson PM. The Molecular and Cellular Biology of Wound Repair[M]. New York: Plenum Publishing Corporation, 1996.

[2] Martin P. Wound healing-aiming for perfect skin regeneration[J]. Science, 1997, 276(5309):75-81.

[3] Wikesjö UME, Selvig KA. Periodontal wound healing and regeneration[J]. Periodontol 2000, 1999, 19:21-39.

[4] Aukhil I. Biology of wound healing[J]. Periodontol 2000, 2000, 22:44-50.

[5] Grzesik WJ, Narayanan AS. Cementum and periodontal wound healing and regeneration[J]. Crit Rev Oral Biol Med, 2002, 13(6):474-484.

[6] Amuso VM, Haas MR, Cooper PO, et al. Deep skin fibroblast-mediated macrophage recruitment supports acute wound healing[J]. J Invest Dermatol, 2024: S0022-202X(24)02956-7.

[7] Li F, Huang Q, Chen J, et al. Apoptotic cells activate the “phoenix rising” pathway to promote wound healing and tissue regeneration[J]. Sci Signal, 2010, 3(110):ra13.

[8] Polimeni G, Xiropaidis AV, Wikesjö UME. Biology and principles of periodontal wound healing/regeneration[J]. Periodontology 2000, 2006, 41: 30-47.

第2节 牙周组织的愈合过程

一、牙周组织的结构

在读者已经对口腔组织胚胎学有一定了解的前提下，本节简述正常牙周组织的特点。牙周组织（periodontium）包括以下组织：牙龈、牙周膜、牙骨质和固有牙槽骨。固有牙槽骨是围绕牙齿周围的连续牙槽骨，在X线片上呈致密的白线，又称为硬骨板。从上颌骨和下颌骨基部延伸出的牙槽突包括牙槽骨与固有牙槽骨两部分。

牙周组织的主要功能是将牙齿牢固地附着于牙槽骨内，同时也保持口腔咀嚼黏膜的完整性。牙周膜、牙骨质和固有牙槽骨，共同称为“附着装置”或“牙齿支持组织”，它们构成了一个会发生增龄性变化的发育、生物和功能单位。此外，其形态也随着口腔环境和功能的改变而发生变化。

牙龈

口腔黏膜是与唇部皮肤连续，并延续至软腭和咽部的黏膜。它包括：①咀嚼黏膜：牙龈和硬腭黏膜；②特殊黏膜：舌背黏膜；③其他部分，称为被覆黏膜。

牙龈是咀嚼黏膜的一部分，覆盖于牙槽嵴和牙颈部。它包括上皮和下方的结缔组织（固有层）。随着牙齿的萌出，牙龈形成了最终的形态和质地。

在冠方，浅珊瑚红（粉）色的牙龈终止于游离龈的边缘，形成扇贝形轮廓。在根方，牙龈与深红松软的牙槽黏膜（被覆黏膜）相延续，其分界易于识别，称为膜龈联合，有时也称为膜龈联合线（图2-2-1）。图2-2-1中可见牙龈的两个部分：①游离龈；②附着龈。游离龈为浅珊瑚红（粉）色，表面暗淡，质地均一。它构成了牙齿唇/颊侧及舌/腭侧的牙龈组织。在牙的唇/颊侧及舌/腭侧，游离龈从龈缘向根方延伸至一种称为游离龈沟的结构，这种结构仅在约1/3的人群中可见。附着龈向根方止于膜龈联合。

二、组织学

（一）牙龈上皮

游离龈包含CEJ冠方的上皮和结缔组织结构。游离龈的被覆上皮可分为：

- 牙龈上皮：朝向口腔。
- 沟内上皮：朝向牙齿，但不与牙面接触。
- 结合上皮：连接牙齿与牙龈。

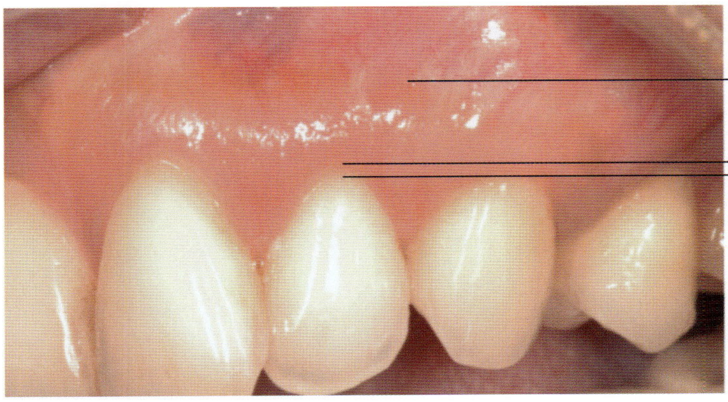

图2-2-1　牙龈的3个部分

游离龈（free gingiva，FG）、牙间乳头（gingival papilla）、附着龈（attached gingiva，AG）。膜龈联合（mucogingival junction，MGJ）为牙龈与牙槽黏膜的分界线

（二）固有层

牙龈主要组成部分是结缔组织（固有层）。结缔组织主要是由胶原纤维（约占结缔组织体积的60%）、成纤维细胞（约5%）、血管和神经（约35%）构成，这些结构都嵌于含有非胶原蛋白的无定形细胞外基质中。

1. 细胞

在结缔组织中有不同类型的细胞：①成纤维细胞；②肥大细胞；③巨噬细胞；④炎症细胞。

成纤维细胞是结缔组织中的主要细胞（占细胞总数的65%）。成纤维细胞产生结缔组织中的各种纤维，并具有合成结缔组织基质的功能。成纤维细胞为梭形或星形，其细胞核为椭圆形，含有一个或多个核仁。胞浆内有一个高度发达的具有核糖体的粗糙型内质网。其高尔基复合体体积通常较大，线粒体体积也大且数量多。此外，胞浆内含有许多类似张力微丝的细丝。

肥大细胞主要产生基质中的某些组分。同时，它也产生血管活性物质，可以影响微血管系统的功能并调控组织中的血流。胞浆中含有大量大小不一的囊泡。这些囊泡中含有生物活性物质，如蛋白酶、组胺和肝素。

巨噬细胞在组织中具有多种不同的吞噬功能和合成功能。它们来源于迁移到组织中的循环血单核细胞，在免疫系统中发挥重要作用，并对坏死组织及微生物或生物材料类外来物质做出反应。

除了成纤维细胞、肥大细胞和巨噬细胞外，结缔组织还含有各种炎症细胞，如中性粒细胞、淋巴细胞和浆细胞等。

2. 纤维

结缔组织的基质主要由成纤维细胞产生，可以分为以下几类：①胶原纤维；②网状纤维；③耐酸水解性纤维；④弹性纤维。胶原纤维是牙龈结缔组织的主要成分，也是牙周膜最重要的组成成分。胶原纤维在各暗带间有特征性的周期为700Å的交叉带。

胶原分子是其最小单位，也常称为原胶原分子。1个原胶原分子由3条多肽链缠绕在一起形成螺旋结构。原胶原蛋白的合成发生在成纤维细胞内，之后原胶原分子被分泌到细胞外。因此，原胶原蛋白聚合形成胶原纤维这一过程发生在细胞外。首先，原胶原分子在纵向上发生聚合形成原纤维，在这一过程中，原胶原分子在长度上约25%发生重叠，随后在横向上聚合形成胶原原纤维。由于染色后，原胶原分子在连接的地方具有特殊的折射光，所以在透射电子显微镜下可见周期约640Å的交叉带。胶原纤维是成束排列的胶原原纤维，其排列方式使纤维也表现出周期为640Å的交叉带。在组织中，纤维通常呈束状排列。胶原纤维成熟后，在原胶原分子中形成共价交联，这导致随着年龄的增长，胶原蛋白的溶解性会下降。

根据胶原纤维在组织中的部位和排列方向的不同，可以分为以下几组（图2-2-2）：

- 环行纤维：在游离龈中环绕牙齿呈袖口样排列的纤维束。
- 龈牙纤维：嵌入牙根的牙槽骨上方的牙骨质内，自牙颈部的牙骨质中伸出，呈扇贝形结构，进入唇/颊侧、舌侧、邻面的游离龈。
- 牙骨膜纤维：和龈牙纤维一样嵌入同部位牙骨质中，但它们是越过颊侧和舌侧牙槽嵴顶端，最终止于附着龈。游离龈和附着龈交界处的上皮常缺乏来自深层的定向排列的胶原纤维束的支撑。在该区域，有时可见游离龈沟。

3. ECM

结缔组织的ECM主要由成纤维细胞产生，还有一些成分由肥大细胞产生，其余的成分来源于血液。基质为结缔组织细胞提供微环境，这对于维持结缔组织的正常功能非常重要。因此，结缔组织细胞的水、电解质、营养物质、代谢产物等的转运均发生在基质中。结缔组织基质的主要成分是蛋白多糖和糖蛋白。

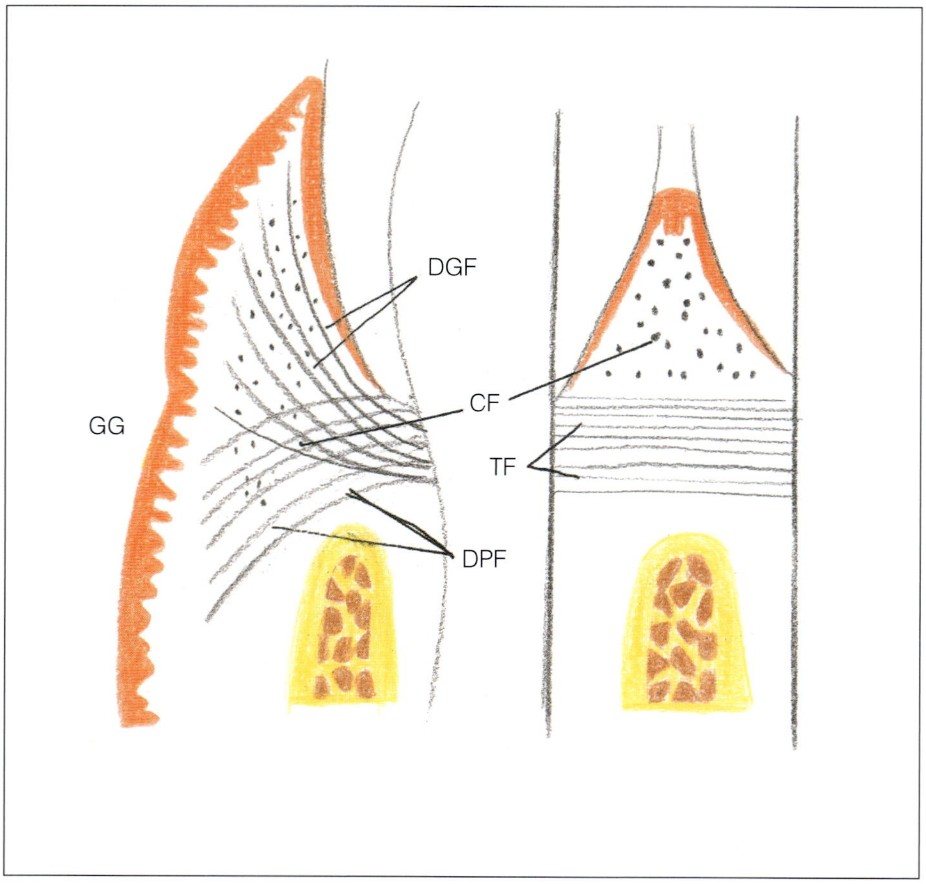

图2-2-2 颊舌向（左图）和近远中向（右图）切片中牙龈胶原纤维束的排列

CF，环行纤维；DGF，龈牙纤维；DPF，牙骨膜纤维；GG，游离龈沟；TF，越隔纤维

三、牙周膜

牙周膜是围绕牙根并连接牙骨质和牙槽窝壁的柔软且富含血管与细胞的结缔组织。在冠方，牙周膜与牙龈的固有层相连，通过连接牙槽嵴与牙根的胶原纤维束（牙槽嵴纤维）与牙龈划分开来。

在X线片上可以将牙槽骨分为两类（图2-2-3）：

- 牙槽骨也称为牙槽突（alveolar process），是上下颌骨包绕和支持牙根的部分。容纳牙根的窝称为牙槽窝（alveolar socket），牙槽窝的内壁称为固有牙槽骨。固有牙槽骨在X线片上呈围绕牙根连续的致密白线，称为硬骨板。
- 在X线片上表现为网格状的牙槽突部分，称为松质骨。

牙周膜位于牙根与牙槽窝骨壁之间。牙槽骨从根尖到CEJ的根方约1mm处包绕牙齿。其冠方边缘称为牙槽嵴。

牙周膜间隙形似沙漏，在根中部最狭窄。牙周膜的宽度约0.2mm，且宽度取决于物种、年龄、与CEJ的距离和功能。牙周膜的存在使咀嚼或其他类型的牙齿接触时所产生的力能够通过固有牙槽骨分散到牙槽突并被吸收。牙周膜对牙齿动度也至关重要。牙齿动度在很大程度上取决于牙周膜的宽度和高度。牙齿通过多束胶原纤维与牙槽骨连接，根据其位置和排列，胶原纤维束可分为以下几种类型：

- 牙槽嵴纤维。
- 横纤维。
- 斜纤维。
- 根尖纤维。
- 根间纤维。

与埋入固有牙槽骨的纤维（也称为Sharpey's纤维）相比，埋入牙骨质的主纤维（Sharpey's纤维）直径较小，但数量更多。在偏振光下，可见Sharpey's纤维不仅穿入了牙骨质，还贯穿了固有牙槽骨（alveolar bone proper，ABP）的整个宽度。

牙周膜中有4种类型的细胞：结缔组织细胞、Malassez（马拉瑟）上皮剩余细胞、防御细胞（巨噬细胞、肥大细胞和嗜酸性粒细胞），以及与神经、血管相关的细胞。结缔组织细胞包括成纤维细胞、成骨细胞、破骨细胞以及未分化的间充质细胞。具有多向分化潜能的干细胞（stem cell）或间充质细胞在牙周膜中也可分化为成骨细胞、成牙骨质细胞、破骨细胞和破牙骨质细胞。

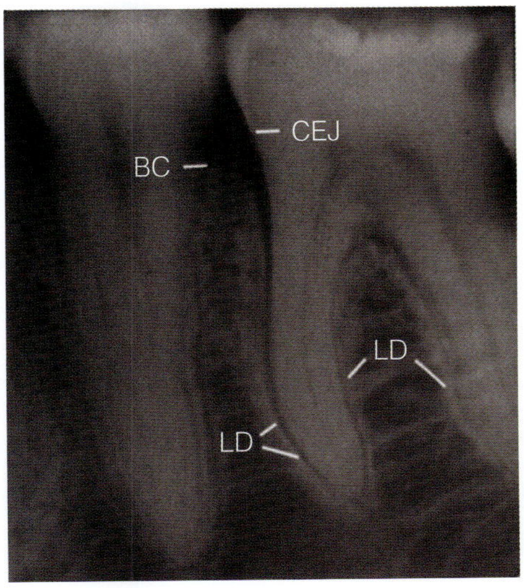

图2-2-3 下颌前磨牙区的X线片

牙槽骨可分为两类：硬骨板（LD）指牙槽突包绕牙槽的部分，而松质骨则构成牙槽突的其余部分，呈网格状。牙槽骨的冠方边缘称为牙槽嵴（BC）。牙槽嵴顶和釉牙骨质界（CEJ）之间的距离约1.08mm

四、牙骨质

牙骨质是一种高度矿化的组织，覆盖在牙根表面，偶尔也可覆盖小部分牙冠。它也可能延伸到根管内。在人体内，与骨组织不同，牙骨质不含血管或淋巴管，没有神经分布，也不发生生理性吸收和改建，但可在一生中不断沉积。和其他矿化组织一样，牙骨质含有埋在有机基质中的胶原纤维。它所含的矿物质主要是羟基磷灰石，矿物质含量约占总重量的65%，比骨的矿物质含量（60%）稍高。不同种类的牙骨质发挥不同的功能。一种类型的牙骨质将牙周膜主纤维连接至牙根。而另一种类型的牙骨质参与了牙根表面遭到破坏后的修复过程，并起到调整牙齿位置以适应新的需求的作用。

下面描述了不同类型的牙骨质：

- 无细胞无纤维牙骨质（acellular afibrillar cementum，AAC）主要见于接近于牙颈部的牙根。
- 无细胞外源性纤维牙骨质（acellular extrinsic fiber cementum，AEFC）见于牙根的冠部及中部，主要含有多束Sharpey'纤维。该种牙骨质是附着装置的重要组成部分，将牙齿与束状骨（固有牙槽骨）相连。它可称为“附着牙骨质”。
- 有细胞混合性分层牙骨质（cellular mixed stratified cementum，CMSC）见于牙根的根尖1/3及根分叉区。它既含有外源性纤维，又含有固有纤维和牙骨质细胞。由于其对机械应力的反应更迅速，因此可称为反应性牙骨质。
- 有细胞固有纤维牙骨质（cellular intrinsic fiber cementum，CIFC）主要见于牙骨质吸收缺陷区，它含有固有纤维和牙骨质细胞。它可称为修复性牙骨质。

牙周膜的主纤维分布于牙骨质覆盖的牙根和束状骨覆盖的牙槽突之间。部分主纤维一端埋在牙骨质内，另一端埋在束状骨内，这些纤维称为Sharpey's纤维。耐酸水解性纤维仅见于牙周膜中。它们平行于牙根走行，在它们的附着位点处有一些纤维弯曲进入牙骨质中。牙周膜中的血管周围可见许多耐酸水解性纤维。耐酸水解性纤维可能在牙根与牙周膜之间的机械应力传导中发挥作用。

五、牙槽骨

骨，作为人体支持组织进化的巅峰之作，展现出了惊人的自我修复与再生能力。

（一）骨的基础概念

1. 骨的类型和结构

根据胶原纤维的排列方向，可以将骨组织分为3种类型：编织骨、板层骨，以及介于两者之间的纤维平行排列的原始骨。

编织骨主要形成于胚胎及婴幼儿时期，随后会逐渐被更为坚韧的板层骨所取代。然而，在成人的某些特定情况下，如骨折愈合过程中的骨痂形成，或是病理条件下，编织骨会再度出现。其内部，胶原纤维以一种杂乱无章的方式排列，纤维间的空隙颇为宽敞，其间不仅交织着错综复杂的胶原纤维，还密布着大量的骨细胞与高度矿化的基质。

相较于编织骨，板层骨的结构显得更为繁复精细，其基质层由平行排列的胶原纤维编织而成。每个板层单位宽度为3～5mm，而各板层间的纤维排列方向各不相同，这使得板层骨拥有了超乎寻常的坚固与韧性。

原始骨，则以其纤维平行排列的特征，在骨形成的初期默默铺垫。它主要沉积于骨膜与骨内膜的生成过程中，其胶原纤维与骨面平行延展，却未形成板层结构，更多地继承了编织骨的生理特性。

成熟的骨由皮质骨（也称为密质骨）与松质骨（又称为小梁骨或海绵骨）共同构成。皮质骨的基质依据板层方向的不同，又可进一步细分为多个部分，其核心结构为骨单位（哈弗系统），即一个中央嵌有血管（哈弗管）的纵向柱状结构。次级骨单位的管壁由层层叠加的同心圆状板层骨构成，而初级骨单位则主要由纤维平行排列的原始骨构成。在骨膜与骨内膜的表面，骨的生长往往呈现出环状板层骨的分层现象，其间被环状板层骨与早期骨单位之间的间隙所填充，这些间隙最终被板层间质所占据。然而，在皮质骨的改建过程中，这些板层间质的骨细胞却常因供血不足而走向生命的终结。

至于松质骨，其骨小梁同样由骨结构单位——骨壁间隔构成，并通过黏合线彼此分隔（或紧密相连）。

2. 骨细胞

骨的形成与修复是一项精细而复杂的工程，这一过程由4种各司其职的细胞协同完成：成骨细胞、骨衬里细胞、骨表面的破骨细胞，以及隐匿于骨基质内部的骨细胞。在这项宏大的建筑任务中，充足的血供如同源源不断的建材，是骨生命活动不可或缺的基石。因此，血管网络的构建不仅是骨形成的先决条件，更是其维护与修复过程中不可或缺的一环。

（1）成骨细胞

骨构建的先锋。这些体型庞大的立方状细胞，以单层的姿态坚守在骨形成最为活跃的前沿阵地——骨膜与骨内膜之上。它们不仅是骨基质的合成者，更是骨基质的汇集与矿化的主导者。成骨细胞的起源可追溯至骨髓深处的间充质干细胞，而它们的分化之路则受到一系列转化因子的精心调控。其中，核心结合因子α1（Cbfα1），又名Runt相关转录因子2（Runt-related transcription factor 2，Runx2），以及紧随其后的Osterix（Osx），是调控此分化过程的核心分子。

（2）骨细胞

隐匿于基质中的细胞。它们深陷于骨基质的骨陷窝中，却通过精细的胞突与微管系统相连，构建起一个信息交流的隐秘网络。这个网络不仅传递着代谢产物与信号分子，更是邻近骨细胞、成骨细胞与骨衬里细胞间沟通的桥梁。

（3）骨衬里细胞

静谧的守护者。作为成骨细胞家族的一员，它们以静止的姿态覆盖在骨表面，扮演着守护者的角色。通过释放破骨细胞活性因子，以及通过功能性收缩暴露骨表面供破骨细胞附着，它们默默参与着骨吸收的启动。

（4）破骨细胞

骨重塑的艺术家。它们属于单核巨噬细胞系统，以降解骨基质为己任，在生理与病理环境中扮演着不可或缺的角色。与成骨细胞不同，破骨细胞源自造血干细胞，其分化过程同样受到众多生长因子与转录因子的调控。

3. 骨基质

（1）沉积和矿化

成骨细胞合成一种大分子混合物，分泌到细胞外环境，形成骨基质，即由胶原蛋白或非胶原蛋白组成的类骨质（前骨质）。在离成骨细胞有一定距离的矿化界面，类骨质转化为矿化骨。

（2）成分

骨基质的主要成分是水、矿物质、胶原和非胶原大分子物质，后者通常指非胶原蛋白等。胶原对骨的结构和形态发生起重要作用。在矿化组织中，胶原和各种非胶原蛋白相互作用，为矿化结晶提供吸附支架。骨基质的多种分子在生物矿化和基质与细胞间的相互作用方面扮演着重要角色，而且骨基质是生长因子和细胞因子的储存库。

4. 骨改建

在人的一生中，骨始终在进行着持续不断地改建，这一过程旨在实现修复和机械性适应的目标。当信号分子的表达失衡时，便可能导致骨代谢紊乱，进而引发一系列骨疾病，诸如佩吉特病、骨硬化症、骨质疏松症、关节炎以及牙周病性骨吸收等。骨改建的调控机制是复杂而精细的，它受到系统性因素和局部因素的共同制约与影响。

局部因素在骨改建过程中发挥着举足轻重的作用，它们以旁分泌和自分泌的形式，对骨的改建过程产生深远影响。而成骨细胞、破骨细胞，以及炎症与免疫细胞，正是这两种分泌形式的源头，也是分子信号的靶标。在骨形成这一精妙而复杂的生理过程中，各类细胞因子和生长因子扮演着至关重要的角色，它们或促进合成代谢，或促进分解代谢，共同维系着骨的稳态。

这些关键的骨调节分子种类繁多，功能各异，包括但不限于甲状旁腺素、甲状旁腺激素相关肽、降钙素、骨化三醇（即活性维生素D）、前列腺素E_2、生长激素、甲状腺素、性激素（雌激素和睾酮）、瘦素、他汀类药物、干扰素γ、TNF-α、TGF-α、TGF-β、BMPs、FGF、IGF-1、PDGF，以及IL-1、IL-6、IL-11、IL-17等。这些分子在骨改建的过程中，各自扮演着不可或缺的角色。

在正常生理状态下，骨改建依赖于骨形成与骨吸收之间的精妙平衡。这一平衡的实现，离不开TNF配体及受体家族成员中的RANK、RANKL和骨保护素（OPG）所构成的调控系统。RANKL由骨髓干细胞、成骨细胞和某些成纤维细胞表达，而RANK则由前体破骨细胞和成熟破骨细胞表达。RANK与RANKL的结合可诱导破骨细胞的分化、活化，并调节其生存周期。然而，由骨髓基质细胞、成骨细胞和某些成纤维细胞产生的OPG，作为RANKL的可溶性诱饵受体，会与RANKL发生竞争性结合，从而抑制破骨细胞的分化与活化。因此，OPG被视为破骨细胞分化及活化的天然拮抗剂（图2-2-4）。

在骨组织修复的过程中，生长和分化因子不仅由局部细胞产生，还可以从矿化基质中释放。当前，一种广为接受的观点认为，当局部破骨细胞发挥功能时，在骨吸收的过程中，矿化的骨基质会释放出丰富的生长因子。这些生长因子包括IGF、FGF、TGF-β和PDGF等。它们为骨再生与修复提供了强大的动力源泉。

对于骨再生而言，TGF-β家族同样具有特殊的意义，尤其是在异位骨形成（即新生骨）的过程中。TGF-β家族成员均为可溶性因子，它们能够调节胚胎发育、形态发生以及各种功能性反应，如细胞增殖、分化、凋亡和细胞周期等。这些因子的作用效果不仅取决于细胞种类，还受到局部环境中其他细胞因子和生长因子的影响。因此，在骨改建与再生的过程中，TGF-β家族成员无疑是最为重要的成员之一。

5. 骨的维持

即便在生长期结束后，骨的塑形与改建过程依旧持续进行。皮质骨与松质骨的改建过程虽有所不同，但两者均经历着不断的生理性改建。

（1）皮质骨的改建机制

皮质骨在向外生长时，会形成初级骨单位，而次级骨单位则是基质替代作用后的产物。皮质骨改建的基本构成单元是骨单位。这一过程中，首先由破骨细胞形成吸收腔隙，随后成骨细胞进入，利用同心板层骨重新填充这些腔隙。

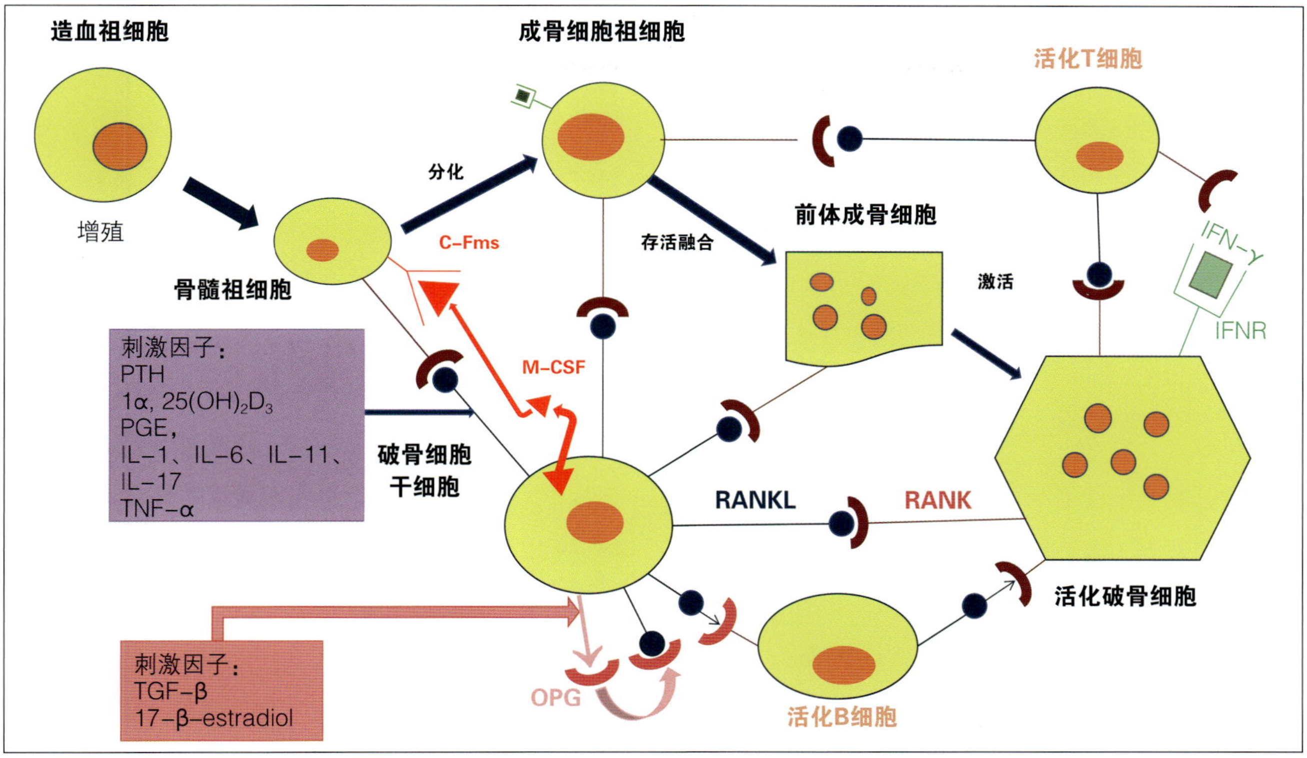

图2-2-4 RANK-RANKL-OPG系统

PTH，甲状旁腺素；1α, 25(OH)$_2$D$_3$，1a, 25-二羟基维生素D$_3$；PGE，前列腺素E$_2$；IL-1，白细胞介素-1；IL-6，白细胞介素-6；IL-11，白细胞介素-11；IL-17，白细胞介素-17；TNF-α，肿瘤坏死因子-α；M-CSF，巨噬细胞集落刺激因子；c-Fms，M-CSF受体；RANK，核因子κB受体活化因子；RANKL，RANK配体；IFN-γ，干扰素γ；IFNR，IFN-γ受体；TGF-β，转化生长因子-β；17-β-estradiol，17-β-雌二醇；OPG，骨保护素

（2）松质骨的改建机制

松质骨的骨小梁原始结构与其生长类型紧密相关，且在一生中持续经历塑形变化，尤其是骨小梁的结构会发生显著调整。骨小梁的网状结构会经历极为复杂的改变，以适应当前的功能性负荷，这往往遵循“Wolff定律”所描述的变化规律。这种适应性调整使得骨能够以最小的结构变动承受特定的负荷。从骨的机械与代谢特性来看，改建过程显著提升了骨组织的质量。在松质骨中，骨小梁的改建涉及用新的板层骨替换原本分散的骨桥。新骨桥的形成始于破骨细胞在骨小梁表面局部聚集，进而形成腔隙。

（3）黏合线的独特作用

黏合线是骨组织中极具标志性的结构，它清晰地划分出新骨与旧骨的界限。黏合线分为两种类型：静止线与逆转线。静止线较为平滑，与板层骨完全平行，它出现在骨形成暂停之时，而在静止期之后，骨形成活动会再度启动。逆转线则形成于逆转期，即先前被破骨细胞吸收的骨表面重新生成骨基质的过程。静止线是在未被破骨细胞性骨吸收所暴露的部位，由成骨细胞所构建而成，其结构和成分与逆转线相似。黏合线的数量，包括静止线与逆转线，共同反映了骨基质更新的程度。

（二）牙槽骨的大体解剖

牙槽突被定义为上颌骨与下颌骨的关键构成部分，其主要功能在于塑造并稳固牙槽窝。牙槽突源自颌骨基骨的延伸，伴随牙齿的发育及萌出而同步发育。牙槽突的构成并非单一，而是由源自牙囊的细胞（负责形成固有牙槽骨）与独立于牙囊之外的细胞（形成我们通常所说的牙槽骨）共同构成。

固有牙槽骨、牙齿根部牙骨质和牙周膜三者紧密协作，共同组成了牙齿的附着装置。这一装置的核心功能在于，它能够高效传递咀嚼运动及其他牙齿接触运动所产生的力，确保牙齿的稳定与功能。

（三）牙槽骨的显微解剖

通过对两颗前磨牙之间的牙槽间隔的组织切片进行深入观察，我们可以清晰地看到，致密的固有牙槽骨与两颗牙齿的牙周膜形成鲜明对比，而松质骨则巧妙地分布在固有牙槽骨之间的区域。

在根分叉区及牙槽间隔区，矿化骨主要由板层骨构成，这些板层骨包括环骨板、同心圆状板层骨单位和间骨板等。与此同时，骨髓部分则富含脂肪细胞和血管，为牙槽骨的生理活动提供必要的营养与支持。

与牙周膜相对应的矿化骨，我们称为固有牙槽骨或束状骨，其宽度通常在250～500μm。固有牙槽骨由板层骨构成，其中环骨板扮演着重要角色。正如前文所述，固有牙槽骨、牙周膜及牙骨质三者相互依存，共同维系着牙齿与骨之间的牢固附着。

骨单位是板层骨的基本构成单元，而固有牙槽骨（即束状骨）与牙槽骨之间的边界区域，则巧妙地融合了这两种类型骨组织的特性。牙槽骨本质上呈板层状结构，由众多骨单位共同构成。

牙槽骨会根据其功能需求进行持续的更新与重建。在人的一生中，牙齿会不断萌出并向近中方向移动，以补偿因磨损而产生的牙齿损失。这种牙齿的移动实际上反映了牙槽骨的重建过程，其中骨小梁被不断吸收并重新形成，而皮质骨块则会被清除并由新骨所取代。

矿化骨基质中的休止线，就像一部记录器，详细记录了骨形成活跃期与休止期的交替过程。在皮质骨分解期间，破骨细胞会形成吸收腔，这些吸收腔中央含有一条血管。随后，围绕血管形成同心圆状板层骨，这些吸收腔会被新骨重新填充。

由于牙齿的漂移以及作用于牙齿的功能力的变化，牙槽骨的皮质骨与松质骨都在进行持续不断的改建，即经历吸收后再度形成的过程。

牙周膜的胶原纤维深深嵌入覆盖牙槽窝壁的矿化骨中，这种矿化骨就是我们通常所说的固有牙槽骨或束状骨，它具有极高的更新率，确保了牙槽骨结构的稳定与功能的高效。

六、牙周组织的愈合过程

当黏骨膜瓣与被剥离的牙周附着物的牙根表面相对应时，情况会显得尤为复杂。在这种情况下，伤口的边缘并非简单地由两个相对的血管化牙龈边缘构成，而是由刚性的非血管化矿化的牙齿表面与龈瓣的结缔组织和上皮组织共同构成。牙周创面还包含了来自牙槽骨与牙周膜的组织成分。牙周创伤愈合的分期见图2-2-5。

在手术操作与伤口闭合的过程中，血液成分以一种看似杂乱无章的方式被施加至牙根表面，从而在牙齿与龈瓣的界面上形成凝块。这标志着牙齿-龈瓣界面首个愈合事件（即血浆蛋白在牙根表面的吸附与黏附）的开始。在短短几分钟内，附着于牙根表面的纤维蛋白凝块便形成。数小时内，即可观察到炎症的早期迹象，炎症细胞（主要是中性粒细胞与单核细胞）开始在牙根表面聚集。随着巨噬细胞迁移至伤口部位，肉芽组织随之形成，在3天内，炎症的晚期阶段成为了主导愈合过程的关键因素。

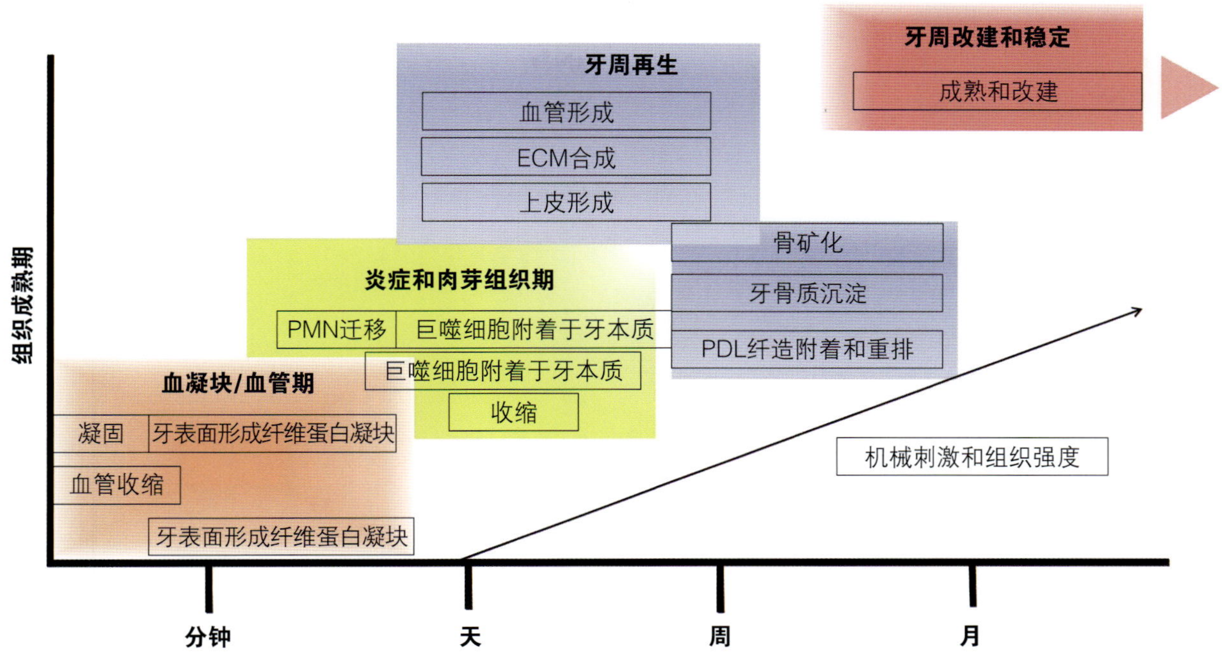

图2-2-5 牙周创伤愈合分期

理想的牙周组织愈合需要遵循一定的时序性。起初，经历血凝块形成、炎症反应、肉芽组织形成阶段后，参与多样组织再生的祖细胞被募集至创面部位，对重要生长因子的生物利用度进行调控。在愈合过程中，机械刺激增加，同时促进了细胞外基质（ECM）的有序合成，以及牙骨质、骨的形成和成熟。一旦这些结构构建完成，牙周膜（PDL）纤维便开始有序排列。随着组织逐渐成熟，其机械强度也逐渐提高。在新生的牙周组织中，这种改建过程会持续进行，这是牙周组织能够适应局部和全身刺激因素的关键机制

至第7天时，能够在牙根表面观察到结缔组织的附着；然而，根据创面体积及组织来源的差异，也可观察到处于不同成熟阶段的纤维蛋白凝块区域。尽管大部分研究已明确了牙周创面愈合过程中纤维蛋白凝块的吸收、黏附与结构成熟，但对于牙齿-龈瓣界面的功能完整性却鲜有研究[1]。仅有少数实验研究针对成熟牙周创面的功能完整性进行了评估。

Hiatt等[2]针对犬上颌尖牙相对较小的外科裂孔缺损进行了重建手术，并研究了术后牙齿-龈瓣界面的抗拉强度。他们发现，抗拉强度从术后3天的200g增加至术后5～7天的340g，并在术后2周时剧增至超过1700g。换言之，相对较小的牙周伤口或许要等到术后2周才能达到功能完整的状态。这些数据表明，早期愈合阶段的伤口完整性在很大程度上依赖于缝合所提供龈瓣的稳定性[3-4]。

因此，对于旨在实现再生的牙周外科手术而言，缝线材料的选择、放置与移除应依据观察结果来决策，并且应制订旨在保护手术部位免受口腔卫生手术创伤、菌斑定植及感染的术后护理方案。

综上所述，受损组织的再生不仅取决于所需细胞类型的可获得性，还取决于是否存在募集和刺激这些细胞所需的线索与信号。ECM能够调节细胞对这些信号的反应模式。负责牙周组织再生的干细胞位于牙周膜之内[5]，人们对于牙周组织的先天再生潜能已进行了广泛而深入的研究，并清晰地认识到组织再生与伤口的处理方式息息相关。当前的研究重心在于明确有利于牙周组织迁移与增殖的生物因素，并利用这些因素来优化伤口的微环境，从而为牙周组织的顺利愈合与再生创造有利条件。

七、骨组织的愈合过程

（一）骨再生的激活机制

无论是何种类型的骨损伤（如骨折、骨缺损、植入种植体或阻断血运），均可通过释放及局部生成生长因子和特定的信号分子来激活局部的骨再生过程。骨组织本身就是生长因子最为丰富的来源之一。

（二）骨缺损的修复研究

骨缺损的修复为研究骨再生提供了一个极为理想的模型。正因如此，骨缺损的愈合过程被广泛应用于众多探讨骨再生影响因素的外科手术和药理学研究的经典实验中。关于骨缺损的生理性骨化及生长的基本愈合机制，我们将在接下来的内容中进行深入探讨。

1. 皮质骨小缺损的修复过程

Johner[6]曾在兔胫骨上钻制直径为0.1～1.0mm的小孔，以进行骨愈合的实验研究。数天后，孔内便发生了骨形成现象，且并未出现进行性破骨细胞性骨吸收。新生成的骨轮廓，与原始骨孔的形状完全吻合。直径处于骨单位（约0.2mm）范围内的骨孔，会被同心圆状的板层骨所填充。而对于直径较大的骨孔，则会先形成编织骨支架，随后，板层骨会在新生成的骨小梁间的间隙中沉积，这些间隙的直径通常在150～200μm。在骨的生长过程中，板层骨的基质沉积速度每天仅几个微米，而编织骨则能迅速桥接较大的骨缺损。4周后，无论是较小的还是较大的缺损，均被皮质骨所替代。然而，编织骨在迅速桥接骨缺损时存在一个临界值，对于兔的皮质骨而言，这个临界值约为1mm的钻孔直径。换言之，成骨的跳跃距离有限，骨无法在一次跳跃中跨越宽度大于1mm的间隙。皮质骨的缺损修复过程可分为两个阶段，这与生长发育过程中皮质骨的形成极为相似：首先，骨组织开始填充骨缺损；然后，通过哈弗系统的骨改建，实现骨结合。

2. 松质骨小缺损的愈合机制

松质骨小缺损的愈合方式与皮质骨小缺损的愈合方式相似。愈合过程同样分为两个阶段。在第1阶段，编织骨穿越骨缺损，进入骨小梁间隙。随后，这种原始的支架会被海绵状结构中纤维平行排列的原始骨组织，以同心圆状充填的方式加强，从而提高缺损区的密度。在第2阶段，骨改建对骨小梁结构进行进一步的修复和完善。

八、影响牙周再生和骨再生的因素

（一）生物因素是牙周组织和骨组织再生的基础

牙周再生的核心理念植根于生物学原理之中，而牙周手术后新附着体的特性，则取决于重新占据牙根表面的细胞类型。Karring、Nyman等[7-8]的开创性研究已经证实，源自牙周膜的细胞具备再生牙周附着体的能力，相比之下，牙槽骨与牙龈结缔组织则不具备这一特性。这些研究结果表明，若能给予牙周膜细胞优先地位，牙周再生的过程或许能够持续进行。同时，从这些研究中我们还可以观察到，组织屏障（也称为GTR技术）在封锁源自牙龈的细胞方面发挥着至关重要的作用，这对于实现牙周再生至关重要。

尽管Karring、Nyman等[7-8]在牙周再生的基础领域开创了先河，并阐明了相关的生物学概念，但对牙周损伤中伤口愈合动力学及其他方面的深入研究却揭示出，其他因素同样在发挥着重要作用。例如，Linghorne和O'Connell[9-12]的早期观察就指出，伤口缺乏机械稳定性是导致长结合上皮形成的主要因素之一。而Hiatt等[2]则进一步证明了牙根表面黏附的纤维蛋白凝块在预防牙龈上皮根尖迁移中的基础性作用。此外，Polson和Proye[13-15]利用灵长类模型，强调了纤维蛋白凝块的无阻碍吸收、黏附与成熟在牙周伤口愈合过程中的重要性。

综上所述，这些研究似乎都在支持一个观点，即纤维蛋白凝块的无阻碍吸收、黏附与成熟对于结缔组织附着体的形成至关重要。在临界牙周缺损模型中，若缺乏辅助措施，重建手术后往往无法实现自发再生。然而，该模型却允许在植入的生物制剂或生物材料的诱导或支持下，实现临床相关的牙周再生，而非在手术对照组中形成再生。最初，该模型被用于评估纤维蛋白凝块对牙根表面的吸收、黏附与成熟的意义。

在第一项相关研究中，研究者们将肝素涂于牙根表面，以潜在地干扰纤维蛋白凝块的形成、吸收与黏附[16]。研究表明，被肝素包被的根表面呈现出了上皮附着（即长结合上皮）的形成，而在生理盐水条件下的对照部位，上皮则被阻滞在或立即停留在釉牙骨质界处的顶端。这一结果表明，肝素包被可能损害了局部纤维蛋白凝块的形成、吸收与黏附，这既可能是通过损害凝血级联反应，也可能是通过其他非特异性的表面作用，抑或是这些作用的综合结果。这种单一的实验操作显然阻止了纤维蛋白凝块成熟为结缔组织附着物，却导致了上皮沿着根表面的迁移与增殖。这可能是由于受损的纤维蛋白凝块暴露于牙龈边缘的伤口破裂力，从而引发了这一变化。

相反，当聚乳酸植入物或膨胀聚四氟乙烯（ePTFE）膜被用于支持肝素包被缺损的龈瓣时，牙齿-龈瓣界面则通过结缔组织的形成而愈合，而非形成上皮附着[17]。在用聚乳酸植入物或ePTFE膜稳定的伤口部位，上皮被冠状地阻滞在离植入物或膜一定距离的地方。这一现象本身表明，伤口的稳定性，而非组织阻塞，在愈合结果中起着决定性的作用。聚乳酸植入物和ePTFE膜具有稳定伤口、保护伤口的作用，它们能够将受损的、脆弱的纤维蛋白凝块从作用于牙龈边缘的伤口撕裂力中排出。

这些研究表明，提供足够的伤口稳定性对于牙周伤口愈合至关重要，它可能导致结缔组织附着体的形成，而不是上皮附着体（即长结合上皮）的形成。后者应被视为伤口愈合失败的结果。从这个角度来看，通过应用蚀刻和螯合剂对牙根表面进行修饰，可能会增强纤维蛋白凝块的黏附，并促进结缔组织附着。相反，若用蛋白质结构体来调整根表面，则可能会损害纤维蛋白凝块的黏附，从而影响牙周再生的进程。

总之，有确凿的证据表明，伤口稳定性对于在失去牙周附着物的牙根表面建立新的结缔组织附着物至关重要。同时，来自牙周膜的组织资源是牙周再生的唯一来源，它们提供了能够分化成成牙骨质细胞、成纤维细胞和成骨细胞的细胞。若缺乏伤口稳定性，成熟的纤维蛋白凝块将从牙根表面脱落，这将不可避免地损害牙周伤口的愈合过程，并最终危及再生过程的成功。

如前文所述，骨组织具有非凡的再生潜能，并能够出色地恢复其原有的结构和机械特性。然而，在某些条件下，这些能力可能会受到限制，甚至丧失。影响乃至阻止骨修复的因素包括血供障碍、机械不稳定性、缺损过大，以及高增殖能力竞争性组织的激活等。但值得庆幸的是，以下方案的单独或联合应用可以促进和支持骨的形成：生长因子的骨诱导、移植的自体骨或骨代用品的骨引导、干细胞或骨原细胞的迁移与分化为成骨细胞、牵张成骨，以及应用屏障膜的GBR技术等。

其中，骨诱导的实现需要3个关键要素：可溶性骨诱导信号、对信号做出反应的细胞，以及运载和释放细胞和/或分子因子的支持性基质与框架。目前，研究者们正在通过实验研究来明确生长因子在增强骨修复方面的潜在作用。这些生长因子包括FGF、血小板生长因子、VEGF、IGF等。它们在骨修复过程中发挥着独特的作用，共同促进骨组织的再生与修复。通过深入研究和理解这些生长因子的作用机制，我们有望为牙周组织和骨组织的再生提供更加有效与可靠的治疗策略。

（二）影响牙周再生和骨再生的临床与生物学变量

Kornman和Robertson[18]对可能影响牙周骨缺损成功治疗的因素进行了分类。他们的分类包括：细菌污染、天生的伤口愈合潜力、局部特点以及手术/技术。

参考文献

[1] Wikesjö UM, Crigger M, Nilvéus R, et al. Early healing events at the dentin-connective tissue interface. Light and transmission electron microscopy observations[J]. J Periodontol, 1991, 62(1):5–14.

[2] Hiatt WH, Stallard RE, Butler ED, et al. Repair following mucoperiosteal flap surgery with full gingival retention[J]. J Periodontol, 1968, 39(1):11–16.

[3] Leknes KN, Selvig KA, Bøe OE, et al. Tissue reactions to sutures in the presence and absence of anti-infective therapy[J]. J Clin Periodontol, 2005, 32(2):130–138.

[4] Selvig KA, Biagiotti GR, Leknes KN, et al. Oral tissue reactions to suture materials[J]. Int J Periodontics Restorative Dent, 1998, 18(5):474–487.

[5] Grzesik WJ, Narayanan AS. Cementum and periodontal wound healing and regeneration[J]. Crit Rev Oral Biol Med, 2002, 13(6):474–484.

[6] Johner R. Dependence of bone healing on defect size[J]. Helv Chir Acta, 1972, 39(1):409–411.

[7] Karring T, Nyman S, Gottlow J, et al. Development of the biological concept of guided tissue regeneration--animal and human studies[J]. Periodontol 2000, 1993, 1(1):26–35.

[8] Warrer K, Karring T, Nyman S, et al. Guided tissue regeneration using biodegradable membranes of polylactic acid or polyurethane[J]. J Clin Periodontol, 1992, 19(9 Pt 1):633–640.

[9] Linghorne WJ, O'Connell DC. Studies in the regeneration and reattachment of supporting structures of the teeth; soft tissue reattachment[J]. J Dent Res, 1950, 29(4):419–428.

[10] Linghorne WJ, O'Connell DC. Studies in the regeneration and reattachment of supporting structures of the teeth. II. Regeneration of alveolar process[J]. J Dent Res, 1951, 30(5):604–614.

[11] Linghorne WJ, O'Connell DC. Studies in the reattachment and regeneration of the supporting structures of the teeth. III. Regeneration in epithelized pockets[J]. J Dent Res, 1955, 34(2):164–177.

[12] Linghorne WJ. Studies in the reattachment and regeneration of the supporting structures of the teeth. IV. Regeneration in epithelized pockets following the organization of a blood clot[J]. J Dent Res, 1957, 36(1):4–12.

[13] Proye MP, Polson AM. Effect of root surface alterations on periodontal healing. I. Surgical denudation[J]. J Clin Periodontol, 1982, 9(6):428–440.

[14] Polson AM, Proye MP. Effect of root surface alterations on periodontal healing. II. Citric acid treatment of the denuded root[J]. J Clin Periodontol, 1982, 9(6):441–454.

[15] Polson AM, Proye MP. Fibrin linkage: a precursor for new attachment[J]. J Periodontol, 1983, 54(3):141–147.

[16] Wikesjö UM, Claffey N, Egelberg J. Periodontal repair in dogs. Effect of heparin treatment of the root surface[J]. J Clin Periodontol, 1991, 18(1):60–64.

[17] Haney JM, Nilvéus RE, McMillan PJ, et al. Periodontal repair in dogs: Expanded polytetrafluoroethylene barrier membranes support wound stabilization and enhance bone regeneration[J]. J Periodontol, 1993, 64(9):883–890.

[18] Kornman KS, Robertson PB. Fundamental principles affecting the outcomes of therapy for osseous lesions[J]. Periodontol 2000, 2000, 22:22–43.

第3节 血小板浓缩物的发展及其预期的生物效应探究

血小板浓缩物（platelet concentrates，PC），作为通过精密离心技术从血液中精心提取的血小板富集液，已在众多临床学科中展现出其广泛的应用价值。从骨科、运动医学科、口腔颌面外科，到整形美容科、皮肤科、创面修复专科、妇产科、中医科等，血小板浓缩物均以其独特的疗效赢得了医学界的广泛认可。此外，在细胞学、组织学、实验动物学、微生物学、组织工程学等基础医学领域，血小板浓缩物也展现出其单独应用或与其他技术联合使用的巨大潜力。

大量的基础研究与临床实践表明，血小板浓缩物在促进多种组织修复方面发挥着举足轻重的作用[1-3]。无论是骨、软骨、肌肉、肌腱、韧带，还是脂肪、血管、神经纤维、黏膜、皮肤等组织，血小板浓缩物都能显著加速其修复进程，并对器官的整体修复和再生具有积极影响。这一神奇的功效，主要得益于血小板中蕴含的多种高浓度生长因子。

PDGF、TGF-β、IGF、VEGF、EGF及碱性成纤维细胞生长因子（basic fibroblast growth factor，bFGF）等，都是临床上备受关注的生长因子。然而，血小板浓缩物中究竟含有多少种生长因子，至今仍是一个尚未完全解开的谜团。但可以确定的是，其中至少包含了几十种生长因子，它们共同构成了血小板浓缩物促进组织修复的强大力量。

当这些高浓度的生长因子从血小板浓缩液中释放到受损组织局部时，它们能够迅速激活修复细胞的增殖、分化与迁移机制，加速ECM的合成过程，促进局部血管的再生，并构建有效的微循环系统。这一系列复杂的生物学过程，共同推动了受损组织的快速修复与再生。

随着对血小板浓缩物基础研究的不断深入以及临床应用的日益广泛，市场上逐渐涌现出多种不同性状的血小板浓缩物。这些制品在名称、简称以及分类体系上存在着较大的差异，一方面推动了血小板浓缩物技术的不断发展与创新，另一方面也给医务人员在临床应用中带来了不小的困惑。

作为一种生物制品，血小板浓缩物在质量控制与评估上的共识缺乏，无疑会对其基础研究客观评价体系的建立以及临床结果的认同造成阻碍。因此，对血小板浓缩物进行科学命名和分类显得尤为重要。这不仅有助于比较具有相同特征的血小板浓缩物的临床结果，还能使其在未来的应用中真正获得广泛认可，并成为再生医学领域不可或缺的重要工具。

综上所述，血小板浓缩物的发展及其预期生物效应研究，对于推动医学科技进步、提高临床治疗效果具有重要意义。

一、血小板浓缩物的发展

血小板浓缩物的起源可追溯至输血医学的早期概念，其中，“富血小板血浆（platelet-rich plasma，PRP）”作为该领域的经典术语，不仅沿用至今，更成为了血小板浓缩物研究中使用频率最高的表述。在20世纪80年代之前，针对PRP的研究主要聚焦于血液病、凝血系统等血液学范畴，而血小板的功能也一度被认为仅限于在血液系统内发挥凝血作用[4-5]。然而，随着血小板分泌生长因子的发现，这一传统观念被彻底颠覆。

血小板中生长因子的发现，为PRP与组织修复研究开辟了新的道路。1978年，Witte等[6]首次将这种从血小板中释放并具有促进细胞增殖能力的生长因子命名为PDGF（platelet-derived growth factor，血小板衍生生长因子），并指出这些生长因子并非储存在血小板的致密颗粒中，而是可能位于血小板α-颗粒内。此后20年间，科研人员相继发现了血小板中的多种生长因子，如1983年发现的TGF-β（transforming growth factor-β，转化生长因子-β）[7]、1989年发现的IGF-1（insulin-like growth factor-1，胰岛素样生长因子-1）[8]、1993年发现的bFGF（basic fibroblast growth factor，碱性成纤维细胞生长因子）[9]以及1998年发现的VEGF（vascular endothelial growth factor，血管内皮生长因子）[10]等。这些发现极大地推动了血小板与生长因子领域的研究热潮。

PRP在临床上的首次应用报道，源于两位口腔颌面外科医生——Whitman（1997年）和Marx（1998年）。Whitman等[11]提出，将PRP激活后形成血小板胶（platelet gel，PG），再与自体骨或异体骨结合，应用于口腔颌面外科手术中，可获得显著的临床效果。PG的制备与手术同步进行，不仅不增加手术时间，而且制备过程简单，无不良反应。此外，PG还能在局部黏合移植骨颗粒，有效防止碎骨颗粒的移位和流失。

Marx等[12]对88名下颌骨缺损超过5cm的患者进行了随机对照试验。试验组采用骨移植复合PRP，对照组则单纯进行骨移植。术后第2个月、4个月、6个月的X线片结果显示，对照组的骨成熟指数分别为0.92、0.88和1.06，而试验组的骨成熟指数则高达2.16、1.88和1.62，两组之间存在显著差异（P=0.001）。术后6个月的组织形态学检测也进一步证实了PRP的促骨再生作用，试验组的平均成骨面积为74.4% ± 11%，而对照组仅为55.1% ± 8%（P=0.005）。这些试验结果充分表明，PRP能够显著促进骨再生，缩短骨修复过程。

尽管当时关于血小板浓缩物临床应用的报道仍相对较少，但其显著且确定的促进骨与软组织修复效果已经引起了广大医务人员的广泛关注。与此同时，专门用于制备PRP的商品化设备也逐渐增多，如Harvest公司的PReP系统、Friadent-Schuze公司的PRP kit以及Curasan公司的Curasan PRP kit等。这些商品化设备的出现，不仅简化了PRP的制备流程，提高了PRP临床应用的可控性，降低了风险系数，还极大地推动了PRP在临床上的广泛应用。

自2000年左右开始，PRP在临床应用的范围逐渐扩大，涵盖了多个医学领域。在骨科领域，PRP被用于修复骨、软骨、肌腱、韧带、神经等组织损伤[13]；在口腔颌面外科领域，PRP则用于骨与软组织的缺损修复、即刻种植、牙髓再生、上颌窦底提升术等[14]；在美容领域，PRP的应用更是多种多样，包括面部除皱、激素依赖性皮炎、黄褐斑、面部容量缺失填充及轮廓重塑、口唇年轻化、丰胸、痤疮及瘢痕治疗、脱发治疗、妊娠纹修复、手部老化改善以及瘢痕防治等[15]。

此外，PRP还被应用于多种难治性疾病的治疗中，如薄型子宫内膜不孕症、性功能障碍、空鼻综合征（empty nose syndrome，ENS）、脑瘫、角膜损伤、慢性角膜炎，以及慢性结膜炎等[16-19]。这些应用不仅拓宽了PRP的临床应用范围，也进一步验证了其在促进组织修复和再生方面的卓越效果。

然而，随着对PRP研究的深入，一些学者开始对PRP这一名称提出异议。他们认为，现有PRP最核心的成分是生长因子而非血小板本身，因此提出了“PRGF（plasma rich in growth factors，富生长因子血浆）”等概念来更准确地描述这类物质[20]。此外，根据PRP的制备方法和应用特点，学者们还将其进一步细分为激活PRP和非激活PRP、PRP凝胶与液态PRP，以及高浓度白细胞PRP与低浓度白细胞PRP等类型[21]。

针对传统PRP制备过程中需要加入抗凝剂和/或凝血酶的问题，Dohan等[22]在2006年提出了一种新的制备方法——富血小板纤维蛋白（platelet-rich fibrin，PRF）。这种制备方法无需添加任何外来物质，只需一次离心即可获得PRF。他们将PRF称为第2代血小板浓缩物（相对于PRP作为第1代血小板浓缩物而言），并发表了系列研究文章来阐述其特点和优势[23-26]。随后，他们根据PRP与PRF的不同特点，将所有血小板浓缩物分为四大类：纯富血小板血浆（pure platelet-rich plasma，P-PRP）、富白细胞富血小板血浆（leukocyte-and platelet-rich plasma，L-PRP）、纯富血小板纤维蛋白（pure platelet-rich fibrin，P-PRF）和富白细胞富血小板纤维蛋白（leukocyte and platelet-rich fibrin，L-PRF）。

这些分类和命名不仅有助于科研人员更清晰地理解血小板浓缩物的种类和特点，也为临床医生在选择和使用血小板浓缩物时提供了更加科学的依据。未来，随着对血小板浓缩物研究的不断深入和临床应用的不断拓展，我们有理由相信，血小板浓缩物将在促进组织修复和再生方面发挥更加重要的作用。

自PRF的概念提出以来，它便在口腔颌面外科领域获得了广泛的接纳与应用。这一优势的原因，在于PRF相较于PRP展现出更为卓越的三维力学结构以及更持久的生长因子释放时间，而这两大优势恰好在口腔颌面外科的治疗中扮演着举足轻重的角色。

近年来，学术界对于PRF的探索并未止步，有学者通过对PRF制备工艺的改良，创新性地提出了改良型富血小板纤维蛋白（advanced PRF，A-PRF）以及注射型富血小板纤维蛋白（injectable PRF，I-PRF）等新型血小板浓缩物，进一步丰富了PRF的应用范畴[27]。

与此同时，“浓缩生长因子（concentrated growth factors，CGF）”这一术语也逐渐崭露头角，自2006年由Sacoo提出以来，其影响力日益扩大[28]。CGF是通过特制的不间断变速离心机，在自动加速与减速的离心过程中精心提取而成。依据所使用的离心管类型的不同，CGF可呈现出液态、凝胶态以及松散凝胶态等多种形态，以满足不同临床需求。

近年来，部分权威文献指出，CGF在生长因子浓度方面相较于PRP和PRF具有显著优势，且富含高浓度的CD34细胞，展现出更为出色的生物学效应，因此被誉为第3代血小板浓缩物[29]。

综上所述，PRP、PRF以及CGF均作为血小板浓缩物发展历程中的重要里程碑，各自具备独特的优势与价值。只要这些技术能够满足科学、简易、安全、有效的核心要求，临床医生便可根据实际需求灵活选用，以推动研究与治疗工作的深入开展。

二、血小板浓缩物的生物学效应探究

整体而言，血小板浓缩物的核心优势在于其能够将大量生长因子（GFs）输送至目标区域，进而有效促进血管新生与伤口愈合进程。作为最为成熟的技术手段，PRP在软组织与硬组织修复领域均展现出了卓越的应用价值。在治疗的早期阶段，相较于PRF与CGF，PRP能够更为迅速地引导GFs抵达目标修复区域。尤其当PRP与自体骨移植物相结合时，可显著促进致密且成熟的骨组织生成。然而，值得注意的是，PRP技术在传播传染病及引发凝血障碍方面的潜在风险，构成了其应用的关键制约因素，需在临床实践中予以全面考量。

与PRP有所不同，PRF与CGF仅需对自体血液进行离心处理，因此，它们具有出色的免疫相容性。具体而言，PRF在软组织修复领域应用广泛，包括但不限于牙龈退缩的覆盖、根管缺陷的修复，以及牙周袋的愈合。而CGF则更多地应用于口腔外科手术中，尤其是在硬组织再生方面发挥着不可替代的作用。

（一）血小板浓缩物的作用机制概览

血小板浓缩物之所以能够在生物学效应上表现出色，主要得益于其充分利用了血小板内部α-颗粒所释放的丰富生长因子。当双向血小板在凝血酶的激活作用下，会迅速启动一系列生长因子及其他生物活性物质的释放过程，进而激发细胞的增殖与分化，增强胶原的合成能力，并促进成骨分化与矿化进程。尤为值得一提的是，在凝血机制启动后的短短几分钟内，这些生长因子便能实现迅速释放，且在首个小时内，高达90%的生长因子已完成释放。尽管经历了这次强烈的生长因子释放，但在血小板长达7天的生命周期中，其仍能持续释放更多的生长因子。然而，各类生长因子的释放高峰期并不一致。研究表明，VEGF的水平在第8天达到峰值；而TNF-α则在首日便达到最高水平，但随后在接下来的8天内持续降低。BMP-2的水平同样在第8天达到最高，而IGF-1的释放峰值则出现在第6天[30-31]。

深入探究其背后的机制，我们发现血小板浓缩物影响细胞增殖、分化与迁移的过程涉及多条信号传导通路。已有充分证据表明，血小板浓缩物能够激活PI3K/AKT信号通路，这是一条众所周知的调控细胞增殖与迁移的关键途径[32]。此外，研究还发现，血小板浓缩物能够刺激AKT/Wnt β-catenin和YAP信号通路，这些通路同样与细胞的增殖、迁移和分化密切相关[33]。

（二）对细胞增殖、分化和迁移的深远影响

研究发现，血小板浓缩物通过显著提升碱性磷酸酶（alkaline phosphatase，ALP）、牙本质唾液酸磷蛋白（dentin sialophosphoprotein，DSPP）以及牙本质基质蛋白-1（dentin matrix protein-1，DMP-1）的基因表达水平，从而显著推动了根尖牙乳头干细胞（stem cells from the apical papilla，SCAPs）与人牙髓干细胞（human dental pulp stem cells，hDPSCs）的增殖、迁移与分化[34]。这一发现无疑为牙髓的再生治疗开辟了广阔的临床应用前景。

同时，血小板浓缩物对施万细胞（Schwann cell，SC）的再生也产生了积极影响，进一步促进了神经生长因子（nerve growth factor，NGF）与胶质细胞源性神经营养因子（glial cell line-derived neurotrophic factor，GDNF）的分泌，为神经的再生及功能恢复提供了潜在的临床干预途径。此外，关于血小板浓缩物对骨再生的益处也得到了充分证

实。实验表明，血小板浓缩物能够显著增强成骨细胞的活性，从而在体内环境中促进骨的再生[35]。还有研究显示，当血小板浓缩物与矿化胶原材料相结合时，能够显著增强大鼠颅骨缺损模型中的成骨分化并加速骨再生进程[36]。

值得一提的是，血小板浓缩物在促进细胞迁移方面也发挥了不可小觑的作用，这对于组织的再生与伤口愈合至关重要。对于PRF与CGF而言，纤维蛋白原在活化过程中转变为纤维蛋白，纤维蛋白在组织再生中起到了细胞迁移支架的关键作用。体外实验结果显示，血小板浓缩物对多种细胞类型，如SCAPs、SC、hDPSCs，以及人角质细胞（human keratinocytes，如HaCaT）等，均具有显著的促进迁移效应[37-39]。这种细胞迁移的增强与多种细胞增殖和分化相关的基因上调密切相关，如ALP、DSPP、DMP-1以及与成骨相关的基因等。

（三）调控炎症与免疫反应的新视角

近年来，血小板浓缩物在调节炎症反应方面的作用逐渐受到学术界与临床界的广泛关注。例如，有研究发现，在脂多糖的刺激下，血小板浓缩物能够显著降低hDPSC中IL-8的mRNA表达水平[40]。另一项研究则指出，血小板浓缩物对人表皮细胞中的某些炎症相关细胞因子，如IL-6和TNF-α的mRNA表达也具有一定的抑制作用，虽然这种抑制作用相对微弱[41]。尽管这些发现为我们提供了关于血小板浓缩物在炎症调控方面的宝贵信息，但其确切的作用机制仍有待进一步深入探究。

（四）血管再生的强大效应

血小板浓缩物的促血管再生效应是其发挥生物学效应的重要一环。血小板浓缩物中富含的多种生长因子，如VEGF、TGF-β1以及基质金属蛋白酶-2（matrix metalloproteinase-2，MMP-2）和MMP-9，在促进血管新生中发挥了至关重要的作用。这些生长因子不仅能够支持内皮细胞的迁移与增殖，还能加速新的管状结构的形成，从而有效促进血管的再生与修复。这一过程对于组织的再生与功能恢复具有极其重要的意义，也为血小板浓缩物在临床应用中的进一步拓展提供了坚实的理论基础与实践依据。

这是组织再生的至关重要的步骤。除了这些生长因子，血小板浓缩物中的CD34+细胞同样发挥着举足轻重的作用。这些细胞具备内皮祖细胞的特性，直接参与新生血管的生成过程。因其促进血管再生的显著成效，血小板浓缩物已成为组织修复与再生的强大助力。

参考文献

[1] Ren S, Wang H, Ma S, et al. New strategy of personalized tissue regeneration: when autologous platelet concentrates encounter biomaterials[J]. Front Bioeng Biotechnol, 2023, 11:1297357.

[2] Mijiritsky E, Assaf HD, Kolerman R, et al Autologous platelet concentrates (APCs) for hard tissue regeneration in oral implantology, sinus floor elevation, peri-implantitis, socket preservation, and medication-related osteonecrosis of the jaw (MRONJ): A literature review[J]. Biology, 2022, 11(9):1254.

[3] Ding ZY, Tan Y, Peng Q, et al. Novel applications of platelet concentrates in tissue regeneration (Review)[J]. Exp Ther Med, 2021, 21(3):226.

[4] Born GV. Changes in the distribution of phosphorus in platelet-rich plasma during clotting[J]. Biochem J, 1958, 68(4):695-704.

[5] Born GV. Evidence for the formation of a labile phospho-lipoprotein during the clotting of platelet-rich plasma[J]. Nature, 1957, 180(4585):546-547.

[6] Witte LD, Kaplan KL, Nossel HL, et al. Studies of the release from human platelets of the growth factor for cultured human arterial smooth muscle cells[J]. Circ Res, 1978, 42(3):402-409.

[7] Frolik CA, Dart LL, Meyers CA, et al. Purification and initial characterization of a type beta transforming growth factor from human placenta[J]. Proc Natl Acad Sci USA, 1983, 80(12):3676-3780.

[8] Doi T, Striker LJ, Elliot SJ, et al. Insulinlike growth factor-1 is a progression factor for human mesangial cells[J]. Am J Pathol, 1989, 134(2):395-404.

[9] Mayahara H, Ito T, Nagai H, et al. In vivo stimulation of endosteal bone formation by basic fibroblast growth factor in rats[J]. Growth Factors, 1993, 9(1):73-80.

[10] Amano S, Rohan R, Kuroki M, et al. Requirement for vascular endothelial growth factor in wound-and inflammation-related corneal neovascularization[J]. Invest Ophthalmol Vis Sci, 1998, 39(1):18-22.

[11] Whitman DH, Berry RL, Green DM. Platelet gel: An autologous alternative to fibrin glue with applications in oral and maxillofacial surgery[J]. J Oral Maxillofac Surg, 1997, 55(11):1294-1299.

[12] Marx RE, Carlson ER, Eichstaedt RM, et al. Platelet-rich plasma: Growth factor enhancement for bone grafts[J]. Oral Surg Oral Med Oral Pathol Oral Radiol Endod, 1998, 85(6):638-646.

[13] Khandan-Nasab N, Torkamanzadeh B, Abbasi B, et al. Application of platelet-rich plasma-based scaffolds in soft and hard tissue regeneration[J]. Tissue Eng Part B Rev, 2025:online ahead of print.

[14] Giannelli A, Forte M, D'Albis G, et al. Utilization of platelet-rich plasma in oral surgery: A systematic review of the literature[J]. J Clin Med, 2025, 14(8):2844.

[15] Asubiaro J, Avajah F. Platelet-rich plasma in aesthetic dermatology: Current evidence and future directions[J]. Cureus, 2024, 16(8):e66734.

[16] Lee DW, Kim JY, Kwon JH. Platelet-rich plasma injection for empty nose syndrome: A case report[J]. Am J Otolaryngol, 2023, 44(2):103750.

[17] Dachille G, Panunzio A, Bizzotto L, et al. Platelet-rich plasma intra-plaque injections rapidly reduce penile curvature and improve sexual function in Peyronie's disease patients: Results from a prospective large-cohort study[J]. World J Urol, 2025, 43(1):306.

[18] Moustakli E, Potiris A, Zikopoulos A, et al. Platelet-rich plasma (PRP) in reproductive medicine: A critical review of PRP therapy in low-reserve and premature ovarian insufficiency[J]. Biomedicines, 2025, 13(5):1257.

[19] Soifer M, Tovar A, Wang M, et al. A multicenter report of the use of plasma rich in growth factors (PRGF) for the treatment of patients with ocular surface diseases in North America[J]. Ocul Surf, 2022, 25:40-48.

[20] Dohan Ehrenfest DM, Bielecki T, Del Corso M, et al. Shedding light in the controversial terminology for platelet-rich products: platelet-rich plasma (PRP), platelet-rich fibrin (PRF), platelet-leukocyte gel (PLG), preparation rich in growth factors (PRGF), classification and commercialism[J]. J Biomed Mater Res A, 2010, 95(4):1280-1282.

[21] Dohan Ehrenfest DM, Rasmusson L, Albrektsson T. Classification of platelet concentrates: From pure platelet-rich plasma (P-PRP) to leucocyte-and platelet-rich fibrin (L-PRF) [J]. Trends Biotechnolm, 2009, 27(3):158-167.

[22] Dohan DM, Choukroun J, Diss A, et al. Platelet-rich fibrin (PRF): A second-generation platelet concentrate. Part I: Technological concepts and evolution[J]. Oral Surg Oral Med Oral Pathol Oral Radiol Endod, 2006, 101(3):e37-e44.

[23] Dohan DM, Choukroun J, Diss A, et al. Platelet-rich fibrin (PRF): A second-generation platelet concentrate. Part II: Platelet-related biologic features[J]. Oral Surg Oral Med Oral Pathol Oral Radiol Endod, 2006, 101(3):e45-e50.

[24] Dohan DM, Choukroun J, Diss A, et al. Platelet-rich fibrin (PRF): A second-generation platelet concentrate. Part III: Leucocyte activation: a new feature for platelet concentrates?[J]. Oral Surg Oral Med Oral Pathol Oral Radiol Endod, 2006, 101(3):e51-e55.

[25] Choukroun J, Diss A, Simonpieri A, et al. Platelet-rich fibrin (PRF): A second-generation platelet concentrate. Part IV: Clinical effects on tissue healing[J]. Oral Surg Oral Med Oral Pathol Oral Radiol Endod, 2006, 101(3):e56-e60.

[26] Choukroun J, Diss A, Simonpieri A, et al. Platelet-rich fibrin (PRF): A second-generation platelet concentrate. Part V: Histologic evaluations of PRF effects on bone allograft maturation in sinus lift[J]. Oral Surg Oral Med Oral Pathol Oral Radiol Endod, 2006, 101(3):299-303.

[27] Miron RJ, Fujioka-Kobayashi M, Hernandez M, et al. Injectable platelet rich fibrin (i-PRF): Opportunities in regenerative dentistry?[J]. Clin Oral Investig, 2017, 21(8):2619-2627.

[28] Rodella LF, Favero G, Boninsegna R, et al. Growth factors, CD34 positive cells, and fibrin network analysis in concentrated growth factors fraction[J]. Microsc Res Tech, 2011, 74(8):772-777.

[29] Qiao J, An N, Ouyang X. Quantification of growth factors in different platelet concentrates[J]. Platelets, 2017, 28(8):774-778.

[30] Iao S, Ouyang X, Qiao J, et al. Growth factors release in concentrated growth factor and advanced platelet-rich fibrin sticky bone[J]. Oral Dis, 2025:Online ahead of print.

[31] Waldmann M, Bohner M, Baghnavi A, et al. Release kinetics of growth factors loaded into beta-TCP ceramics in an in vitro model[J]. Front Bioeng Biotechnol, 2024, 12:1441547.

[32] Zhang Q, Qin D, Liu C, et al. Injectable hydrogel loaded with plasma rich platelets repairing endometrial injury and remodeling reproductive function by regulating PI3K/AKT pathway[J]. Small, 2025, 21(20):e2412177.

[33] Zhang J, Xu W, Xiao Y, et al. Accurate delivery of mesenchymal stem cell spheroids with platelet-rich fibrin shield: enhancing survival and repair functions of Sp-MSCs in diabetic wound healing[J]. Adv Sci, 2025:online ahead of print.

[34] Le SH, Nguyen SH. The in vitro efficacy of advanced platelet-rich fibrin plus versus injectable platelet-rich fibrin on the proliferation, migration, and differentiation of stem cells from apical papilla[J]. J Dent Sci, 2024, 19(4):2203-2209.

[35] Ruggiu A, Ulivi V, Sanguineti F, et al. The effect of Platelet Lysate on osteoblast proliferation associated with a transient increase of the inflammatory response in bone regeneration[J]. Biomaterials, 2013, 34(37):9318–9330.

[36] Yu M, Luo D, Qiao J, et al. A hierarchical bilayer architecture for complex tissue regeneration[J]. Bioact Mater, 2021, 10:93–106.

[37] Anaya-Sampayo LM, García-Robayo DA, Roa NS, et al. Platelet-rich fibrin (PRF) modified nano-hydroxyapatite/chitosan/gelatin/alginate scaffolds increase adhesion and viability of human dental pulp stem cells (DPSC) and osteoblasts derived from DPSC[J]. Int J Biol Macromol, 2024, 273(Pt 1):133064.

[38] Wang ZQ, Lai QW, Gao X, et al. Platelet-rich plasma extract derived from animals shows potential in promoting wound healing and suppressing inflammatory response in skin cells[J]. Cells, 2025, 14(7):526.

[39] Al-Masoody AH, Asadi N, Mohammadpour H, et al. Effects of combining hyaluronic acid hydrogel with injectable platelet rich fibrin on apical papilla stem cells proliferation and differentiation[J]. BMC Oral Health, 2025, 25(1):913.

[40] Xu F, Qiao L, Zhao Y, et al. The potential application of concentrated growth factor in pulp regeneration: an in vitro and in vivo study[J]. Stem Cell Res Ther, 2019, 10(1):134.

[41] Duan GH, Ren ZQ, Du B, et al. Platelet-rich plasma protects human keratinocytes from UVB-induced apoptosis by attenuating inflammatory responses and endoplasmic reticulum stress[J]. J Cosmet Dermatol, 2023, 22(4):1327–1333.

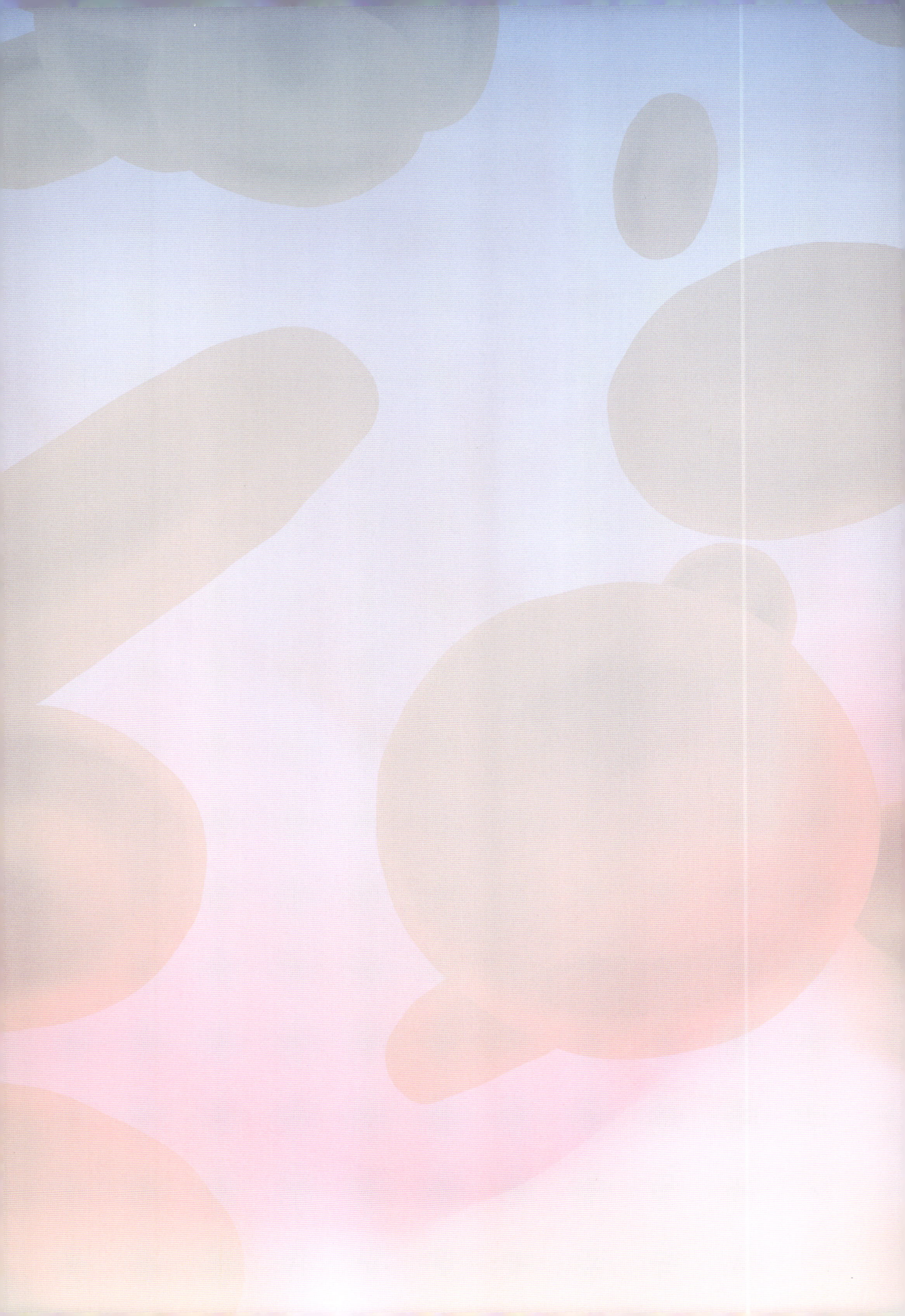

3

TYPES OF PLATELET CONCENTRATES

第3章

血小板浓缩物的种类

第1节

血小板浓缩物的种类

在过去的几十年中，血小板浓缩物得到了广泛的研究。然而，由于缺乏一致的术语、分类和特征描述，不同的血小板浓缩物总是容易被混淆[1]。多年来，学者们提出了多种分类系统，试图定义血小板浓缩物的不同类别。主要的血小板浓缩物分类系统包括Dohan Ehrenfest分类[2]、Mishra分类[3]、PAW分类[4]、PLRA分类[5]、DEPA分类[6]、MARSPILL分类[7]、血小板生理学小组委员会分类[8]，以及Kon等的分类和编码系统[9]。

一、Dohan Ehrenfest分类

这是首个基于白细胞计数和纤维蛋白结构的血小板浓缩物分类系统，于2009年提出。根据这种分类，血小板浓缩物分为4个主要家族：P-PRP、L-PRP、P-PRF和L-PRF。

二、Mishra分类

这是为PRP在运动医学中的应用提出的特定分类。分类是根据活化状态、血小板和白细胞浓度进行的。根据这个分类体系，PRP分为4类：类型1（L-PRP溶液）、类型2（L-PRP凝胶）、类型3（P-PRP溶液）和类型4（P-PRP凝胶）。

三、PAW分类

这种分类仅涵盖PRP家族，有一定局限性。该分类是基于血小板数量、血小板激活方式和白细胞浓度进行的。类似于Mishra分类，血小板浓度是PAW分类中的附加参数。该分类系统的PRP用编码表示，例如“P3-x-Aα”，代表3个参数（和一个子参数）。血小板浓度（血小板数/μL）：≤基线为P1，＞基线～750000为P2，＞750000～1250000为P3，＞1250000为P4；激活方式：x表示外源性激活；白细胞浓度：＞基线为A，≤基线为B；并且存在中性粒细胞（子参数）：＞基线为α，≤基线为β。

四、PLRA分类

这是首个建议将红细胞浓度作为变量纳入的分类系统，因为研究者认为红细胞对血小板浓缩物的活性有潜在的不利影响。在PLRA分类中，血小

板浓缩物根据血小板浓度（血小板数/μL）、白细胞含量（>1%为阳性，<1%为阴性）、中性粒细胞百分比、红细胞含量（>1%为阳性，<1%为阴性）和是否激活（是为阳性，否为阴性）进行分类。这种分类方式重视血小板的绝对计数，而白细胞含量和红细胞含量表示为阳性或阴性。

五、DEPA分类

Magalon等于2016年提出的分类。该分类系统强调了PRP生产效率和获得的PRP纯度的重要性。纯度以血小板、白细胞和红细胞的相对组成表示。在DEPA分类中，PRP是以注射血小板的剂量为基础定义的，以亿为单位：A>5、B 3~5、C 1~3，A 90%、B 70%~90%、C 30%~70%、D<30%；纯度以血小板中的相对组分来衡量：A>90%、B 70%~90%、C 30%~70%、D<30%；最后还要看激活状态。DEPA分别代表血小板注射剂量（dose）、效率（efficiency）、纯度（purity）以及激活状态（activation）。

六、MARSPILL分类

在这个分类系统中，作者增加了4个相关变量：制备方法、离心次数、成像引导和光激活。MARSPILL分类以编码“M（H），A（A-），R（RBC-P），S（Sp2），P（PL[4~6]），I（G+），L（Lc-R），L（A-）”的形式描述血小板浓缩物。除了血小板浓缩物中的成分外，这个分类系统还考虑了与制备和应用过程相关的其他重要参数：制备方法：机器为M，手工制作为H；激活状态：激活为A+，未激活为A-；红细胞数：富红细胞为RBC-R，贫红细胞为RBC-P；离心次数：一次为Sp1，两次为Sp2；血小板浓度：以PL[2~3]、PL[4~6]、PL[6~8]、PL[8~10]表示几倍于基线；成像引导：引导为G+，未引导为G-；白细胞浓度：富白细胞为Lc-R，贫白细胞为Lc-P；光激活：激活为A+，未激活A-。虽然这种分类中的一些参数目前仍用于对血小板浓缩物进行分类，但对此并没有形成共识，因为不能确定这些参数是否真的会影响血小板浓缩物的治疗效果[10]。

七、血小板生理学小组委员会分类

血小板生理学小组委员会是国际血栓与止血协会（International Society on Thrombosis and Haemostasis，ISTH）下属分委会，ISTH是一个致力于促进血栓和止血领域科学研究与临床实践的国际性学术组织。由于自体或同种异体的血小板制剂越来越多地应用于再生领域，但对血小板制剂的制备、含量和特性等定义和控制普遍缺乏一致性，因此，在2018年，血小板生理学小组委员会特别成立了专家工作组，制定了一套血小板制剂的分类标准。该分类系统基于红细胞和白细胞的相对组分、活化方法、血小板浓度和制备方案。根据这一分类，PRP分为PRP、富红细胞富血小板血浆（red cell-and platelet-rich plasma，Red-PRP）、L-PRP、富红细胞富白细胞富血小板血浆（red cell-and leucocyte-and platelet-rich plasma，Red-L-PRP）。此外，PRP还以“Red-L-PRP IB1”的形式表示，其中“IB1”分别对应的是：激活方法（Ⅰ表示未激活，Ⅱ表示激活，Ⅲ表示冻干制剂）、血小板浓度（A表示<900×10^3/μL，B表示

$900\times10^3\sim1700\times10^3/\mu L$，C表示 $>1700\times10^3/\mu L$）和制备技术（1表示重力离心技术，2表示标准细胞分离器，3表示血小板分离术）。除此之外，还提到了使用的总体积和给药频率[8]。

八、Kon等的分类和编码系统

2020年，Kon等提出了PRP分类和编码系统，将血小板浓缩物描述为成对分组的序列（N1N2-N3N4-N5N6）。每对表示一个特定的参数：血小板组分（N1N2）、纯度（N3N4）和激活情况（N5N6）。血小板浓度：N1表示血液，N2表示PRP，这种表达方式可以缩短编码宽度（例如2表示200000～300000、4表示400000～500000），并可以更准确地表示浓度。除此之外，还提到了红细胞浓度（N3）、白细胞浓度（N4）、外部活化（N5）和钙离子添加（N6）的情况。该分类编码系统最重要的优点之一是它的简洁性，该系统并没有尝试在分类系统中加入最多的变量，仅包含了最适合定义血小板浓缩物的6个主要变量。除了新的编码系统外，他们还分别为体外、体内和临床试验提出了“最低报告要求”的大纲。编码系统和最低报告要求的结合将定义基于血小板浓缩物生物治疗的所有变量，以消除不同制备方案所产生的异质性，从而能够将不同的研究进行比较[9]。

血小板浓缩物（PC）指的是血小板浓度高于基线数倍的血液浓缩制品，一般采取离心的方法从血液中分离、浓缩、提取。PC的概念和描述始于血液学领域[11]。20世纪70年代，PC最初被用于治疗和预防因严重血小板减少引起的出血，这种出血常由髓质发育不全、急性白血病或长期手术中的大量失血引起。用于输血的标准血小板浓缩物被命名为富血小板血浆（PRP），通常每单位含有 0.5×10^{11} 个血小板[12]。因此，根据提取方式的不同，血小板浓缩物又经历了3个阶段。

早期，虽然制备方案大相径庭，但绝大部分PC都称作PRP，其中最为经典的是经过二次离心法制备的，再加入血小板激活剂，静置数分钟后就可以得到PRP凝胶，我们称为第1代的血小板浓缩物——PRP。

Choukroun及其同事[13]于2001年首次提出了PRF，并被广泛承认为第2代血小板浓缩物。PRF提供了PRP的所有临床益处，并且自然形成了活性聚合的三维纤维蛋白支架，引导凝块形成，为组织再生提供了支撑的空间结构，其中包含了大量生长因子。与PRP不同的是，制备PRF的过程不需要添加任何添加剂，只需要进行一次全血离心即可制得。由于没有抗凝剂，PRF会自发形成纤维蛋白基质凝胶，将大量生长因子限制在凝块中。

后来Sacco等[14]又在PRF的基础上对离心方案进行了改进，选用了变速离心，用特定程序设定的设备，制备出第3代血小板浓缩物——CGF。

综上所述，血小板浓缩物发展至今已有3代，分别以PRP、PRF和CGF为代表。血小板浓缩物虽然有悠久的研究和应用历史，但其潜力尚未得到完全开发，还有待更多的研究进行探索和发现。

参考文献

[1] Yu M, Wang X, Liu Y, et al. Cytokine release kinetics of concentrated growth factors in different scaffolds[J]. Clin Oral Investig, 2019, 23(4):1663–1671.

[2] Dohan Ehrenfest DM, Andia I, Zumstein MA, et al. Classification of platelet concentrates (platelet–rich plasma, platelet–rich fibrin) for topical and infiltrative use in orthopedic and sports medicine: Current consensus, clinical implications and

perspectives[J]. Muscles Ligaments Tendons J, 2014, 4(1):3–9.

[3] Mishra A, Harmon K, Woodall J, et al. Sports medicine applications of platelet rich plasma[J]. Curr Pharm Biotechnol, 2012, 13(7):1185–1195.

[4] Kunze KN, Pakanati JJ, Vadhera AS, et al. The efficacy of platelet-rich plasma for ligament injuries: A systematic review of basic science literature with protocol quality assessment[J]. Orthop J Sports Med, 2022, 10:2325967121106 6504.

[5] Mautner K, Malanga GA, Smith J, et al. A call for a standard classification system for future biologic research: The rationale for new PRP nomenclature[J]. PMR, 2015, 7(4):53–59.

[6] Magalon J, Chateau AL, Bertrand B, et al. DEPA classification: A proposal for standardising PRP use and a retrospective application of available devices[J]. BMJ Open Sport Exerc Med, 2016, 2(1):000060.

[7] Lana J, Purita J, Paulus C, et al. Contributions for classification of platelet rich plasma–proposal of a new classification: MARSPILL[J]. Regen Med, 2017, 12(5):565–574.

[8] Harrison P. The use of platelets in regenerative medicine and proposal for a new classification system: guidance from the SSC of the ISTH[J]. J Thromb Haemost, 2018, 16(9):1895–1900.

[9] Kon E, Di Matteo B, Delgado D, et al. Platelet-rich plasma for the treatment of knee osteoarthritis: an expert opinion and proposal for a novel classification and coding system[J]. Expert Opin Biol Ther, 2020, 20(12):1447–1460.

[10] Rossi LA, Murray IR, Chu CR, et al. Classification systems for platelet-rich plasma[J]. Bone Joint J, 2019, 101(8):891–896.

[11] Jain S, Gupta S, Naugraiya T. Changes in hematobiochemical, radiological, and synovial fluid parameter in patients of osteoarthritis knee with effusion: A prospective observational study[J]. J Orthop Case Rep, 2021, 11(8):87–91.

[12] Alves R, Grimalt R. A review of platelet-rich plasma: History, biology, mechanism of action, and classification[J]. Skin Appendage Disord, 2018, 4(1):18–24.

[13] Choukroun J, Adda F, Schoeffler C, et al. Une opportunité en paro-implantologie: Le PRF[J]. Implantodontie, 2001, 42:55–62.

[14] Sacco L. Lecture[R]. International academy of implant prosthesis and osteoconnection, 2006:112–116.

第2节

血小板浓缩物制备的国际标准和规范化

一、PRP

根据PRP制作方法的原理主要分为两大类：一是细胞分离技术或者血浆分离技术（plasma pheresis）；二是梯度离心技术[1]。在使用梯度离心技术制备PRP时，有一次离心法、二次离心法、三次离心法。

目前应用较为广泛的二次离心法，其具体离心力及离心时间也不统一。同样是二次离心法，可以分为富浆法、白膜层法、改良白膜层法等[1-2]。一般来说，白膜层法所获得的PRP白细胞的浓度较高。离心力过低，不容易将红细胞与血浆和白膜层分离；离心力过高，又容易导致血小板激活。因为白膜层含有高浓度的白细胞，PRP中白细胞的浓度还取决于第一次离心后是否保留白膜层。第二次离心浓缩血小板，将其同贫血小板血浆分离。

目前文献中表述的两次离心的速度和时间差别较大。第一次离心的离心力为100～900g，离心时间为4～15分钟；第二次离心的离心力为400～3000g，离心时间为8～20分钟[2-5]。一般来说，增加离心力和离心时间，可以增加PRP中血小板的浓度，但是不能无限制地增加，因为有可能造成血小板激活而使效果适得其反[6]。

PRP可以手工制备，也可以采用机器制备。手工制备的优点是成本较低，缺点是容易污染，对操作者的熟练程度及技术要求高，费时又费力。机器制备的优点是简单、快捷、方便、无菌条件比较好；缺点是需要额外购买设备，并且有些公司为了所谓的商业机密，并不提供具体的离心参数。

最为经典的制备方式是二次离心法制备。第一次离心后血液会分为3层，弃去下层的红细胞，然后进行二次离心；二次离心后弃去上层的部分贫血小板血浆（platelet-poor plasma，PPP），将剩余部分吹打混匀，再加入血小板激活剂，静置数分钟后就可以得到PRP凝胶[1]。

二、PRF

Choukroun等[7]在此基础上改进了制备方案，提出了第2代血小板浓缩物——PRF。其制备方案采用不含抗凝剂的采血管，使血小板在离心过程中被激活并形成凝胶。这种方案只需要采取单次离心，并且无需添加抗凝剂或激活剂等外来物质，操作便捷且安全。

三、CGF

2006年，Sacco等[8]在PRF的基础上对离心方案进行了改进，选用了变速离心，其优势是可以让血小板在离心过程中充分碰撞激活，可能会对凝胶纤维结构产生影响，从而提出了第3代血小板浓缩物——CGF。

CGF同样也是由静脉血离心而成，同PRF一样，CGF制备过程中也无需添加任何成分。不同于PRF的是，CGF由特定的离心机离心，采用2400～3000r/min的变速离心，这种变速离心使得CGF较PRF具有更高的强度、更多的生长因子及更好的黏附性[8]。

参考文献

[1] Qiao J, Ouyang XY, Cao CF. The effect of different concentrations of platelet-rich plasma on human periodontal ligament cells in vitro[J]. Shanghai Kou Qiang Yi Xue, 2008, 17(1):60-63.

[2] Park KM, Gerecht S. Hypoxia-inducible hydrogels[J]. Nat Commun, 2014, 5:4075.

[3] Anjaya-Putra D, Wong KT, Hirotsu K, et al. Spatial control of cell-mediated degradation to regulate vasculogenesis and angiogenesis in hyaluronan hydrogels[J]. Biomaterials, 2012, 33(26):6123-6131.

[4] Ze Y, Li Y. Biodegradable inks in indirect three-dimensional bioprinting for tissue vascularization[J]. Front Bioeng Biotechnol, 2022, 10:856398.

[5] Li S, Nih LR, Bachman H, et al. Hydrogels with precisely controlled integrin activation dictate vascular patterning and permeability[J]. Nat Mater, 2017, 16(9):953-961.

[6] Bomkamp C, Skaalure SC, Fernando GF, et al. Scaffolding biomaterials for 3D cultivated meat: Prospects and challenges[J]. Adv Sci, 2022, 9:2102908.

[7] Choukroun J, Adda F, Schoeffler C, et al. Une opportunité en paro-implantologie: Le PRF[J]. Implantodontie, 2001, 42:55-62.

[8] Sacco L. Lecture[R]. International academy of implant prosthesis and osteoconnection, 2006:112-116.

第3节 血小板浓缩物临床应用的国际标准和专家共识

近年来，血小板浓缩物已经被广泛应用于临床，在口腔医学中主要用于修复骨和软组织缺损、促进牙髓再生等[1]；在眼科医学中用作角膜损伤治疗[2]；在运动医学中用于运动员关节、韧带和肌腱的损伤修复[3]；而在整形外科，目前主要用于面部年轻化、自体脂肪移植、创面愈合、脱发治疗、瘢痕修复等[4]。此外，血小板浓缩物在泌尿外科、神经外科等均有应用。

其在口腔专业中的主要应用如下。

一、血小板浓缩物在拔牙窝的应用

血小板浓缩物最广泛的应用是拔牙窝的处理。作为一种天然的纤维蛋白基质，PRF及CGF已报道的主要优势是它们可以独立应用，以替代骨移植材料或屏障膜。它们也可以作为引导组织及骨再生过程的屏障膜；能够直接暴露于口腔中且没有感染风险；由于是100%自体来源，因此不会引起异物反应，进而能够在不引起免疫反应的情况下加速伤口的自然愈合。此外，由于血小板浓缩物内存在免疫细胞（白细胞），在目前的自身对照研究中，相较于对照组（自然愈合组），第三磨牙拔除后植入PRF后干槽症的发生率降低了90%[5-7]。

二、血小板浓缩物在牙周膜龈手术中的应用

自从血小板浓缩物被证明可以直接用于组织再生，大量的研究专注于在膜龈缺损的牙周手术中使用血小板浓缩物。目前多项相关研究表明，在厚龈生物型且存在Miller Ⅰ～Ⅱ类缺损的病例中应用PRF或CGF替代结缔组织移植可有效促进血管再生[8-20]。

三、血小板浓缩物在牙周组织再生中的应用

血小板浓缩物在牙周骨下袋和根分叉病变牙周再生中的应用是近年研究的热点。目前许多临床研究显示，在牙周再生治疗中使用血小板浓缩物与植骨材料混合，可有效促进牙周组织再生。这些研究显示，在牙周再生治疗中使用血小板浓缩物后，骨下袋深度和临床附着水平均获得了显著的改善[21-32]。在Ⅱ度根分叉病变的治疗中也能够获得相似的改善结果[33]。

四、血小板浓缩物在引导骨再生中的应用

血小板浓缩物因含有大量生长因子，近年来被广泛应用于引导骨再生的手术中。一些临床研究表明，血小板浓缩物与植骨材料联合应用可以有效促进骨再生的效果[5,34-35]。但相关研究较少，还需要更多的证据和研究来证实。

综上所述，血小板浓缩物在口腔医学的很多领域被用于软硬组织再生治疗。在早期，因为血小板浓缩物的提取方式和性状特点，常与骨移植材料联合应用。随着血小板浓缩物提取方式和性状的改进，经过第1代、第2代、第3代血小板浓缩物的迭代更新，CGF拥有更优秀的性状，也在一些研究中被单独使用，促进软硬组织的再生。随着对血小板浓缩物研究的不断深入，其临床应用潜力也将被逐渐开发，将在组织再生领域发挥更有力的促进作用。

五、血小板浓缩物在上颌窦底提升的应用

PRF或CGF可作为单一的移植材料用于上颌窦底提升，或者混合植骨材料使用，也可用于上颌窦黏骨膜的修复，还可用于上颌窦底外提升入路窗口的关闭[36-39]。

参考文献

[1] Xu J, Gou L, Zhang P, et al. Platelet-rich plasma and regenerative dentistry[J]. Aust Dent J, 2020, 65(2):131-142.

[2] Garcia-Conca V, Abad-Collado M, Hueso-Abancens JR, et al. Efficacy and safety of treatment of hyposecretory dry eye with platelet-rich plasma[J]. Acta Ophthalmol, 2019, 97(2):170-178.

[3] Southworth TM, Naveen NB, Tauro TM, et al. The use of platelet-rich plasma in symptomatic knee osteoarthritis[J]. J Knee Surg, 2019, 32(1):37-45.

[4] Abu-Ghname A, Perdanasari AT, Davis MJ, et al. Platelet-rich plasma: Principles and applications in plastic surgery[J]. Semin Plast Surg, 2019, 33(3):155-161.

[5] Sharma A, Pradeep AR. Autologous platelet-rich fibrin in the treatment of mandibular degree Ⅱ furcation defects: A randomized clinical trial[J]. J Periodontol, 2011, 82(10):1396-1403.

[6] Bajaj P, Pradeep AR, Agarwal E, et al. Comparative evaluation of autologous platelet-rich fibrin and platelet-rich plasma in the treatment of mandibular degree Ⅱ furcation defects: A randomized controlled clinical trial[J]. J Periodontal Res, 2013, 48(5):573-581.

[7] Pradeep AR, Karvekar S, Nagpal K, et al. Rosuvastatin 1.2 mg in situ gel combined with 1:1 mixture of autologous platelet-rich fibrin and porous hydroxyapatite bone graft in surgical treatment of mandibular Class II furcation defects: A randomized clinical control trial[J]. J Periodontol, 2016, 87(1):5-13.

[8] Agarwal SK, Jhingran R, Bains VK, et al. Patient-centered evaluation of microsurgical management of gingival recession using coronally advanced flap with platelet-rich fibrin or amnion membrane: A comparative analysis[J]. Eur J Dent, 2016, 10(1):121-133.

[9] Aleksić Z, Janković S, Dimitrijević B, et al. The use of platelet-rich fibrin membrane in gingival recession treatment[J]. Srp Arh Celok Lek, 2010, 138(1-2):11-18.

[10] Aroca S, Keglevich T, Barbieri B, et al. Clinical evaluation of a modified coronally advanced flap alone or in combination with a platelet-rich fibrin membrane for the treatment of adjacent multiple gingival recessions: A 6-month study[J]. J Periodontol, 2009, 80(2):244-252.

[11] Dogan SB, Dede FO, Balli U, et al. Concentrated growth factor in the treatment of adjacent multiple gingival recessions: A split-mouth randomized clinical trial[J]. J Clin Periodontol, 2015, 42(9):868-875.

[12] Eren G, Atilla G. Platelet-rich fibrin in the treatment of localized gingival recessions: A split-mouth randomized clinical trial[J]. Clin Oral Investig, 2014, 18(8):1941-8.

[13] Gupta S, Banthia R, Singh P, et al. Clinical evaluation and comparison of the efficacy of coronally advanced flap alone and in combination with platelet rich fibrin membrane in the treatment of Miller Class I and Ⅱ gingival recessions[J]. Contemp Clin Dent, 2015, 6(2):153-160.

[14] Jankovic S, Aleksic Z, Klokkevold P, et al. Use of platelet-rich fibrin membrane following treatment of gingival recession:a randomized clinical trial[J]. Int J Periodontics Restorative Dent, 2012, 32(2):e41-e50.

[15] Jankovic S, Aleksic Z, Milinkovic I, et al. The coronally

advanced flap in combination with platelet-rich fibrin(PRF) and enamel matrix derivative in the treatment of gingival recession:a comparative study[J]. Eur J Esthet Dent, 2010, 5(3):260–273.

[16] Keceli HG, Kamak G, Erdemir E, et al. The adjunctive effect of platelet-rich fibrin to connective tissue graft in the treatment of buccal recession defects: Results of a randomized, parallel-group controlled trial[J]. J Periodontol, 2015, 86(11):1221–1230.

[17] Padma R, Shilpa A, Kumar PA, et al. A split mouth randomized controlled study to evaluate the adjunctive effect of platelet-rich fibrin to coronally advanced flap in Miller's class I and II recession defects[J]. J Indian Soc Periodontol, 2013, 17(5): 631–636.

[18] Rajaram V, Thyegarajan R, Balachandran A, et al. Platelet Rich Fibrin in double lateral sliding bridge flap procedure for gingival recession coverage: An original study[J]. J Indian Soc Periodontol, 2015, 19(6):665–670.

[19] Thamaraiselvan M, Elavarasu S, Thangakumaran S, et al. Comparative clinical evaluation of coronally advanced flap with or without platelet rich fibrin membrane in the treatment of isolated gingival recession[J]. J Indian Soc Periodontol, 2015, 19(1):66–71.

[20] Tunaliota M, Ozdemir H, Arabaciota T, et al. Clinical evaluation of autologous platelet-rich fibrin in the treatment of multiple adjacent gingival recession defects: A 12-month study[J]. Int J Periodontics Restorative Dent, 2015, 35(1):105–114.

[21] Moraschini V, Barboza Edos S. Use of platelet-rich fibrin membrane in the treatment of gingival recession: A systematic review and meta-analysis[J]. J Periodontol, 2016, 87(3):281–290.

[22] Agarwal A, Gupta ND, Jain A. Platelet rich fibrin combined with decalcified freeze-dried bone allograft for the treatment of human intrabony periodontal defects: a randomized split mouth clinical trail[J]. Acta Odontol Scand, 2016, 74(1):36–43.

[23] Ajwani H, Shetty S, Gopalakrishnan D, et al. Comparative evaluation of platelet-rich fibrin biomaterial and open flap debridement in the treatment of two and three wall intrabony defects[J]. J Int Oral Health, 2015, 7(4):32–37.

[24] Elgendy EA, Abo Shady TE. Clinical and radiographic evaluation of nanocrystalline hydroxyapatite with or without platelet-rich fibrin membrane in the treatment of periodontal intrabony defects[J]. J Indian Soc Periodontol, 2015, 19(1):61–65.

[25] Joseph VR, Sam G, Amol NV. Clinical evaluation of autologous platelet rich fibrin in horizontal alveolar bony defects[J]. JJ Clin Diagn Res, 2014, 8(11):43–47.

[26] Panda S, Sankari M, SatpathyA, et al. Adjunctive effect of autologus platelet-rich fibrin to barrier membrane in the treatment of periodontal intrabony defects[J]. J Craniofac Surg, 2016, 27(3):691–696.

[27] Pradeep AR, Nagpal K, Karvekar S, et al. Platelet-rich fibrin with 1% metformin for the treatment of intrabony defects in chronic periodontitis: A randomized controlled clinical trial[J]. J Periodontol, 2015, 86(6):729–737.

[28] Pradeep AR, Rao NS, Agarwal E, et al. Comparative evaluation of autologous platelet-rich fibrin and platelet-rich plasma in the treatment of 3-wall intrabony defects in chronic periodontitis:a randomized controlled clinical trial[J]. J Periodontol, 2012, 83(12):1499–1507.

[29] Shah M, Patel J, Dave D, et al. Comparative evaluation of platelet-rich fibrin with demineralized freeze-dried bone allograft in periodontal infrabony defects: A randomized controlled clinical study[J]. J Indian Soc Periodontol, 2015, 19(1):56–60.

[30] Thorat M, Pradeep AR, Pallavi B. Clinical effect of autologous platelet-rich fibrin in the treatment of intra-bony defects: a controlled clinical trial[J]. J Clin Periodontol, 2011, 38(10):925–932.

[31] Pradeep AR, Bajaj P, Rao NS, et al. Platelet-rich fibrin combined with a porous hydroxyapatite graft for the treatment of 3-wall intrabony defects in chronic periodontitis: A randomized controlled clinical trial[J]. J Periodontol, 2017, 88(12):1288–1296.

[32] Sharma A, Pradeep AR. Treatment of 3-wall intrabony defects in patients with chronic periodontitis with autologous platelet-rich fibrin: a randomized controlled clinical trial[J]. J Periodontol, 2011, 82(12):1705–1712.

[33] Qiao J, Ouyang XY, Cao CF. The effect of different concentrations of platelet-rich plasma on human periodontal ligament cells in vitro[J]. Shanghai Kou Qiang Yi Xue, 2008, 17(1):60–63.

[34] Markopoulou CE, Markopoulos P, Dereka XE, et al. Effect of homologous PRP on proliferation of human periodontally affected osteoblasts. In vitro preliminary study. Report of a case[J]. J Musculoskelet Neuronal Interact, 2009, 9(3):167–172.

[35] Lacoste E, Martineau I, Gagnon G. Platelet concentrates: Effects of calcium and thrombin on endothelial cell proliferation and growth factor release[J]. J Periodontol, 2003, 74(10):1498–1507.

[36] Choukroun J, Diss A, Simonpieri A, et al. Platelet-rich fibrin (PRF): A second-generation platelet concentrate. Part V: Histologic evaluations of PRF effects on bone allograft maturation in sinus lift[J]. Oral Surg Oral Med Oral Pathol Oral Radiol Endod, 2006, 101(3):299–303.

[37] Pietrokovski J, Massler M. Alveolar ridge resorption following tooth extraction[J]. J Prosthet Dent, 1967, 17(1):21–27.

[38] Inchingolo F, Tatullo M, Marelli M, et al. Trial with Platelet-Rich Fibrin and Bio-Oss used as grafting materials in the treatment of the severe maxillar bone atrophy:clinical and radiological evaluations[J]. Eur Rev Med Pharmacol Sci, 2010, 14(12):1075–1084.

[39] Tatullo M, Marrelli M, Cassetta M, et al. Platelet Rich Fibrin (P.R.F.)in reconstructive surgery of atrophied maxillary bones: Clinical and histological evaluations[J]. Int J Med Sci, 2012, 9(10):872–880.

第4节 不同种类血小板浓缩物的制备技术

一、静脉采血

（一）设备及采血物品准备

1．离心机准备

离心机内置紫外线消毒程序，建议在每次操作前后均使用紫外线消毒设备，去除采血管插槽内的病菌，避免交叉感染。操作方法：打开电源后，同时按住“开始”键和“V”字程序键，持续3秒屏幕出现“005”后松开，离心机开始以1000r/min的转速进行消毒灭菌，消毒时间为5分钟（图3-4-1）。

2．采血物品准备

（1）常规采血物品

①止血带；②消毒棉签；③采血针；④固定针筒；⑤真空采血管；⑥输液贴（图3-4-2）。其中采血针建议选择直径0.8mm的，避免在采血的过程中血细胞因挤压而破裂。

（2）采血管种类及区别

口腔软硬组织再生治疗手术常用红色和白色两种采血管，红色采血管内壁在生产时做了特殊的物理处理，内壁的表面粗糙化，利于形成凝胶，离心后为含CGF纤维蛋白凝胶，可以用来压膜、与骨粉

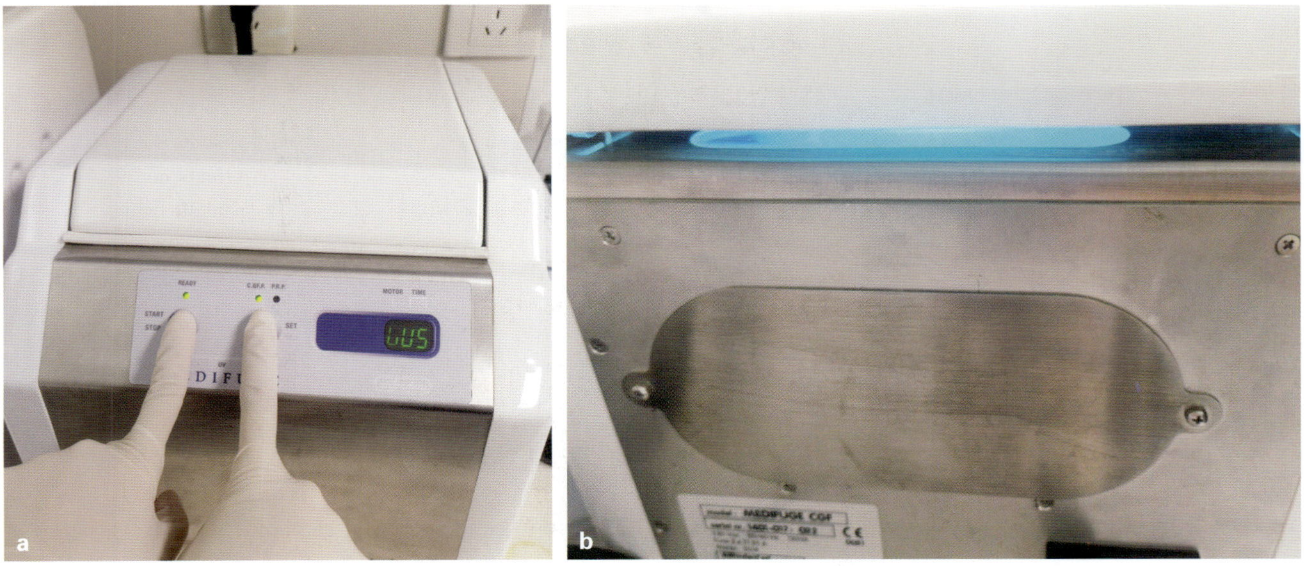

图3-4-1　离心机准备

a. 设置紫外线消毒程序；b. 设备消毒

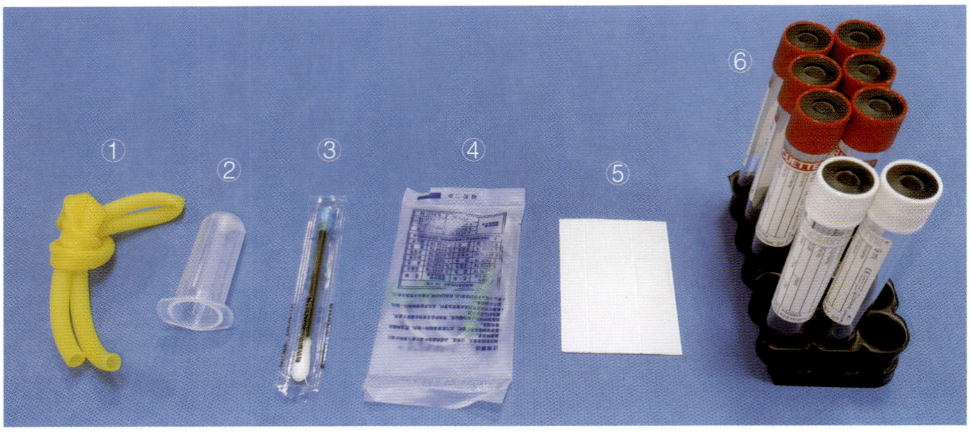

图3-4-2　静脉采血物品准备

①止血带；②固定针筒；③消毒棉签；④采血针；⑤输液贴；⑥真空采血管

混合、位点保存等，术中常用于软硬组织的再生及增量。白色采血管内壁未做任何处理，离心后为含纤维蛋白液体，根据人体自身凝血机制，液体会逐渐凝固，每位患者的机体差异不同，凝固时间也有差异。通常离心后抽取纤维蛋白液与骨粉混合凝固后，形成黏性骨，可以将生物材料更好地塑形，维持材料的框架结构。

（3）采血管数量的选择

临床医生在抽取前根据不同专业手术的治疗计划方案，决定抽取红色采血管或者白色采血管的数量。每种采血管的数量取决于手术治疗针对的复杂类型及所需要使用的浓缩生长因子量。

（二）静脉采血流程

1. 解释评估

操作前向患者解释采血目的，是为了从血液中提取CGF用于术区软硬组织的再生。告知患者相关操作程序及可能出现的问题，获得患者同意。

2. 静脉选择

静脉通常选择上肢的浅静脉：①肘部浅静脉（包括肘正中静脉、头静脉、贵要静脉）；②腕部浅静脉；③手背浅静脉。尽量选择粗、直、弹性好的血管，这样可以增加血流速度。重点强调采血过程是否顺利是影响离心质量的关键因素，比如采血量不够、用时较长、血流速度不畅等，如果遇到这种情况建议放弃另择血管穿刺。因此评估好血管的位置、走向、深浅、穿刺角度等十分重要。

3. 静脉采血

①穿刺定位：选择粗直、弹性好、易于固定、避开关节及静脉窦的血管。②在穿刺点上方（近心端）约6cm处扎紧止血带。③碘伏消毒皮肤，直径大于5cm。④嘱患者握拳，使静脉充盈。左手拇指绷紧静脉下端皮肤使其固定，右手持头皮针小翼，针头斜面向上，与皮肤成15°~30°。自静脉上方或侧方进入皮下，沿静脉走向滑行刺入见回血，可再沿静脉走行进针少许，确保针尖斜面完全穿入血管内。⑤固定针柄，将采血针另一端插入真空管采集血液。⑥采血完成后松开止血带，嘱患者松拳，先拔真空管，后拔针，再按压止血2~3分钟。

二、血液离心

（一）血液离心

采集完的血液需要立即离心，在转移过程中尽量避免震荡及摇晃，以垂直位置平稳放入离心机内，选择CGF程序，按“开始”键进行离心。

（二）采血管放置

离心机最大容量为8个采血管，在设备内放置采血管时要对称放入，以确保设备运转期间转子能够达到平衡。如果抽取的是单数采血管，需要预先准备1个空管，注入同等毫升生理盐水，对称放入（图3-4-3）。

（三）离心程序

制备第3代血小板浓缩物使用的是自动变速离心程序，采用物理方法分离出高浓度生长因子。离心机转速为：2700转（2分钟）—2400转（4分钟）—2700转（4分钟）—3000转（3分钟），总运行时间是13分钟。

三、CGF膜的制备

（一）制备器械准备

常规器械：①分离器；②CGF储存器皿；③CGF压膜钳；④CGF膜服帖板；⑤剪刀；⑥平镊；⑦玻璃碗。使用前均高温消毒（图3-4-4）。

（二）红管凝胶

1. 离心后分层

血液离心后分为3层：上层少量液体为血清；中间层是富含CGF的纤维蛋白；下层是红细胞层。在红黄交界处上下3mm为生长因子含量最丰富的区域（图3-4-5a，b）。正常情况下血液离心后呈清亮的黄色质地；若血流速度较慢，或是患者术前饮食较油腻、严重烟瘾、血项指标异常、熬夜等，血液会离心出呈乳糜色凝胶或质地较差、体积较小的凝胶，导致CGF无法正常使用（图3-4-5c，d）。

2. 凝胶的裁剪

将红管里的凝胶倒入分离器上，过滤掉多余液体。用平镊夹起黄色部分的头端，不易破坏凝胶整体形态，这个区域CGF的含量相对较少。红黄交界处上下3mm是生长因子含量最多区域，在交界处下3mm位置倾斜剪掉多余红细胞层（图3-4-6），将

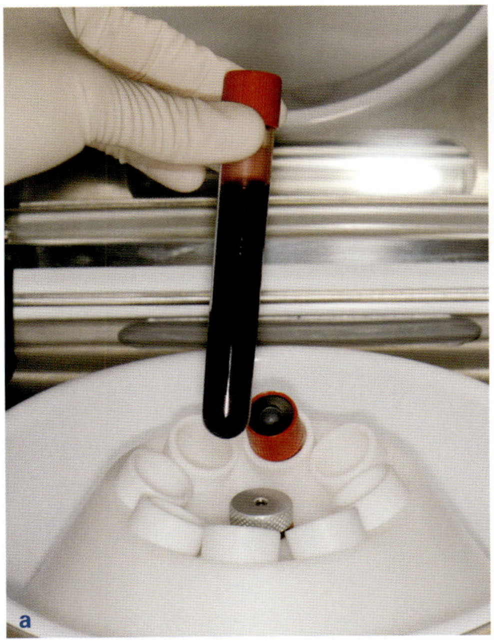

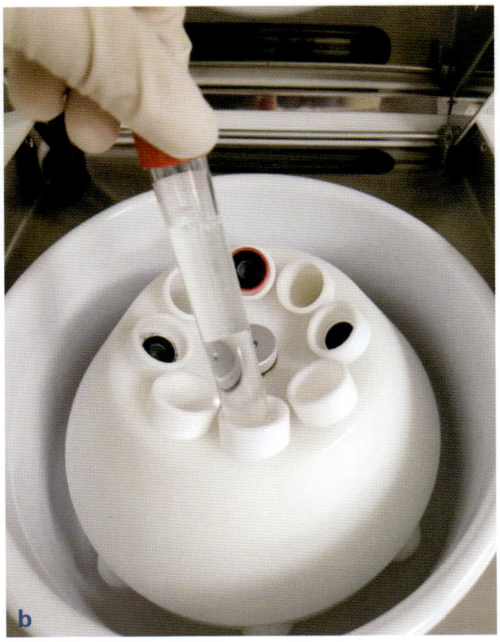

图3-4-3 采血管放置

a. 血液离心；b. 采血管对称放置

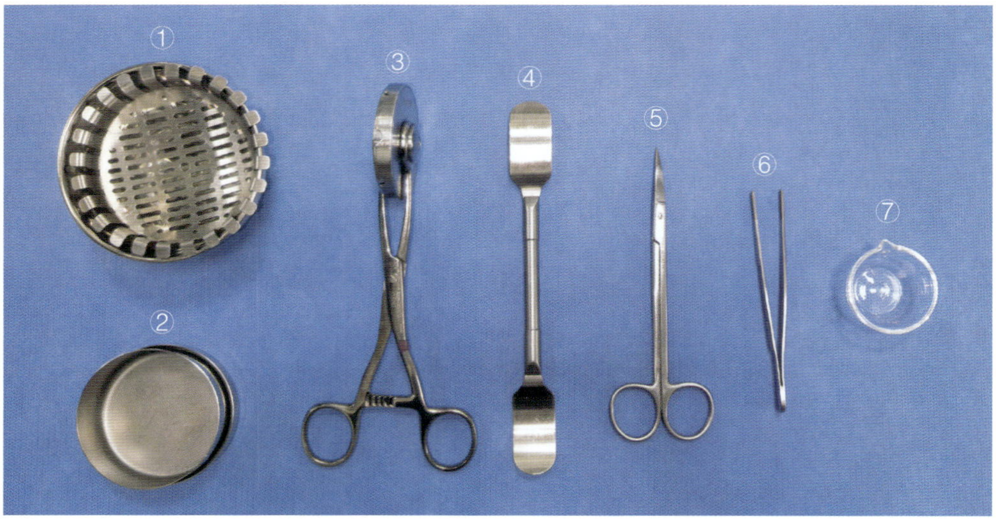

图3-4-4　常规制备使用的器械

①分离器；②CGF储存器皿；③CGF压膜钳；④CGF膜服帖板；⑤剪刀；⑥平镊；⑦玻璃碗

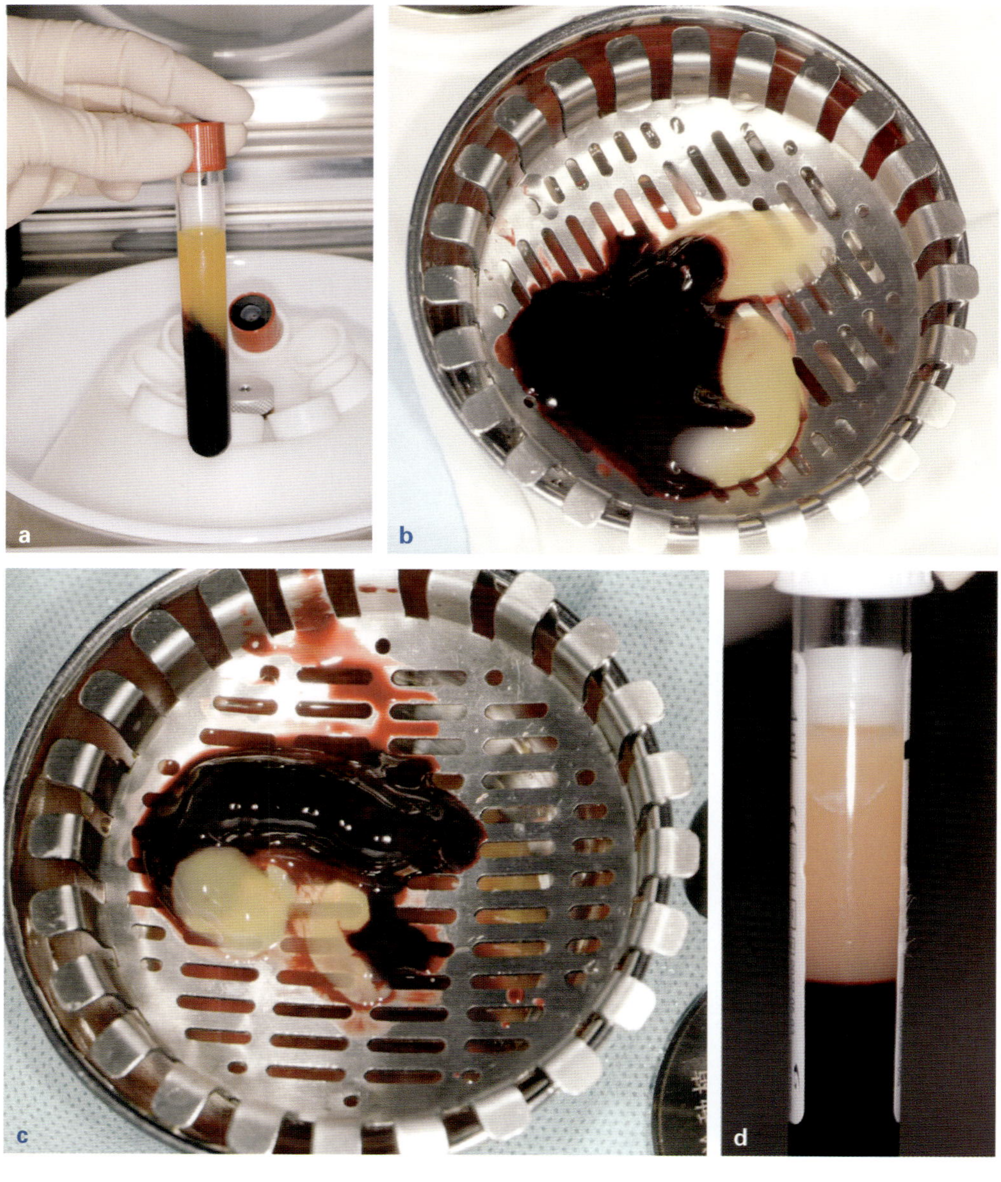

图3-4-5　离心后分层

a. 血液离心后；b. 正常CGF凝胶；c. 异常CGF凝胶；d. 异常纤维蛋白液

裁剪后的凝胶放入盛有生理盐水的器皿中保存（图3-4-7）。需要注意：①离心后需尽快操作，搁置时间较长会使采血管内的凝胶液体渗出，导致凝胶体积萎缩；②红管内凝胶倒出来后需立即裁剪完放入生理盐水中保湿，避免影响凝胶的体积。

（三）常规CGF膜的压制

1. CGF膜的压制

取单块凝胶放入压膜钳内挤压（图3-4-8a，b），常规厚度大约为1mm，膜的厚度取决于压膜钳挤压的力度和CGF凝胶的质地，可以根据不同术式的需要来控制厚度（图3-4-8c）。压完后将膜平移到服帖板上传递至术区，如提前压好的膜同样需要放入盛有生理盐水的器皿中保存（图3-4-8d）。

2. CGF膜的固定

CGF膜中含有大量纤维蛋白，压制后具有一定的韧性，可以将膜放在打孔器上（图3-4-9a，b），或是用手术刀开孔，开孔的位置取决于术区颊侧和舌侧骨缺损面积。用平镊牵拉膜的开孔套在愈合基台上，如果做即刻修复的病例，临时冠为基台一体冠时，则需要先将膜套在临时基台上，再将修复体就位在种植体上（图3-4-9c，d）。

3. 上颌窦底内提升

是经牙槽嵴顶入路进行骨增量手术，预备窝洞的创口较小，植入1块CGF小膜即可，因此保留红黄交界处含有生长因子较多部分进行充填，膜的厚度为2～3mm起缓冲作用，避免上颌窦黏膜在骨挤压时穿孔。若膜的质地不够致密或者较薄，无需再修剪，直接对折增加膜的厚度（图3-4-10）。

4. 位点保存

微创拔牙术后，将纤维蛋白凝胶分块填入拔牙窝内，取1块完整凝胶压制成膜对折覆盖在拔牙窝创面上。

（四）CGF大膜的压制

上颌窦底外提升术，在骨材料充填时需要用1张CGF凝胶制成的大膜铺垫在上颌窦黏膜处，防止骨粉充填过程中黏膜穿孔。通常1张大膜由4块凝胶压制而成，具体方法如下。

1. 交叉法

先将每一块凝胶单独放入压膜器内轻轻挤压，使凝胶由柱状变成扁状，防止多块叠加挤压时散开，再将4块扁状凝胶交叉叠错放置在一起，并压膜钳力度加到最大，使4块凝胶形成一体的CGF大膜（图3-4-11）。

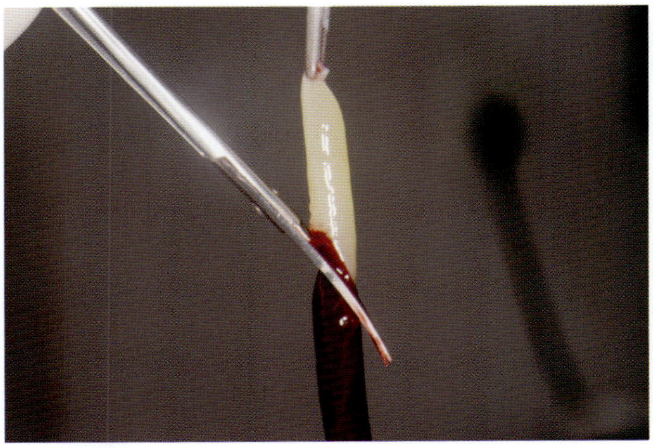

图3-4-6　CGF凝胶裁剪

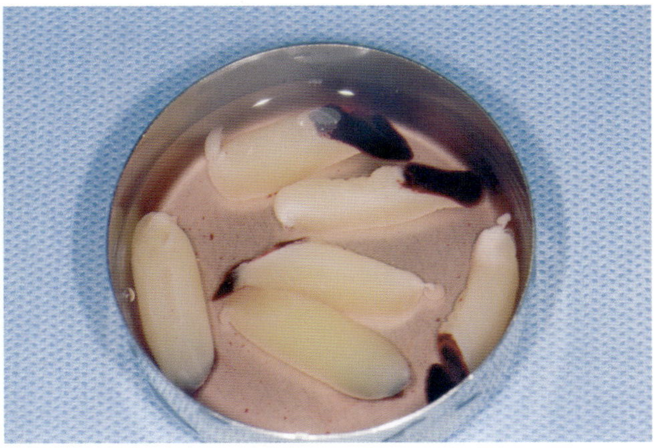

图3-4-7　凝胶裁剪后放入生理盐水中浸泡

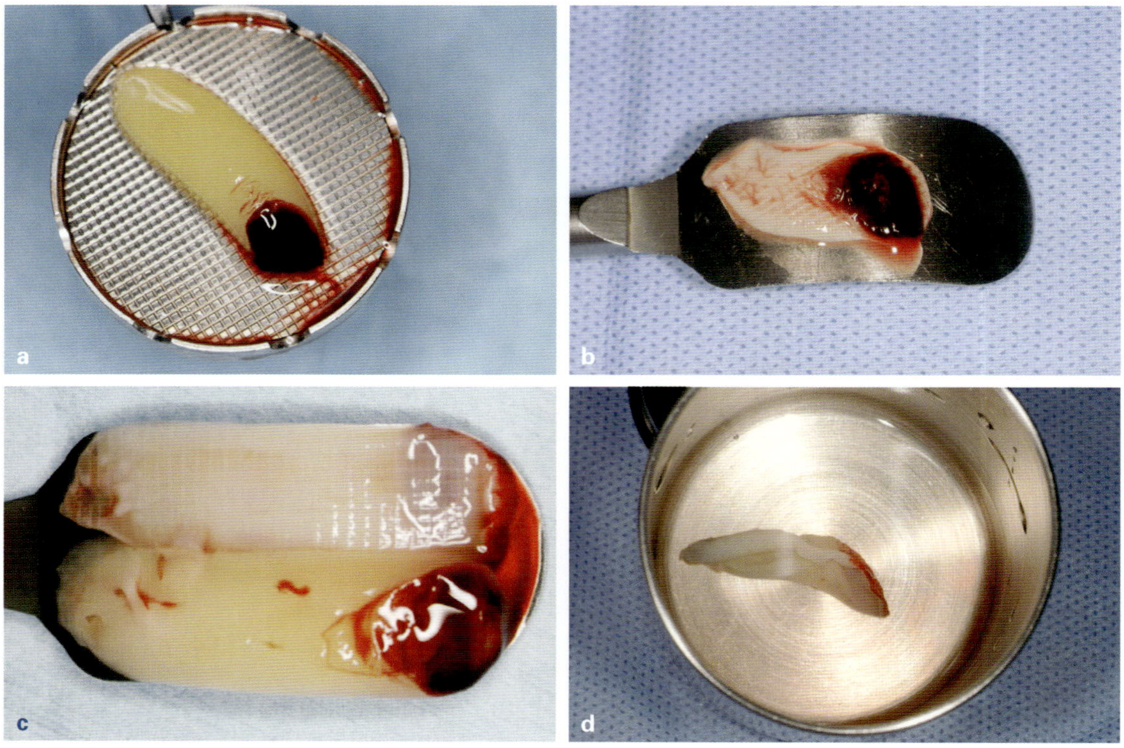

图3-4-8　**CGF膜的压制**

a. 单块CGF膜压制；b. 常规CGF膜厚度；c. CGF膜薄厚对比；d. CGF膜放入盛有生理盐水的器皿保存

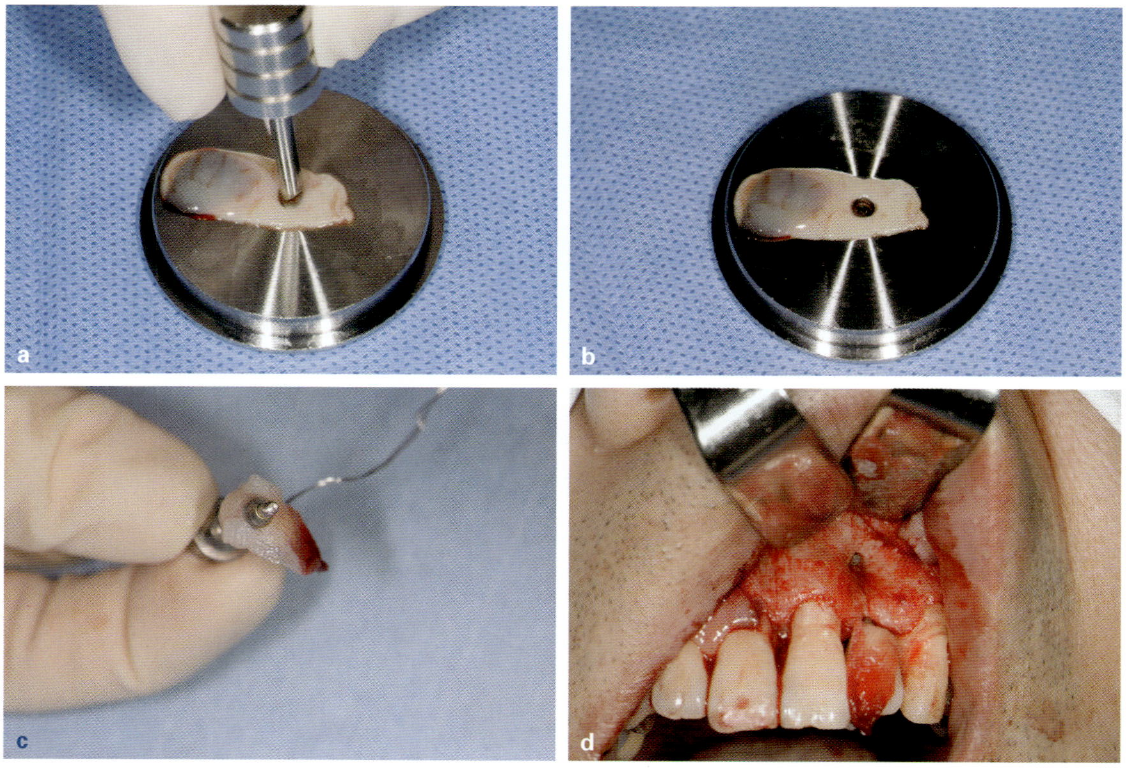

图3-4-9　**CGF膜的固定**

a. CGF膜打孔器；b. 打完孔后的CGF膜；c. CGF膜先套在临时基台上；d. 临时冠就位

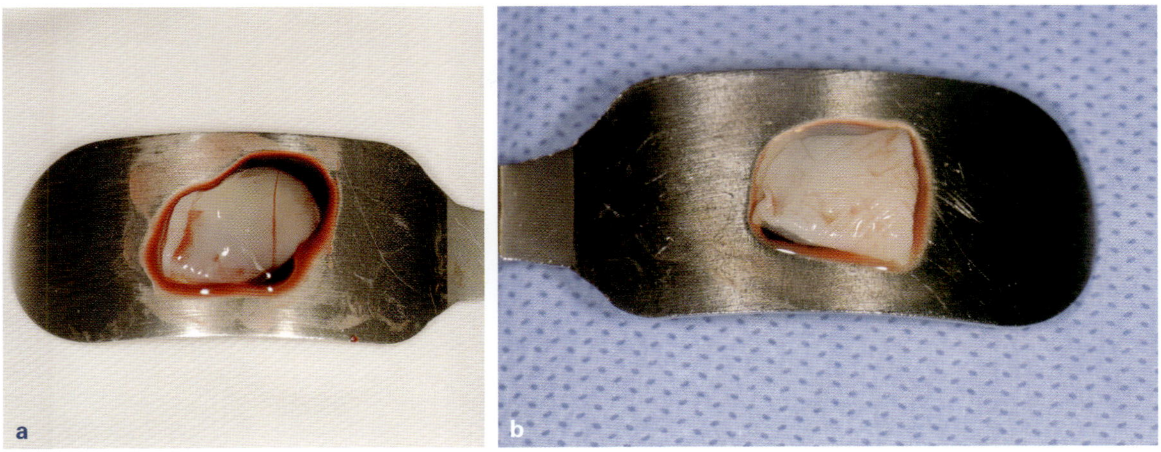

图3–4–10 上颌窦底内提升

a. 上颌窦底内提升使用的CGF膜的厚度和大小；b. CGF膜较薄时对折增加厚度

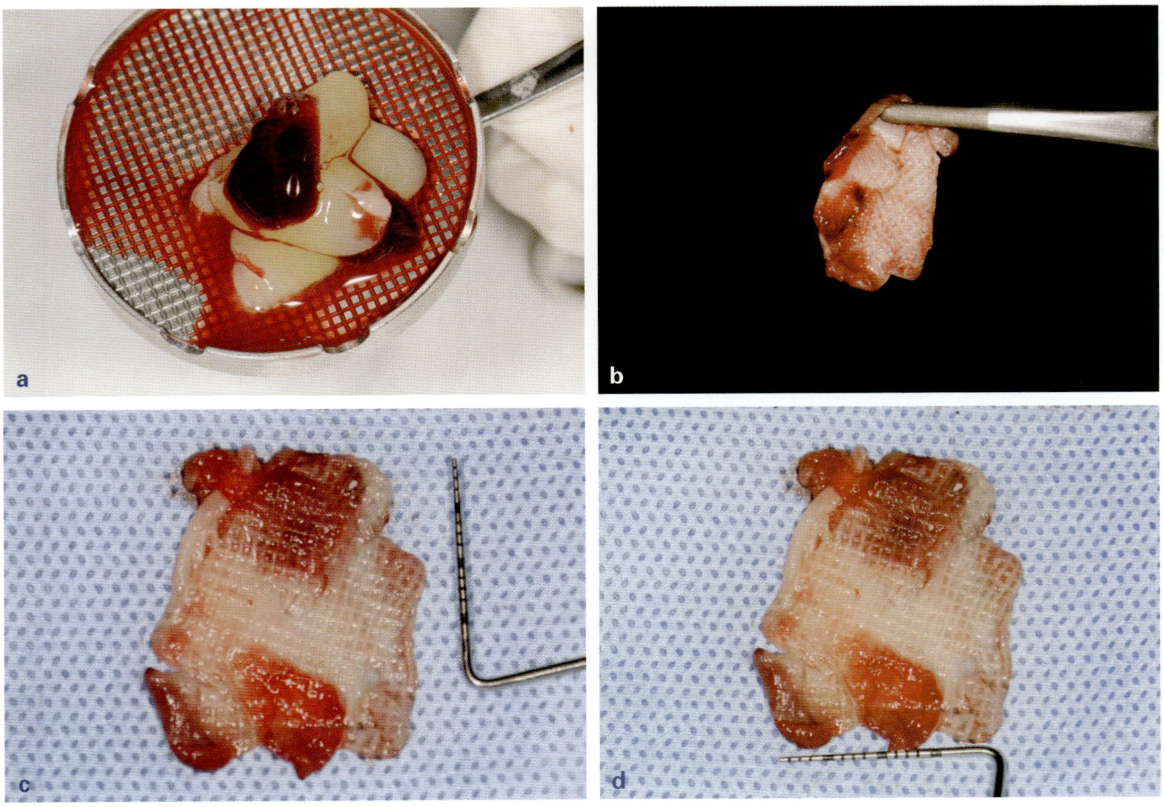

图3–4–11 交叉法

a. 多块凝胶重叠交错放置；b. 交叉法压制完的CGF大膜；c. 交叉法CGF大膜长度；d. 交叉法CGF大膜宽度

2. 叠加法

同样是先将每一块凝胶单独放入压膜器内轻轻挤压，使凝胶由柱状变成扁状，取其中2块凝胶叠加压制一体，再叠加下一块凝胶继续压制，一次叠加1块凝胶（图3–4–12）。

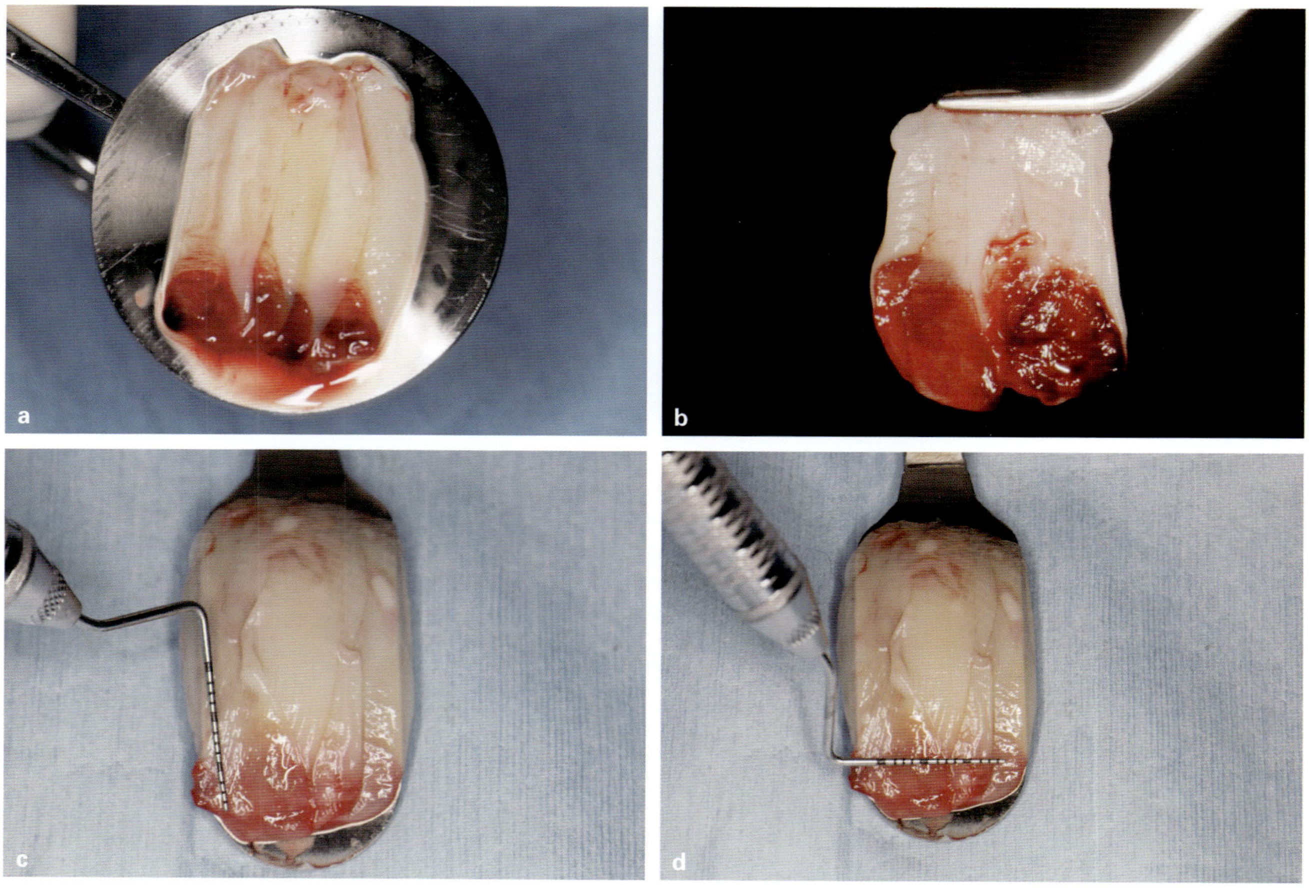

图3-4-12　叠加法

a. 多块凝胶叠加放置；b. 叠加压制完的CGF大膜；c. 叠加法CGF大膜长度；d. 叠加法CGF大膜宽度

四、黏性骨的制备

黏性骨（sticky bone）是将白色离心管中自体的纤维蛋白（autologous fibrin glue，AFG）与人工骨粉均匀混合形成的纤维蛋白骨块。纤维蛋白凝固后呈三维网状结构，为细胞的迁移、黏附提供稳定的支持空间，并且包含在其中的生长因子可以持续释放，促进新骨形成。

（一）抽取位置

制备使用白色采血管，试管内壁未做任何处理，血液经变速离心后呈液态状。主要分为两层：上层黄色区域是纤维蛋白，下层红色区域是红细胞，用注射器在红黄交界处上方抽取黄色区域的纤维蛋白液（图3-4-13）。

（二）常规制备

黏性骨需要在含有硅成分的玻璃容器内制备，可以促进凝固。以0.25g骨粉为例，抽取1mL纤维蛋白液，并用器械充分搅拌使液体充分浸泡骨粉。这种制备方法可在纤维蛋白凝固前根据骨缺损形态将骨粉进行塑形（图3-4-14）。

缩短制备时间方法：通常纤维蛋白凝固需要20～30分钟，术中等待时间较长。可以通过以下3种方式缩短凝固时间，提高手术效率。

1. 术区全血

将纤维蛋白液与骨粉充分浸泡后，用注射器在术区骨髓腔隙中抽取100~200μL全血，全血中含有促凝血因子，可以加速纤维蛋白液凝固（图3-4-15）。

2. 红管凝胶挤压液体

将纤维蛋白液与骨粉浸泡后，取红管内凝胶挤压出的液体滴入2～3滴，充分搅拌，因红管内壁粗糙化处理过，有促凝功效，可以缩短凝固时间（图3-4-16）。

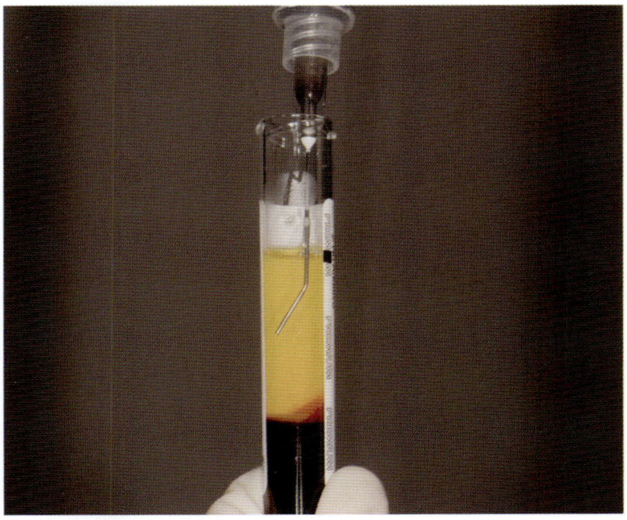

图3-4-13 抽取纤维蛋白液

3. 红管底部红细胞层液体

将纤维蛋白液与骨粉浸泡后，用注射器抽取红管底部0.05mL红细胞混入，充分搅拌，同样可以缩短凝固时间（图3-4-17）。

（三）混合CGF凝胶的黏性骨制备

取CGF凝胶放入搅拌杯内剪碎，用纱布吸走多余的凝胶渗出液，倒入骨粉进行搅拌。凝胶的渗出液有很好的黏性作用，搅拌后可以将骨粉黏成团状，但此时并不是完整的骨团块，需要加入白管内纤维蛋白液，充分搅拌均匀后凝固成含有CGF凝胶的黏性骨团块（图3-4-18）。这种制备方式常用于上颌窦底外提升术或是大量骨缺损植骨术时，优势有：①加入一部分凝胶可以代替一部分骨替代材料；②在植骨过程中避免骨材料充填过于密实而影响血运；③增加骨材料中CGF的含量，促进骨再生。

凝胶与骨粉混合没有固定的比例值，根据不同手术的术区、术式及植骨量进行混配，凝胶的混入量最大不能超过1：1。凝胶的吸收时间为7～21天，如凝胶的体积大于骨材料，凝胶吸收后会影响骨材料框架的稳定性。

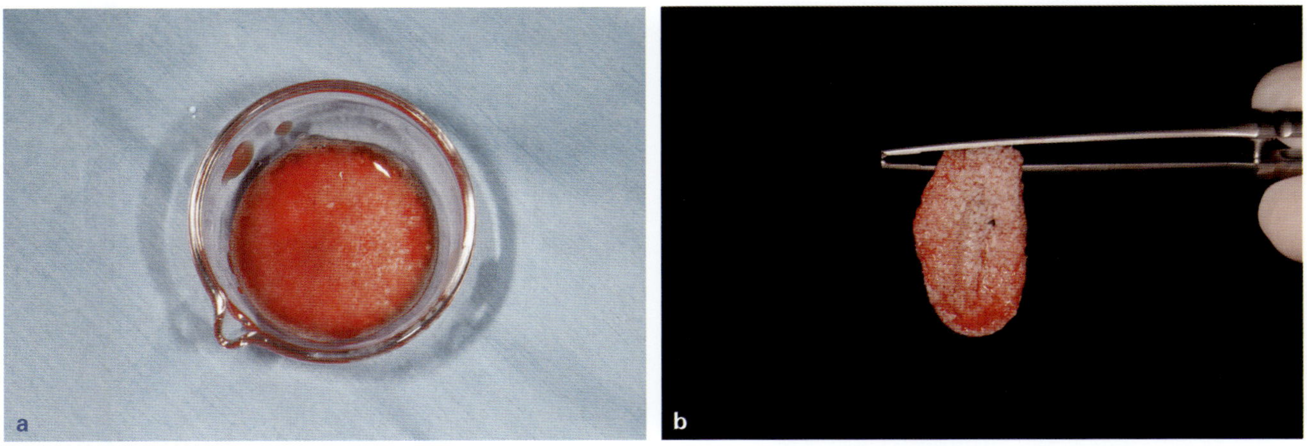

图3-4-14 常规制备

a. 纤维蛋白液浸泡骨粉；b. 凝固后的黏性骨团块

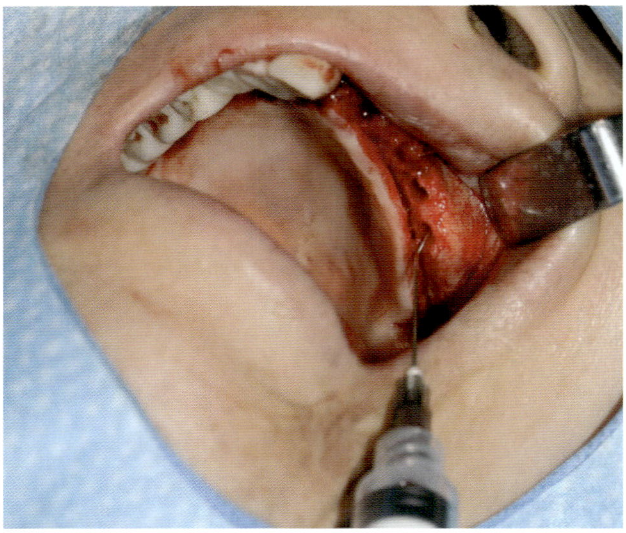

图3-4-15　抽取术区骨髓腔隙全血

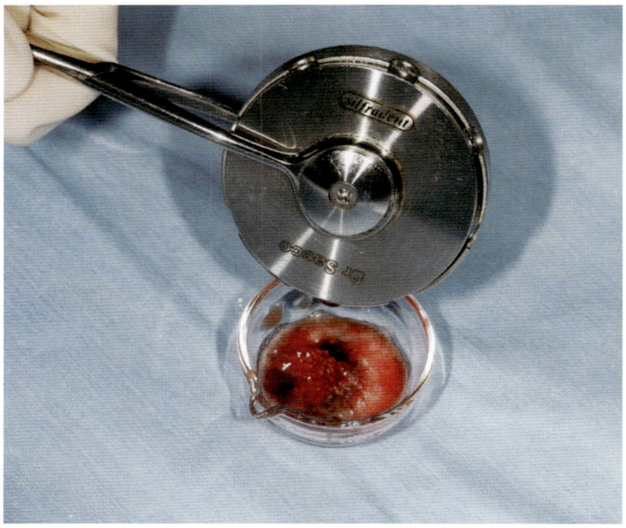

图3-4-16　挤压CGF凝胶

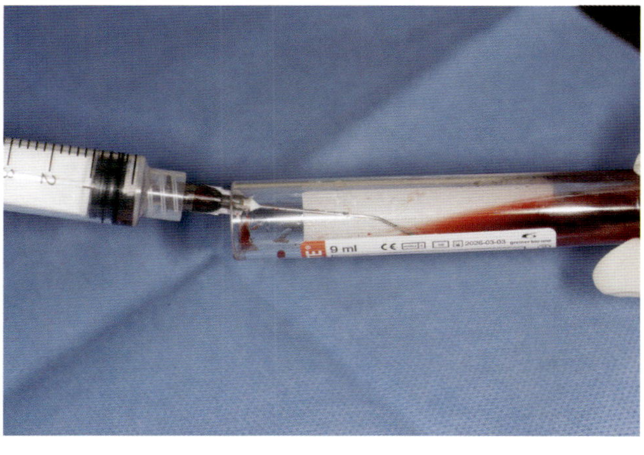

图3-4-17　抽取红色采血管底部红细胞层液体

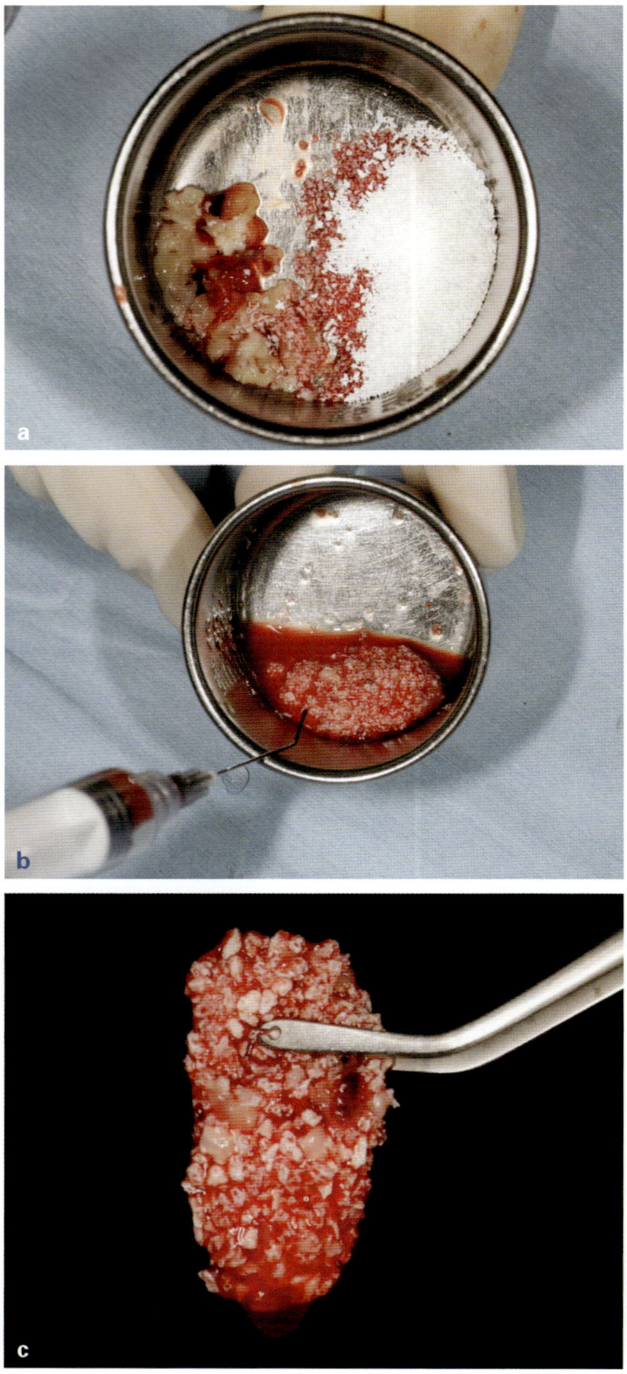

图3-4-18　混合CGF凝胶的黏性骨制备

a. CGF凝胶剪碎与骨粉混合；b. 加入纤维蛋白液；c. 含有凝胶的黏性团块

视频1　制备前准备

视频2　CGF膜制备

视频3　黏性骨制备

4

THE FUNCTIONS AND PRINCIPLES OF DIFFERENT TYPES OF PLATELET CONCENTRATES

第4章

不同种类血小板浓缩物的作用与原理

第1节

富血小板血浆的作用与原理

富血小板血浆（platelet-rich plasma，PRP）是经过离心自体血液获得的富含高浓度血小板的血浆成分。由于PRP含有高浓度的血小板，故被认为是促进组织修复安全而有效的“修复剂”[1]。当PRP中的血小板被激活后，血小板聚集，并最终由α-颗粒释放生长因子，从而引发炎症和伤口愈合的级联反应。PRP作为一种生物再生疗法，已被应用于越来越多的学科中。血小板释放的生长因子包括PDGF、TGF-β、VEGF、bFGF、EGF、IGF和结缔组织生长因子（connective tissue growth factor，CTGF）等。目前国内外大量学者都已证实，PRP对人体各种组织能起到良好的修复作用，其中上述多种生长因子分别或相互协同扮演了至关重要的角色。

PDGF、TGF-β、VEGF是血小板浓缩物内关键的生长因子。其中，PDGF主要储存在血小板颗粒中，对巨噬细胞和成纤维细胞具有趋化作用，可以增强纤维连接蛋白和糖胺聚糖的沉积，并在愈合过程的早期增加细胞活性。TGF-β能增强胶原的合成和沉积，促进细胞增殖。VEGF则是一种强大的血管生成刺激因子，可以促进新生血管的形成。bFGF是促进中胚层和神经外胚层细胞分裂的多肽，具有强大的血管生成作用。EGF是一种细胞分裂促进因子，刺激体内多种组织细胞的分裂和增殖，同时促进ECM的合成和沉积。IGF主要由肝产生，存在于血浆中，因此在大多数PRP制品中的IGF是恒定的。CTGF属于富含半胱氨酸生长因子家族，对成纤维细胞具有趋化及促有丝分裂作用，还可促进细胞增殖、迁移及分化。以上这些生长因子赋予PRP刺激细胞增殖、调节细胞分化、促进血管生成和ECM合成、减少炎症、加速愈合的特性。

一、PRP促进组织修复的机制

血小板在止血、组织再生和宿主防御中起着至关重要的作用。PRP治疗损伤组织的基础是血小板浓缩物内大量的生长因子支持组织愈合和修复的3个阶段（炎症、增殖、重塑）[2]。在此基础上，PRP及其衍生物被广泛用于促进组织修复，其机制包括血小板衍生的生长因子和细胞因子的联合作用。同时，损伤组织的愈合需要复杂的生物分子反应，包括吸引不同类型的细胞迁移到伤口部位，细胞增殖、分化和血管生成等[3]。

（一）PRP的抗炎作用

PRP含有丰富的血浆酶原、脂氧素A4、白细胞等物质，可调节炎症感染等反应。研究表明，PRP可减少促炎因子释放、增强抗炎因子表达而发挥抑制炎症作用[4]。如在骨修复的第1阶段，炎症细胞及血小板分泌的TNF-α、IL-6促进骨修复与血管形成。在创伤初期，血小板快速聚集到损伤处，与血小板活化受体1（platelet-activated receptor 1，PAR1）结合后分泌血小板衍生生物反应调节剂，包括TNF-α和IL-1，促进骨形成。研究表明，TNF-α可促进人体脂肪组织来源的干细胞增殖、增加ALP的活性。IL-6可通过增加ALP活性，促进人体脂肪组织来源干细胞形成骨钙结节[5-6]。Yin等[7]使用富含白细胞的PRP（leukocyte platelet-rich plasma，L-PRP）和去白细胞PRP修复颅骨缺损，均获得了良好的成骨结果，且P-PRP的效果优于L-PRP，这可能是由于L-PRP中高浓度白细胞产生了更多的促炎因子，上调下游炎症相关基因（Cox-2和iNOS）的表达并合成PGE_2和NO，抑制骨和新生血管生成。因此有学者建议在使用PRP治疗骨缺损时，炎症因子应维持在一个适宜的浓度，但这一观点有待进一步研究证明。同时PRP可显著降低炎症细胞因子IL-17A和IL-1的产生，显著改善组织创面愈合，这与局部炎症的调节有关[8]。

（二）PRP促进干细胞的增殖和分化

PRP中的多种生长因子可在缺损区域内协同作用，促进干细胞分化为成骨细胞等效应细胞，促进细胞增殖，进而加速组织再生。其中，PDGF、TGF-β和IGF的作用最重要。PDGF是一种多肽类物质，由血小板、巨噬细胞、内皮细胞和成骨细胞等分泌，可促进人体干细胞向成骨细胞分化，刺激成骨细胞合成IL-6，从而促进骨再生[9]。PDGF-BB过表达的BMSCs表现出更强的增殖能力，同时其成骨相关标志物如Ⅰ型胶原（Col-1）、骨桥蛋白（osteopontin，OPN）和骨钙素（osteocalcin，OCN）的表达量也显著增强[10]。PDGF-BB在与其受体结合后可通过ERK1/2及Src/JAK2信号通路增强BMSCs的成骨分化、抑制其成脂分化[10-11]。Li等[12]证实PDGF-AA可激活BMP-Smad1/5/8信号通路促进间充质干细胞迁移和成骨分化。TGF-β可通过增强骨诱导蛋白和骨生长因子的表达，促进成骨细胞分化和类骨质基质的合成、抑制金属蛋白酶的合成促进骨再生，同时其还可抑制破骨细胞的形成，减少骨吸收[13]。而IGF在骨修复时参与间充质干细胞、骨膜细胞、成骨细胞的增殖和分化，且可与PDGF协同作用促进表皮和血管内皮的再生。IGF-1与受体结合后启动下游信号磷酸化，通过磷酸肌醇3-激酶（PI3K）、AKT/PKB和细胞外信号调节激酶（ERK1/2）启动促有丝分裂信号，进而促进细胞增殖[14]。Chen等[15]研究表明IGF-1可以增强BMSCs中BMP-9诱导的成骨分化，这可能与BMP-9介导的BMP/Smad信号通路相关。IGF还可通过软骨内成骨途径促进成骨，加速骨修复进程。

在骨损伤修复中，PRP被报道还可通过激活Wnt/β-catenin通路抑制RANKL表达、干扰RANKL诱导的破骨细胞分化，使骨溶解效应减弱。此外，PRP可以促进成骨细胞骨保护素（osteoprotectin，OPG）的表达，OPG竞争性结合破骨细胞表面的RANK受体，抑制RANKL的结合，降低破骨细胞的分化，减少骨吸收[16-17]。

（三）PRP促进血管生成，改善局部微循环

VEGF、FGF是促进血管生成的主要生长因子。PRP中的VEGF与血管内皮细胞生长因子受体（vascular endothelial growth factor receptor，VEGFR）结合可刺激内皮细胞增殖，促进创面微血管生成[18]。在骨损伤修复中，新生血管的形成可

使成骨细胞ALP活性增强，促进骨折愈合。FGF则可通过促进蛋白多糖产生，加速细胞有丝分裂、刺激内皮细胞增殖而改善创面局部微循环[19]。研究表明，在BMSCs培养基中加入FGF-2可以促进CD31的表达并上调VEGF的表达水平，同时通过抑制RhoA/ROCK信号转导通路，促进BMSCs分化为内皮细胞系，形成血管状结构[20]。此外，PRP中的多种生长因子协同使用可引起级联反应，促进血管生成，如胰岛素样生长因子结合蛋白2（IGFBP2）能刺激血管内皮细胞表达VEGF-A[21]；PDGF可作用于血管平滑肌细胞，促进血管平滑肌细胞迁移和增殖，并通过Notch信号通路诱导血管生成[22]。PRP中多种生长因子之间相互作用、彼此互补，保障血管生长的自然进程，对组织的修复再生至关重要。

（四）PRP的抑菌作用

PRP中富含较高水平的血小板、白细胞、纤维蛋白及其他活性成分，可发挥直接或间接的抑菌作用，进而改善局部微环境，在促进伤口愈合及炎症调控方面发挥重要作用。这些生物活性物质在发挥抑菌效应过程中存在着错综复杂的关系，可能的抑菌机制如下：PRP中的血小板可产生抗菌氧代谢产物如活性氧，间接诱导巨噬细胞吞噬内化病原体并清除病原体，脱颗粒并释放各种阳离子抗菌肽，诱导免疫细胞参与抗炎症反应，同时增强白细胞的抗菌效应[23]。PRP中富含多种白细胞，这些细胞不仅可直接清除局部病原体，还能受到血小板分泌的IL-1、CXCL-4、CXCL-7的趋化，从而发挥更强的抑菌作用[24]。同时，PRP中的纤维蛋白为血小板激活、聚集提供一个三维结构，从而包裹血小板和白细胞，防止其流失，延长部分生长因子的释放，促进组织的修复和炎症的免疫调控[25]。此外，其他抑菌成分（如人防御素2等）也在PRP抑菌过程中发挥了很强的抑菌效应[26]。

二、PRP与干细胞的联合应用

研究表明，PRP不仅能够单独发挥作用，其与其他细胞尤其是不同类型间充质干细胞（mesenchymal stem cells，MSCs）的联合应用目前也已广泛应用于再生医学领域[27-29]。MSCs来源于发育早期的中胚层和外胚层，属于多能干细胞，是一类具有自我更新、高度增殖、多向分化和免疫调控潜能的细胞群体，可以进一步分化为各种不同的组织细胞，在组织修复、疾病治疗等方面具有巨大潜力。MSCs主要存在于结缔组织和器官间质中，包括骨髓、胎盘、脐带、脂肪、牙髓等。PRP和不同类型的MSCs联合应用能够产生协同作用。例如，PRP中富含的生长因子能够促进细胞增殖、减轻炎症，与此同时，MSCs具有多向分化的潜能，可以分化为多种细胞类型，如成骨细胞、软骨细胞和脂肪细胞等。因此，当这两种生物成分联合应用时，生长因子与干细胞的多向分化相互配合，有助于加速组织再生和修复过程，提高治疗效果。下面将主要介绍PRP与BMSCs、牙髓干细胞（dental pulp stem cells，DPSCs）、脂肪间充质干细胞（adipose tissue-derived stem cells，ADSCs）、脐带间充质干细胞（umbilical cord mesenchymal stem cells，UCSCs）在不同领域的联合应用。

（一）PRP与BMSCs的联合应用

BMSCs是一种来源于骨髓的干细胞，具有多向分化能力，可向骨、软骨、肌肉、成脂等谱系分化。BMSCs易于从骨髓中分离和扩增，是组织工程领域理想的种子细胞。PRP和BMSCs联合治疗在骨关节疾病的治疗中表现出显著的效果。研究发现，二者联用显著加速了兔后侧脊柱融合模型中的骨再生[30]。PRP与体外冲击波联合处理可以促进BMSCs增殖和迁移，加速BMSCs钙化结节的沉积，提高ALP的活性，上调Runx2、骨钙蛋白的表达，从而诱导BMSCs成骨分化[31]。这一联合疗法也可以减轻疼痛、促进软骨修复和改善关节功能，对于骨关节炎、韧带撕裂和软骨受损都具有潜在的疗效。PRP和BMSCs联合治疗还可应用于心肌损伤。Zaki建立了阿霉素诱导大鼠心肌损伤模型，PRP/BMSCs可显著降低丙二醛（MDA）和TNF-α水平，同时VEGF、IL-10、Bcl2/Bax比值升高，有效缓解阿霉素引起的心肌损伤，此种治疗方法可能与促进心脏组织再生相关[32]。皮肤疾病和创伤后的皮肤修复也可以通过PRP和BMSCs联合治疗来改善，两者结合有助于伤口愈合，其中PRP刺激胶原蛋白的产生，而BMSCs有助于皮肤细胞的再生[33]，从而提高皮肤质量和创面愈合速度。

（二）PRP与DPSCs的联合应用

DPSCs具有高度的分化和再生能力。DPSCs分化过程的分子机制和功能受到生长因子与支架的影响，而PRP含有丰富的生长因子，会影响DPSCs分化的命运。PRP和DPSCs的联合使用可促进DPSCs增殖和成骨分化，随着PRP浓度的增加，DPSCs增殖活性显著增强，更多细胞被诱导进入S期，成骨分化标志物ALP、Col-1和Runx2表达显著上调[34]。牙髓再生是近年兴起的一种牙髓治疗手段，PRP与DPSCs的联合治疗在牙本质再生中显示出巨大的潜力[35]，这种治疗方法可通过刺激DPSCs分化为牙本质细胞实现牙本质再生，用于修复因龋齿或外伤引起的牙本质缺损[36]。DPSCs中不同细胞亚群有不同的成血管潜能，PRP可通过募集干细胞及诱导内皮细胞分化，促进血管的生成和稳定[37]。

（三）PRP与ADSCs的联合应用

ADSCs在干细胞治疗和组织工程中具有很大的潜力，与人体其他类型的组织相比，脂肪组织中的ADSCs含量丰富，并且由于其位于皮下，相对容易获取，可以大量分离。尽管ADSCs于2002年才被发现，但其已被广泛应用于临床。ADSCs在移植后面临一个相对复杂的微环境，其中局部缺氧、氧化应激和炎症可能导致大规模细胞功能丧失或死亡。而PRP因含有丰富的生长因子，可以维持干细胞活性，刺激干细胞增殖及分化。PRP与ADSCs的联合应用在皮肤再生领域取得了显著的效果，这种疗法可以改善皮肤质量、减少皱纹、促进胶原蛋白合成，使得面部年轻化[38]。在小鼠皮肤创面模型中，两者联用后白细胞及成纤维细胞聚集，血管新生、肉芽组织重塑、上皮化均比其他对照组明显，伤口愈合效果最佳[39]。在糖尿病大鼠的伤口模型中，ADSCs+PRP治疗能够促进成纤维细胞和角质形成细胞的增殖与迁移，10天后真皮中出现增多的组织胶原沉积，最终糖尿病大鼠伤口完全闭合[40]。PRP与ADSCs的联合应用还可用于治疗骨折、骨缺损和关节疾病。两者联用可以加速愈合，减轻疼痛，促进组织再生，改善患者的生活质量。

（四）PRP与UCSCs的联合应用

脐带组织中存在的人类UCSCs，这些具有自我更新能力的细胞可在某些条件下分化形成人类组织和器官。与其他来源的干细胞相比，UCSCs的非侵入性获得和低免疫原性使它们在临床应用中具有独特的优势，因此近年来UCSCs在临床实践中被广泛应用。PRP中的生长因子和UCSCs的多向分化潜能可以相互促进，增强组织再生和愈合能力。PRP与UCSCs的联合应用在组织再生和伤口修复中发挥重要作用，二者可增强再上皮化，增加血管生成，调节炎症和ECM重塑[41]。有学者研究了UCSCs和PRP联合治疗对电离辐射损伤小鼠模型伤口愈合的治疗效果，发现与未经治疗的辐照组相比，UCSCs和PRP的同时应用提高了伤口闭合率和血管生成，同时伤口组织中VEGF和CD31的表达增加[42]。Meamar课题组研究了PRP与UCSCs治疗糖尿病足溃疡（DFUs）的有效性，实验组的伤口闭合速度和无痛步行距离均高于对照组，且实验组出现新的毛细血管，二者联用加速了糖尿病足溃疡患者的伤口愈合[43]。研究表明，UCSCs和PRP联合还可能通过调节lncRNA的表达影响炎症因子、血管生成因子等的分泌水平，进而通过调控血糖水平，达到治疗糖尿病足的目的[44]。

随着进一步的研究和临床试验，PRP与干细胞联合应用的潜力和有效性将得到更多验证。未来的研究可能会探索更多不同类型的MSCs与PRP的联合应用，以及在不同疾病治疗中的最佳实践。

尽管初步的临床研究显示PRP和MSCs联合应用在组织再生与治疗方面具有潜在的疗效，但对于其长期安全性的验证仍然存在不确定性[41]。随着时间的推移，可能会出现一些长期的不良反应或并发症，如细胞的异常增殖、免疫反应、肿瘤发生等。因此，需要进行更多的长期随访研究，以评估PRP和MSCs联合应用的长期安全性。此外，虽然文献表明PRP和MSCs联合应用可以促进组织再生与修复，但这种效果能否长期维持，仍然需要更多的研究来验证[41]。一些研究发现，PRP和MSCs的效果可能随着时间的推移而减弱，或者需要多次治疗才能维持治疗效果[40]。目前针对PRP和MSCs联合应用的治疗方案尚未达到标准化，不同的研究和临床实践中可能存在治疗方案的差异，包括PRP和MSCs的比例、治疗次数和剂量等。缺乏标准化的治疗方案使得不同研究结果的比较和效果的评估变得困难，也增加了治疗的不确定性。

综上所述，PRP富含多种生长因子，多种生长因子彼此协调，能促使细胞修复和再生，加速损伤组织愈合。PRP治疗作为一项较新的生物医学技术，其术前诊断、术中操作、术后注意事项各个阶段均很重要。与同种异体移植物相比，PRP作为自体血液的浓缩部分，不存在HIV、肝炎等疾病的传播以及免疫性反应等问题。但是，目前大部分PRP治疗缺乏大规模的多中心、前瞻性、随机对照研究，对于PRP的起效浓度范围没有统一的标准，制备装置和方法不一致，缺乏标准化的PRP制备技术，不同治疗组的观察结果存在较大差异。未来PRP治疗的研究应集中在解决以上问题和观察长期临床效果的前瞻性研究方面，使PRP治疗走向成熟的常规治疗。

参考文献

[1] Sánchez-González DJ, Méndez-Bolaina E, Trejo-Bahena NI. Platelet-rich plasma peptides: key for regeneration[J]. Int J Pept, 2012:532519.

[2] Oneto P, Etulain J. PRP in wound healing applications[J]. Platelets, 2021, 32(2):189-199.

[3] Roubelakis MG, Trohatou O, Roubelakis A, et al. Platelet-rich plasma (PRP) promotes fetal mesenchymal stem/stromal cell migration and wound healing process[J]. Stem Cell Rev Rep, 2014, 10(3):417-428.

[4] Li T, Ma Y, Wang M, et al. Platelet-rich plasma plays an antibacterial, anti-inflammatory and cell proliferation-promoting role in an in vitro model for diabetic infected wounds[J]. Infect Drug Resist, 2019, 12:297-309.

[5] Aloui C, Chakroun T, Prigent A, et al. Leucocyte cytokines dominate platelet cytokines overtime in non-leucoreduced platelet components[J]. Blood Transfus, 2018, 16(1):63-72.

[6] Bastidas-Coral AP, Bakker AD, Zandieh-Doulabi B, et al.

Cytokines TNF-α, IL-6, IL-17F, and IL-4 differentially affect osteogenic differentiation of human adipose stem cells[J]. Stem Cells Int, 2016:1318256.
[7] Yin W, Qi X, Zhang Y, et al. Advantages of pure platelet-rich plasma compared with leukocyte-and platelet-rich plasma in promoting repair of bone defects[J]. J Transl Med, 2016, 14:73.
[8] Xu P, Wu Y, Zhou L, et al. Platelet-rich plasma accelerates skin wound healing by promoting re-epithelialization[J]. Burns Trauma, 2020, 8:tkaa028.
[9] Qian Y, Han Q, Chen W, et al. Platelet-rich plasma derived growth factors contribute to stem cell differentiation in musculoskeletal regeneration[J]. Front Chem, 2017, 5:89.
[10] Lai F, Kakudo N, Morimoto N, et al. Platelet-rich plasma enhances the proliferation of human adipose stem cells through multiple signaling pathways[J]. Stem Cell Res Ther, 2018, 9(1):107.
[11] Zhang M, Yu W, Niibe K, et al. The effects of platelet-derived growth factor-bb on bone marrow stromal cell-mediated vascularized bone regeneration[J]. Stem Cells Int, 2018:3272098.
[12] Li A, Xia X, Yeh J, et al. PDGF-AA promotes osteogenic differentiation and migration of mesenchymal stem cell by down-regulating PDGFRα and derepressing BMP-Smad1/5/8 signaling[J]. PLoS One, 2014, 9(12):e113785.
[13] Rys JP, Monteiro DA, Alliston T. Mechanobiology of TGFβ signaling in the skeleton[J]. Matrix Biol, 2016, 52-54:413-425.
[14] Youssef A, Aboalola D, Han VK. The roles of insulin-like growth factors in mesenchymal stem cell niche[J]. Stem Cells Int, 2017:9453108.
[15] Chen L, Zou X, Zhang RX, et al. IGF1 potentiates BMP9-induced osteogenic differentiation in mesenchymal stem cells through the enhancement of BMP/Smad signaling[J]. BMB Rep, 2016, 49(2):122-127.
[16] Chang IC, Tsai CH, Chang YC. Platelet-rich fibrin modulates the expression of extracellular signal-regulated protein kinase and osteoprotegerin in human osteoblasts[J]. J Biomed Mater Res A, 2010, 95(1):327-332.
[17] Kapasa ER, Giannoudis PV, Jia X, et al. The effect of RANKL/OPG balance on reducing implant complications[J]. J Funct Biomater, 2017, 8(4):42.
[18] Naito H, Iba T, Takakura N. Mechanisms of new blood-vessel formation and proliferative heterogeneity of endothelial cells[J]. Int Immunol, 2020, 32(5):295-305.
[19] Mannell H, Hammitzsch A, Mettler R, et al. Suppression of DNA-PKcs enhances FGF-2 dependent human endothelial cell proliferation via negative regulation of Akt[J]. Cell Signal, 2010, 22(1):88-96.
[20] Li D, Cheng P, Jiang H, et al. Vascularization converts the lineage fate of bone mesenchymal stem cells to endothelial cells in tissue-engineered bone grafts by modulating FGF2-RhoA/ROCK signaling[J]. Cell Death Dis, 2018, 9(10):959.
[21] Bussche L, Van de Walle GR. Peripheral blood-derived mesenchymal stromal cells promote angiogenesis via paracrine stimulation of vascular endothelial growth factor secretion in the equine model[J]. Stem Cells Transl Med, 2014, 3(12):1514-1525.
[22] Liang T, Zhu L, Gao W, et al. Coculture of endothelial progenitor cells and mesenchymal stem cells enhanced their proliferation and angiogenesis through PDGF and Notch signaling[J]. FEBS Open Bio, 2017, 7(11):1722-1736.
[23] Portier I, Campbell RA. Role of platelets in detection and regulation of infection[J]. Arterioscler Thromb Vasc Biol, 2021, 41(1):70-78.
[24] Carestia A, Godin LC, Jenne CN. Step up to the platelet: Role of platelets in inflammation and infection[J]. Thromb Res, 2023, 231:182-194.
[25] Liu X, Yin M, Li Y, et al. Genipin modified lyophilized platelet-rich fibrin scaffold for sustained release of growth factors to promote bone regeneration[J]. Front Physiol, 2022, 13:1007692.
[26] Tohidnezhad M, Varoga D, Wruck CJ, et al. Platelets display potent antimicrobial activity and release human beta-defensin 2[J]. Platelets, 2012, 23(3):217-223.
[27] Paganelli A, Contu L, Condorelli A, et al. Platelet-rich plasma (PRP) and adipose-derived stem cell (ADSC) therapy in the treatment of genital lichen sclerosus: A comprehensive review[J]. Int J Mol Sci, 2023, 24(22):16107.
[28] Gupta S, Paliczak A, Delgado D. Evidence-based indications of platelet-rich plasma therapy[J]. Expert Rev Hematol, 2021, 14(1):97-108.
[29] Lai CF, Cheng SL. Signal transductions induced by bone morphogenetic protein-2 and transforming growth factor-beta in normal human osteoblastic cells[J]. J Biol Chem, 2002, 277(18):15514-15522.
[30] Liu Z, Zhu Y, Ge R, et al. Combination of bone marrow mesenchymal stem cells sheet and platelet rich plasma for posterolateral lumbar fusion[J]. Oncotarget, 2017, 8(37):62298-62311.
[31] 黄高, 徐俊, 陈文革. 体外冲击波联合负载骨髓间充质干细胞的富血小板血浆移植促进骨缺损修复[J]. 中国组织工程研究, 2022, 26(30):4812-4818.
[32] Zaki SM, Algaleel WA, Imam RA, et al. Mesenchymal stem cells pretreated with platelet-rich plasma modulate doxorubicin-induced cardiotoxicity[J]. Hum Exp Toxicol, 2019, 38(7):857-874.
[33] Mahmoudian-Sani MR, Rafeei F, Amini R, et al. The effect of mesenchymal stem cells combined with platelet-rich plasma on skin wound healing[J]. J Cosmet Dermatol, 2018, 17(5):650-659.
[34] 闫娜, 黄涛, 张中月, 等. 富血小板纤维蛋白对牙髓干细胞增殖和成骨分化的功能研究[J]. 口腔医学研究, 2020, 36(10):973-977.
[35] 黄梦妤, 刘生波. 牙髓再生技术应用于成熟恒牙的挑战及应

对策略[J]. 口腔医学研究, 2022, 38(10):922–925.
[36] 热孜亚古丽・阿克木, 杨国斌. 年轻恒牙牙髓再生治疗的研究进展[J]. 口腔医学研究, 2022, 38(05):408–411.
[37] 王舸, 谢利, 田卫东. 牙髓再生中促进血管化策略的新进展[J]. 中国组织工程研究, 2022, 26(30):4904–4911.
[38] James IB, Coleman SR, Rubin JP. Fat, stem cells, and platelet-rich plasma[J]. Clin Plast Surg, 2016, 43(3):473–488.
[39] 黄敏, 颜洪. 脂肪间充质干细胞条件培养液联合富血小板纤维蛋白修复小鼠皮肤损伤[J]. 中国组织工程研究, 2019, 23(01):18–23.
[40] Ni X, Shan X, Xu L, et al. Adipose-derived stem cells combined with platelet-rich plasma enhance wound healing in a rat model of full-thickness skin defects[J]. Stem Cell Res Ther, 2021, 12(1):226.
[41] Yang J, Chen Z, Pan D, et al. Umbilical cord-derived mesenchymal stem cell-derived exosomes combined pluronic f127 hydrogel promote chronic diabetic wound healing and complete skin regeneration[J]. Int J Nanomedicine, 2020, 15:5911–5926.
[42] Myung H, Jang H, Myung JK, et al. Platelet-rich plasma improves the therapeutic efficacy of mesenchymal stem cells by enhancing their secretion of angiogenic factors in a combined radiation and wound injury model[J]. Exp Dermatol, 2020, 29(2):158–167.
[43] Meamar R, Ghasemi-Mobarakeh L, Norouzi MR, et al. Improved wound healing of diabetic foot ulcers using human placenta-derived mesenchymal stem cells in gelatin electrospun nanofibrous scaffolds plus a platelet-rich plasma gel: A randomized clinical trial[J]. Int Immunopharmacol, 2021, 101(Pt B):108282.
[44] 李晓燕, 张艳, 李辉, 等. 富含血小板血浆和脐带干细胞联用对糖尿病足模型lncRNA表达谱的影响[J]. 现代生物医学进展, 2018, 18(22):4224–4228.

第2节

富血小板纤维蛋白的作用与原理

创伤愈合是一个复杂而精细的过程，涉及多个生理环节的协同作用，血液是促进愈合最重要的参与者。一般来说，创伤愈合可以分为4个基本阶段：止血阶段、炎症阶段、增殖阶段和重塑阶段。在创伤发生的瞬间，机体的第一反应是止血。首先，血小板迅速聚集在伤口处，通过其黏附、聚集和释放反应，形成血凝块，封闭并保护伤口，阻止血液进一步流失。同时，血管收缩也会减少出血量。从凝血到止血这一过程通常在受伤后的几分钟到几小时内完成，是创伤愈合的首要步骤。参与这个过程最重要的生物成分就是血小板。止血后，伤口进入炎症阶段。这个阶段的主要任务是清除伤口内的细菌、坏死组织和异物，为后续的修复工作创造条件。炎症细胞，如中性粒细胞和巨噬细胞，会进入伤口，吞噬并消化这些有害物质。这一过程可持续24～48小时，常伴有局部红、肿、热、痛等症状。随着炎症反应的逐渐消退，细胞开始增生，为伤口修复奠定基础，伤口进入增殖阶段。在这个阶段，成纤维细胞开始大量增殖，并分泌胶原蛋白等物质，修复伤口缺损。同时，新生的毛细血管也会长入伤口，为组织修复提供营养和氧气。这一过程也称为肉芽组织生成阶段，因为肉芽组织主要由成纤维细胞和新生血管构成。随着肉芽组织的不断生长和成熟，伤口逐渐缩小，直至最终愈合。随着伤口的逐渐愈合，最后一个阶段——重塑阶段。在这个阶段，胶原蛋白纤维进一步成熟，重新排列，使伤口变得更加坚固和平整。同时，多余的肉芽组织也会被逐渐吸收或转化为瘢痕组织。瘢痕组织的形成是伤口愈合的最终结果，它可以保护伤口免受外界刺激和感染[1]。

此外，生长因子在伤口愈合和再生医学中发挥着至关重要的作用。它们作为细胞间的信号分子，能够调节细胞的增殖、迁移、分化、存活及基质合成等多种生物学过程。生长因子的作用效果通常与其浓度密切相关，其通过旁分泌或自分泌的方式作用于邻近细胞，在一定范围内，生长因子的浓度越高，其促进细胞增殖和基质合成的效果越明显[2]。然而，生长因子的作用具有一定的时效性，它们在体内的半衰期较短，因此需要持续释放或补充以维持其生物学效应。目前的研究表明，通过载体系统（如PRF、凝胶）可以实现生长因子的缓慢释放，延长其作用时间[3]。

PRF是第2代血小板浓缩物，制备过程相对简单。与PRP相比，PRF的制备无需添加抗凝剂或外源性生物化学试剂，这避免了潜在的感染风险，并保持了其高度的生物相容性和生物活性[4]。同时，PRF中的生长因子释放更为缓慢持久，有利于组织长期修复。与其他纤维蛋白凝胶相比，PRF具有更高的生物活性和更好的组织相容性，能够更好地促进组织愈合和再生[5]。

PRF在缓慢离心过程中，血小板和白细胞可释放大量的生长因子，包括TGF-β1、PDGF、VEGF、EGF、IGF等。同时，随着纤维蛋白的形成，血液中的血小板、白细胞及其他生长因子被包裹在纤维蛋白支架内，形成凝胶状。研究发现，与全血相比，PRF中含有约97%的血小板和50%的白细胞[6]。进一步研究PRF中的细胞因子含量发现，大多数细胞因子既不在上清液中，也不在渗出液中，而是被包裹在PRF纤维蛋白基质中，这意味着细胞因子与纤维蛋白三维网状结构紧密结合[7]。生化分析结果显示，PRF由细胞因子、血小板、白细胞和结构糖蛋白紧密组成，这些成分包裹在一个三维立体纤维蛋白网状结构中，在组织愈合过程中具有协同作用，随着PRF纤维蛋白基质的重塑被逐步释放和使用[8]。

PRF的作用及原理

PRF的3个主要成分，即纤维蛋白网状支架、细胞（血小板、白细胞）、生长因子是促进组织愈合、发挥再生作用的关键。

（一）促进组织修复及伤口愈合

纤维蛋白是PRF的结构基础，为纤维蛋白原的血浆分子的活化形式。纤维蛋白原为一种可溶性蛋白质，大量存在于血浆和血小板α-颗粒中，在凝血酶的作用下转化为不溶的纤维蛋白。纤维蛋白在聚合的过程中，有两种不同的生化结构组装方式：四分子十字交叉连接和三分子T形交叉连接。四分子十字交叉连接的纤维蛋白可形成一个紧密的刚性网络，强度大，形态上不具有多变性，表面积小及内部承载能力较差，适合牢固地密封生物组织，但不利于细胞因子的黏附和细胞迁移；三分子T形交叉连接的纤维蛋白可形成一个精细而有弹性的纤维蛋白网格结构，有较大的内表面积，能够支持细胞因子的结合和细胞迁移[9]。

PRF在离心过程中发生自然、缓慢的聚合，纤维蛋白原以三分子T形交叉连接形式形成均匀的三维结构，聚合过程中包裹了大量细胞因子、血小板和白细胞，这种网状结构为细胞迁移、增殖和分化提供了物理支架[10]。纤维蛋白网状支架捕获的细胞因子中含有促进组织修复及愈合的生长因子，如TGF-β1、FGF、PDGF、IGF等。TGF-β1是纤维化的原动力，TGF-β是一个超家族，有30多个成员，其中TGF-β1是最重要的亚型，不仅在血小板α-颗粒中，在细胞间相互作用中也普遍存在。在体外研究中，尽管TGF-β1在细胞增殖方面的影响是双向的，但对于绝大多数细胞类型来说，它是所有细胞因子中最强大的纤维化原动力，可诱导Ⅰ型胶原和纤维连接蛋白等基质分子的大量合成，进而促进纤维性愈合[11]。PDGF是另一种重要的生长因子，在PRF中其可促进间充质干细胞的增殖和迁移，诱导成纤维细胞和平滑肌细胞的分化，对伤口愈合至关重要。PDGF还参与调控ECM的合成和降解，有助于伤口的收缩和重塑[12]。FGF在伤口愈合过程中，可促进成纤维细胞的增殖、迁移和分泌ECM，从而加速伤口的收缩和瘢痕形成。IGF-1和IGF-2也是细胞增殖和分化的正向调节因子。上述细胞因子除可促进细胞增殖外，还可诱导存活信号，保护细胞免受凋亡信号调节而进入程序性死亡进程。

（二）促进血管形成

纤维蛋白的三维网状结构可显著促进内皮细胞

形成新生毛细血管。内皮细胞可沿着纤维蛋白结构迁移，纤维蛋白通过刺激内皮细胞表达$\alpha_v\beta_3$整合素，从而使内皮细胞与纤维蛋白、纤维连接蛋白和玻连蛋白结合，促进血管生成。体外研究发现，$\alpha_v\beta_3$整合素的表达是由纤维蛋白本身引起的直接调节[13]。

此外，纤维蛋白凝胶网格捕获的细胞因子中含有促进血管形成的可溶性细胞因子，如血管内皮细胞生长因子（VEGF）、FGF、血管内皮素和PDGF等。VEGF是促血管生成的主要细胞因子，可直接控制内皮细胞的行为，如增殖、迁移、分化或存活，诱导新生血管形成，进而为伤口愈合提供必要的血供，促进营养物质和氧气的输送。PDGF是强效的促血管生成因子，能够刺激血管内皮细胞的增殖、迁移和血管形成，这对牙周组织中的血管网络重建至关重要。文献报道，FGF和PDGF可以与纤维蛋白紧密结合，从而可随着纤维蛋白的溶解缓慢释放，持续促进血管生成[14]。

因此，PRF不仅可作为物理支架支撑血管网络的形成，还可通过储存和释放生长因子促进血管生成与组织修复。

（三）调控炎症稳态，促进无炎症的连贯愈合

白细胞是PRF中另一种主要成分，Dohan等[15]指出，包含在纤维蛋白网格中的白细胞能够响应局部炎症反应，通过分泌关键性免疫调节细胞因子，如IL-1β、IL-6、IL-4、TNF-α等来抵抗感染，特别是巨噬细胞和中性粒细胞，通过吞噬作用、脱颗粒反应以及释放抗菌肽和活性氧等物质，有效清除伤口内的病原体，预防感染的发生和扩散，从而促进组织愈合。IL-1β是炎症反应的关键介质，其通过作用于IL-1受体触发炎症，激活中性粒细胞和巨噬细胞等免疫细胞，吞噬和杀灭入侵的病原体。同时，IL-1β可促进其他促炎细胞因子如TNF和IL-6的释放，进一步增强炎症反应，对抗感染。IL-4能够诱导巨噬细胞向抗炎表型极化，促进组织修复和病原体清除。TNF-α能够激活中性粒细胞和巨噬细胞等免疫细胞，增强其吞噬和杀灭病原体的能力，还能够诱导其他细胞因子如IL-1和IL-6的表达，进一步放大炎症反应。IL-6是B淋巴细胞的分化因子和T淋巴细胞的激活剂，在IL-2存在的情况下，可诱导成熟和未成熟T淋巴细胞分化为细胞毒性T淋巴细胞。此外，IL-6经过IL-4的预处理和活化后，能够诱导B淋巴细胞最终分化为分泌浆细胞，在抵抗感染的过程中发挥协同作用，具有重要价值[16]。

与此同时，纤维蛋白和纤维蛋白原降解产物（FDP）可刺激中性粒细胞迁移，增加CD11C/CD18受体的膜表达，该受体的表达可促进中性粒细胞、内皮细胞和纤维蛋白原的黏附，以及中性粒细胞的迁移[17]。此外，FDP可调节中性粒细胞的吞噬和降解，体外研究中，将FDP二聚体添加到人祖细胞培养基中，可以增加IL-1和纤溶酶原激活物（uPA）的分泌，意味着纤维蛋白可直接参与炎症过程，并调节免疫细胞的炎症反应，降低炎症水平[18]。

在PRF渗出液与血清的对比研究中发现，PRF渗出液中IL-6、IL-1β、TNF-α的浓度显著高于血清浓度、上清液浓度、血浆浓度，表明PRF缓慢的血液激活过程可以诱导白细胞脱颗粒增加[16]。在聚合过程中，白细胞所释放的这些细胞因子会被包裹在纤维蛋白网格中，并缓慢释放。因此，PRF凝胶可以被认为是一个免疫调控节点，PRF中的细胞因子、细胞及纤维蛋白通过不同的机制协同作用以抵抗感染。它们不仅能直接杀灭病原体，还能通过激活和调节免疫细胞的功能来增强宿主的免疫反应。

这些细胞因子在先天免疫和适应性免疫中均发挥重要作用，共同构成了PRF的免疫防御网络。

参考文献

[1] Novaleski CK, Carter BD, Sivasankar MP, et al. Apoptosis and vocal fold disease: Clinically relevant implications of epithelial cell death[J]. J Speech Lang Hear Res, 2017, 60(5):1264–1272.

[2] Fujioka–Kobayashi M, Miron RJ, Hernandez M, et al. Optimized platelet–rich fibrin with the low–speed concept: Growth factor release, biocompatibility, and cellular response[J]. J Periodontol, 2017, 88(1):112–121.

[3] Shaikh FM, Callanan A, Kavanagh EG, et al. Fibrin: A natural biodegradable scaffold in vascular tissue engineering[J]. Cells Tissues Organs, 2008, 188(4):333–346.

[4] Hartshorne J, Gluckman H. A comprehensive clinical review of Platelet Rich Fibrin (PRF) and its role in promoting tissue healing and regeneration in dentistry. Part 1: Definition, development, biological characteristics and function[J]. Int Dent Afr Ed, 2016, 6(5):14–24.

[5] Kobayashi E, Flückiger L, Fujioka–Kobayashi M, et al. Comparative release of growth factors from PRP, PRF, and advanced–PRF[J]. Clin Oral Investig, 2016, 20(9):2353–2360.

[6] Dohan Ehrenfest DM, Del Corso M, Diss A, et al. Three–dimensional architecture and cell composition of a Choukroun's platelet–rich fibrin clot and membrane[J]. J Periodontol, 2010, 81(4):546–555.

[7] Dohan DM, Choukroun J, Diss A, et al. Platelet–rich fibrin (PRF): A second–generation platelet concentrate. Part II: Platelet–related biologic features[J]. Oral Surg Oral Med Oral Pathol Oral Radiol Endod, 2006, 101(3):e45–e50.

[8] Clark RA. Fibrin and wound healing[J]. Ann N Y Acad Sci, 2001, 936:355–367.

[9] Mosesson MW. Fibrinogen and fibrin structure and functions[J]. J Thromb Haemost, 2005, 3(8):1894–1904.

[10] Dohan DM, Choukroun J, Diss A, et al. Platelet–rich fibrin (PRF): A second–generation platelet concentrate. Part I: Technological concepts and evolution[J]. Oral Surg Oral Med Oral Pathol Oral Radiol Endod, 2006, 101(3):e37–e44.

[11] Di Summa F, Kargarpour Z, Nasirzade J, et al. TGFβ activity released from platelet–rich fibrin adsorbs to titanium surface and collagen membranes[J]. Sci Rep, 2020, 10(1):1–12.

[12] Ravi S, Santhanakrishnan M. Mechanical, chemical, structural analysis and comparative release of PDGF–AA from L–PRF, A–PRF and T–PRF –an in vitro study[J]. Biomater Res, 2020, 24:16.

[13] Feng X, Tonnesen MG, Mousa SA, et al. Fibrin and collagen differentially but synergistically regulate sprout angiogenesis of human dermal microvascular endothelial cells in 3–dimensional matrix[J]. Int J Cell Biol, 2013:231279.

[14] Pérez E, García–Martínez O, Arroyo–Morales M, et al. Modulation of antigenic phenotype in cultured human osteoblast–like cells by FGFb, TGFbeta1, PDGF–BB, IL–2, IL–1beta, LPS and IFNgamma[J]. Biosci Rep, 2006, 26 (4):281–289.

[15] Dohan DM, Choukroun J, Diss A, et al. Platelet–rich fibrin (PRF): A second–generation platelet concentrate. Part III: Leucocyte activation: A new feature for platelet concentrates?[J]. Oral Surg Oral Med Oral Pathol Oral Radiol Endod, 2006, 101(3):e51–e55.

[16] Mamajiwala AS, Sethi KS, Raut CP, et al. Impact of different platelet–rich fibrin (PRF) procurement methods on the platelet count, antimicrobial efficacy, and fibrin network pattern in different age groups: an in vitro study[J]. Clin Oral Investig, 2020, 24(5):1663–1675.

[17] Loike JD, Sodeik B, Cao L, et al. CD11c/CD18 on neutrophils recognizes a domain at the N terminus of the A alpha chain of fibrinogen[J]. Proc Natl Acad Sci USA, 1991, 88 (3):1044–1048.

[18] Hamaguchi M, Morishita Y, Takahashi I, et al. FDP D–dimer induces the secretion of interleukin–1, urokinase–type plasminogen activator, and plasminogen activator inhibitor–2 in a human promonocytic leukemia cell line[J]. Blood, 1991, 77(1):94–100.

第3节

浓缩生长因子的作用与原理

浓缩生长因子（concentrated growth factor，CGF）是从自体血液中提取的第3代血小板浓缩物，具有良好的生物相容性和生物安全性。CGF多孔的纤维蛋白网络中富含生长因子和细胞成分，是一种理想的生物支架和生长因子储存库，广泛用于骨、神经、血管、肌肉、上皮等组织的修复和再生[1-2]。本节就CGF的生物学特性及其对不同细胞的作用和机制进行综述。

一、CGF的生物学特性

CGF是将血液样品变速离心后获得的淡黄色、不透明且富有弹性的纤维蛋白凝胶，在肉眼下类似于PRF，但其拉伸强度更高；与PRF相比，电镜下CGF的纤维蛋白网络结构更规则致密，生长因子和细胞成分也更稳定，同时具有良好的黏附性[3]。致密的纤维蛋白网络不仅为嵌入内部的细胞和生长因子提供保护，使其释放接近生理模式，还为细胞迁移和增殖提供三维空间和机械支持[4]。变速离心增加了血小板的碰撞机会，激活后释放出大量生长因子，如VEGF、FGF-2、TGF-β等[3]，进而调控细胞增殖、分化和胶原合成，抑制炎症反应[5]，这是CGF发挥作用的基础。CGF中的细胞成分主要包括血小板、红细胞、成纤维细胞、淋巴细胞和单核细胞，这些细胞不仅可以产生细胞因子并调节其释放，同时还发挥抗炎和免疫调节作用[6]。最新的研究发现，CGF中可能还含有内皮祖细胞[7]和多能干细胞[3]，后者具有良好的分化能力，参与血管和骨组织的形成。

与前两代血小板浓缩物相比，CGF的降解时间更长，释放生长因子的时间与组织创伤的愈合时间接近，有利于保存生长因子的活性[4,8]。CGF释放生长因子主要分为两个阶段：初期离心后活化的血小板进行瞬时释放或简单扩散部分生长因子；在后期随着纤维蛋白结构缓慢降解，生长因子也逐步被释放，同时CGF自身含有的细胞成分也会释放生长因子[9]。因此，CGF中的纤维蛋白网络、生长因子和细胞成分三者协同作用，在组织修复和再生中展现了巨大的应用潜力。

二、CGF的作用机制及原理

（一）CGF是良好的生物活性支架

原位组织再生是利用人体自身的再生能力在受损部位促进组织的再生和愈合，在此过程中，生物活性支架在组织受损部位为细胞提供局部生长环境[10]。组织工程的支架材料应具备为干细胞或其他细胞提供生物学和机械支持，允许细胞黏附、迁移、增殖和分化，可降解，无毒害和易制取等特点[11]。变速离心后获得的CGF纤维蛋白凝胶柔软且富有弹性，粗细胶原纤维形成三维网状结构，具有足够的机械性能，既可以保护生长因子不被蛋白酶水解，又可储留生长因子使其缓慢释放，延长生长因子作用时间[12]。同时，该三维网状结构被证实具有良好的生物相容性，可作为支架支撑形成新的组织，促进细胞附着，为组织再生提供有利环境。有研究表明，在没有干细胞移植的情况下，CGF可促进去除牙髓的犬年轻恒切牙形成类牙髓-牙本质复合体，后者与天然发育的牙髓组织结构相似，提示CGF可作为年轻恒牙牙髓样组织原位再生的有效支架[13]。但目前还需要进一步的临床试验来探究CGF作为生物支架材料在组织再生应用中的作用效果以及潜在的不良反应。

（二）CGF促进干细胞增殖及成骨分化

由于CGF内含有高浓度的TGF-β、PDGF、IGF-1等增殖相关生长因子，因此CGF具有促增殖作用，这些信号分子可能通过激活AKT、MAPK等信号通路来促进干细胞增殖[14]。Jin等[12]研究CGF对hDPSCs的促增殖作用，发现在CGF作用初期对hDPSCs增殖能力的影响尚不明显，在作用3～7天后细胞增殖能力显著增强，这与CGF内生长因子的缓慢释放有关。同时，有研究表明CGF随浓度逐渐增高，其促增殖作用逐渐增强，然而高浓度（20%）的CGF表现出抑制增殖作用[15]，推测这与细胞培养环境中的pH改变有关。尽管确切的机制尚不明确，但低浓度的CGF具有最佳效果，有利于其临床应用。

此外，CGF中的多种内源性生长因子可以发挥协同和级联效应，促进DPSCs、牙周膜干细胞（periodontal ligament stem cells，PDLSCs）、牙龈间充质干细胞及脂肪来源的干细胞等干细胞分化成骨。Rochira等[16]将人骨髓间充质干细胞（human bone marrow mesenchymal stem cells，hBMSCs）分别在基础培养基（BM）、成骨培养基（OM）及BM+CGF中培养，发现CGF组中早期成骨标志物Runx2、OCN和ALP的含量明显高于BM组及OM组，提示CGF可诱导hBMSCs的成骨分化。为探索其具体机制，Li等[17]在此基础上通过体外实验发现，CGF可通过上调TAZ蛋白表达促进Runx2、OCN及ALP的表达，进而提高成骨能力。此外，Xu等[18]发现CGF通过激活Smad信号通路使hBMSCs在骨吸收部位聚集，促进BMPs的表达，进而促进hBMSCs介导的骨再生。CGF还可通过调节Wnt/β-catenin信号通路促进人牙周膜干细胞的增殖和ALP表达[19]。同时，CGF可通过紧密连接蛋白信号通路促进AMPK的表达，进而改变成骨细胞的极性，增强成骨细胞的迁移能力和物质运输，促进骨组织再生[20]。研究者将丝素蛋白联合CGF构建CGF-丝素蛋白复合生物材料，与羟基磷灰石混合后植入兔下颌骨缺损模型中。12周后CGF复合材料组的新生骨情况、成骨速度明显优于单纯羟基磷灰石组；骨密度分析及新生骨面积测算也显示了CGF复合材料在促进成骨方面的优越性[18]。Liao等[21]研究表明，CGF可通过mTOR/ULK1途径激活的自噬和Cx43介导的细胞间通讯促进hBMSCs成骨分化。还有研究者将hBMSCs和人脐静脉内皮细胞置于含有CGF的培养基中共培养，发现ALP、Col-1、Runx2、OCN和Cx43的表达均高于不含CGF的直接共培养组和间接共培养组，提示CGF 具有明显的成骨作用，并且RNA测序表明含CGF的直接共培养组中MAP2K1、ULK1和PIK3CA的表达水平显著升高[14]。

（三）促进成骨细胞的成骨分化

成骨细胞来源于BMSCs，在骨形成中起重要作用。骨形成可分为几个阶段：首先前体成骨细胞增殖，随后分化为成熟的成骨细胞，合成分泌胶原，胶原形成初始骨架结构，无机磷酸盐和钙离子结合发生矿化作用形成羟基磷灰石，经过沉积和包埋，最终形成新的骨基质。有学者认为，CGF可以通过PI3K/AKT信号通路促进成骨细胞的成骨分化和矿化。Dong等[22]将MC3T3-E1成骨细胞置于含有CGF的培养基中，发现CGF能显著促进MC3T3-E1细胞增殖，增强ALP、OCN、BMP-2的表达，促进矿化结节的沉积。成骨细胞特异性转录因子Osterix是在骨形成过程中控制下游基因表达的关键分子，可促进成骨细胞的增殖与分化。有研究使用含CGF的培养基培养MC3T3-E1，发现CGF组细胞增殖能力增强，Osterix和Runx2 mRNA表达水平及ALP活性均显著升高，提示CGF可以通过上调Osterix的表达促进成骨细胞的增殖和分化[23]。有学者认为，CGF中的BMP-2和IGF-1可以分别通过调节p38、SAPK/JNK及ERK1/2信号通路上调Osterix的基因表达[24]。

（四）促进血管生成

组织缺损部位新生血管的形成是组织愈合成功的关键过程，Chen等[25]将CGF与BMSCs混合充填至小鼠颅骨缺损模型中，术后6周Micro-CT检测发现缺损区中心和边缘均有新生骨形成，组织学检测发现新生骨周围较对照组有明显的新生血管形成。这提示CGF不仅为BMSCs提供了三维纤维蛋白支架结构，还可通过释放多种生长因子来调节细胞的增殖和分化，促进骨缺损区新生血管形成。有研究将蚕丝蛋白/壳聚糖/纳米羟基磷灰石仿生骨（SF/CS/nHA）复合仿生支架与CGF混合培养BMSCs；结果显示，BM-SCN-CGF组的BMSCs增殖和成骨分化能力均优于BM-SCN组和BM组；细胞免疫荧光显示，BM-SCN-CGF组3种成骨标志基因Runx2、Col-1和OCN的表达水显著高于其他两组[26]，并且动物实验中，BM-SCN-CGF组VEGF的表达也高于其他组，周围新骨组织有更多的新生血管生成。在此基础上，Qi等[27]发现CGF可通过调控YAP通路上调干细胞中VEGF的表达，进而促进新生血管形成。

（五）促进胶原形成

成纤维细胞是合成ECM和胶原蛋白的关键细胞，对于创伤愈合过程至关重要。CGF能够显著促进成纤维细胞的增殖和迁移。CGF内包含的生长因子（如PDGF和TGF-β）通过与成纤维细胞表面的特定受体结合，激活PI3K/AKT和MAPK等信号通路，诱导细胞增殖和迁移[28]。同时，研究表明CGF可促进成纤维细胞合成Ⅰ型和Ⅲ型胶原、TGF-β，进而通过诱导胶原相关基因的表达，促进ECM的形成[29]。此外，CGF在调节MMP方面也起到重要作用。MMP是一类能够降解ECM成分的酶，CGF通过平衡MMP及其抑制因子的表达，为创面愈合提供了有利的环境[30]。

（六）减轻炎症反应

炎症反应在早期骨愈合中起着至关重要的作用，如果没有适当的炎症反应，就不能实现组织的有效愈合，而过度炎症则不利于组织修复。近期研究表明，CGF能够抑制炎症反应并缩短炎症持续时间[30]。Luo等[31]将巨噬细胞THP-1接种在含CGF的培养基中，24小时后利用流式细胞术检测M1巨噬细胞和M2巨噬细胞的极化情况，结果发现CD163+/CD206（M2巨噬细胞标志分子）细胞的百分比增加了约1.5倍，但CD80+/CD86+（M1巨噬细胞标志分子）细胞的百分比没有变化。M1巨噬细胞在伤口愈合早期通过分泌大量促炎细胞因子来促进炎症反应，M2巨噬细胞主要通过产生抗炎细胞因子和某些生长因子来促进伤口愈合与再生，以上结果提示CGF可通过促进M2巨噬细胞极化加快伤口愈合。进一步通过ELISA检测发现，CGF组IL-1的分泌较对照组减少了50%。以上研究提示，CGF可以调节巨噬细胞极化和功能活动，抑制炎症反应并促进愈合。

综上所述，CGF作为最新一代的血小板浓缩物，具有制备简单、无伦理争议、临床应用安全性高的优势。临床组织再生的关键是干细胞、生物支架、生长因子，CGF自身可作为组织再生的支架材料，搭载多种生长因子，通过激活不同的信号通路调控干细胞归巢，促进干细胞的迁移、增殖和分化，从而诱导组织再生，具有广阔的应用前景。目前，不同的生长因子在CGF应用中的协同机制尚无研究报道，临床应用缺乏理论依据，这方面仍需进一步研究。且CGF的降解时间相对较短，其在组织再生中的应用尚需进一步的条件优化。

参考文献

[1] Tabatabaei F, Aghamohammadi Z, Tayebi L. In vitro and in vivo effects of concentrated growth factor on cells and tissues[J]. J Biomed Mater Res A, 2020, 108(6):1338–1350.

[2] Stanca E, Calabriso N, Giannotti L, et al. Analysis of CGF biomolecules, structure and cell population: Characterization of the stemness features of CGF cells and osteogenic potential[J]. Int J Mol Sci, 2021, 22(16):8867.

[3] Lee HM, Shen EC, Shen JT, et al. Tensile strength, growth factor content and proliferation activities for two platelet concentrates of platelet-rich fibrin and concentrated growth factor[J]. J Dent Sci, 2020, 15(2):141–146.

[4] Yu M, Wang X, Liu Y, et al. Cytokine release kinetics of concentrated growth factors in different scaffolds[J]. Clin Oral Investig, 2019, 23(4):1663–1671.

[5] 周颐，刘笑言，向炳彦. 组织修复和再生领域浓缩生长因子的应用优势[J]. 中国组织工程研究, 2022, 26(10):1631–1640.

[6] Rodella LF, Favero G, Boninsegna R, et al. Growth factors, CD34 positive cells, and fibrin network analysis in concentrated growth factors fraction[J]. Microsc Res Tech, 2011, 74(8):772–777.

[7] Calabriso N, Stanca E, Rochira A, et al. Angiogenic properties of concentrated growth factors (CGFs): The role of soluble factors and cellular components[J]. Pharmaceutics, 2021, 13(5):635.

[8] 李永斌，孙迎春，韦荣智，等. 浓缩生长因子纤维蛋白与富血小板纤维蛋白体外降解的对比[J]. 中国组织工程研究, 2017, 21(14):2234–2240.

[9] Isobe K, Watanebe T, Kawabata H, et al. Mechanical and degradation properties of advanced platelet-rich fibrin (A-PRF), concentrated growth factors (CGF), and platelet-poor plasma-derived fibrin (PPTF)[J]. Int J Implant Dent, 2017, 3(1):17.

[10] Abdulghani S, Mitchell GR. Biomaterials for in situ tissue regeneration: A review[J]. Biomolecules, 2019, 9(11):750.

[11] Liu H, Lu J, Jiang Q, et al. Biomaterial scaffolds for clinical procedures in endodontic regeneration[J]. Bioact Mater, 2022, 12:257–277.

[12] Jin R, Song G, Chai J, et al. Effects of concentrated growth factor on proliferation, migration, and differentiation of human dental pulp stem cells in vitro[J]. J Tissue Eng, 2018, 9:2041731418817505.

[13] 乔璐，王慧慧，齐颖，等. SDF-1联合CGF应用于犬年轻恒牙牙髓样组织再生的研究[J]. 上海交通大学学报(医学版), 2019, 39(10):1148–1155.

[14] Li X, Yang H, Zhang Y, et al. CGFe and TGF-β1 enhance viability and osteogenic differentiation of human dental pulp stem cells through the MAPK pathway[J]. Exp Ther Med, 2021, 22(4):1048.

[15] Masuki H, Okudera T, Watanebe T, et al. Growth factor and pro-inflammatory cytokine contents in platelet-rich plasma (PRP), plasma rich in growth factors (PRGF), advanced platelet-rich fibrin (A-PRF), and concentrated growth factors (CGF)[J]. Int J Implant Dent, 2016, 2(1):19.

[16] Rochira A, Siculella L, Damiano F, et al. Concentrated growth factors (CGF) induce osteogenic differentiation in human bone marrow stem cells[J]. Biology (Basel), 2020, 9(11):370.

[17] Li W, Wang F, Dong F, et al. CGF membrane promotes periodontal tissue regeneration mediated by hUCMSCs through upregulating TAZ and osteogenic differentiation genes[J]. Stem Cells Int, 2021:6644366.

[18] 陈琦，李石岩，禹鑫，等. CGF复合丝素蛋白-羟基磷灰石支架对兔下颌骨缺损的修复作用[J]. 河北医学, 2020, 26(04):698–702.

[19] Qiao J, An N. Effect of concentrated growth factors on function and Wnt3a expression of human periodontal ligament cells in vitro[J]. Platelets, 2017, 28(3):281–286.

[20] Mao Y, Hu M, Chen L, et al. CGF-HLC-I repaired the bone defect repair of the rabbits mandible through tight junction pathway[J]. Front Bioeng Biotechnol, 2022, 10:976499.

[21] Liao Y, Fang Y, Zhu H, et al. Concentrated growth factors promote hBMSCs osteogenic differentiation in a co-culture system with HUVECs[J]. Front Bioeng Biotechnol, 2022, 10:837295.

[22] Dong K, Zhou WJ, Liu ZH, et al. The extract of concentrated growth factor enhances osteogenic activity of osteoblast through PI3K/AKT pathway and promotes bone regeneration in vivo[J]. Int J Implant Dent, 2021, 7(1):70.

[23] 魏中武, 刘双喜, 陈灼庚, 等. 比较浓缩生长因子提取液和富血小板纤维蛋白提取液对成骨细胞MC3T3-E1增殖的影响[J]. 中南大学学报(医学版), 2020, 45(08):901-908.

[24] 朱中焰, 张璐, 刘敏. 富自体浓缩生长因子纤维蛋白提取液对MC3T3-E1成骨细胞增殖与分化的影响[J]. 口腔医学研究, 2017, 33(11):1147-1150.

[25] Chen X, Wang J, Yu L, et al. Effect of concentrated growth factor (CGF) on the promotion of osteogenesis in bone marrow stromal cells (BMSC) in vivo[J]. Sci Rep, 2018, 8(1):5876.

[26] Zhou Y, Liu X, She H, et al. A silk fibroin/chitosan/nanohydroxyapatite biomimetic bone scaffold combined with autologous concentrated growth factor promotes the proliferation and osteogenic differentiation of BMSCs and repair of critical bone defects[J]. Regen Ther, 2022, 21:307-321.

[27] Qi L, Liu L, Hu Y, et al. Concentrated growth factor promotes gingival regeneration through the AKT/Wnt/β-catenin and YAP signaling pathways[J]. Artif Cells Nanomed Biotechnol, 2020, 48(1):920-932.

[28] Zhang X, Qiu J, Wang H, et al. Autologous bioactive compound concentrated growth factor ameliorates fistula healing of anal fistula in a pig model and promotes proliferation and migration of human skin fibroblasts via regulating the MEK/ERK pathway[J]. Oxid Med Cell Longev, 2022:7660118.

[29] Palermo A, Giannotti L, Di Chiara Stanca B, et al. Use of CGF in oral and implant surgery: from laboratory evidence to clinical evaluation[J]. Int J Mol Sci, 2022, 23(23):15164.

[30] Zhang M, Zhang T, Tang Y, et al. Concentrated growth factor inhibits UVA-induced photoaging in human dermal fibroblasts via the MAPK/AP-1 pathway[J]. Biosci Rep, 2020, 40(7):BSR20193566.

[31] Luo H, Liu W, Zhou Y, et al. Concentrated growth factor regulates the macrophage-mediated immune response[J]. Regen Biomater, 2021, 8(6):rbab049.

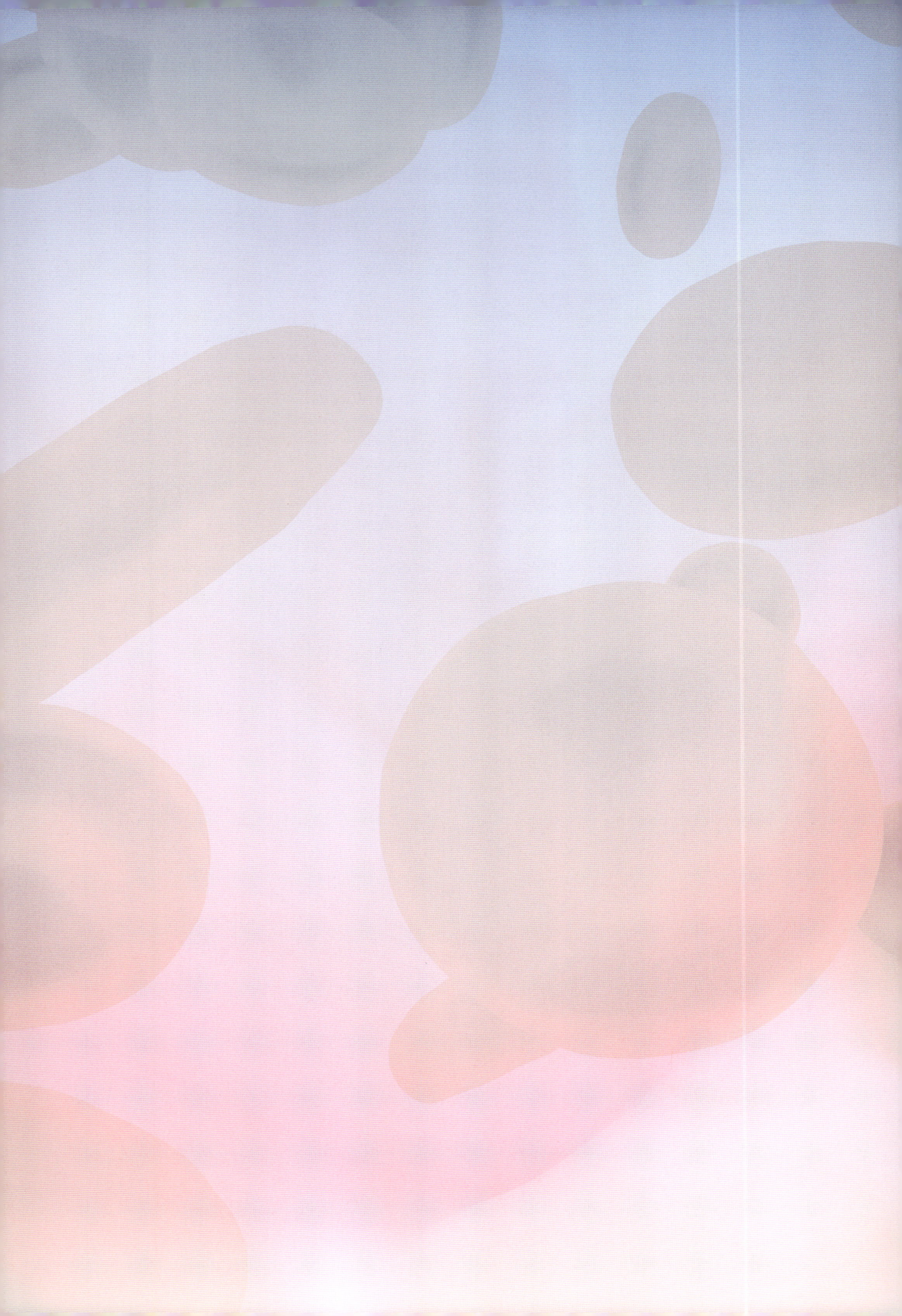

5

PLATELET CONCENTRATES AND PERIODONTAL REGENERATION

第5章

血小板浓缩物与牙周软硬组织再生

第1节 血小板浓缩物在牙周骨内袋再生治疗中的应用

20世纪90年代开始，有学者尝试在骨移植材料中加入PRP制作成有黏性的骨基质，实验证实，加入了PRP制作而成的黏性骨具有骨诱导作用，有利于骨组织的再生[1]，有利于新生骨的成熟[2]，Sohn等学者正式将其命名为黏性骨（sticky bone），又称富生长因子骨基质（CGF enriched bone graft matrix）[3-4]。黏性骨在牙周骨缺损再生中的应用也取得了令人满意的再生效果[5-7]。

病例5-1

本病例为应用自体血浆基质纤维蛋白凝胶（autologous fibrin glue，AFG）与骨移植材料混合形成黏性骨（sticky bone），又称富生长因子骨基质（CGF enriched bone graft matrix），于骨内袋牙周组织再生治疗中。

» 患者基本信息

性别：女。

年龄：20岁。

主诉：多颗牙牙龈红肿数月。

现病史：多颗牙牙龈红肿数月，伴牙齿松动，2周前于外院进行洁治后症状稍有缓解。

既往史：曾于外院进行正畸治疗。

家族史：无特殊。

全身情况：无特殊。

» 检查情况

口内检查：口腔卫生情况一般，菌斑、软垢少量，龈下牙石（++～+++）；龈乳头色暗红，形态肿胀，质地松软；PD普遍5～7mm，可探及AL，36、11、12、31、32、41、42松动Ⅰ度。

影像学检查：CBCT示11远中、12远中牙槽骨垂直吸收达根长1/2～2/3，31远中、32远中牙槽骨垂直吸收达根长1/2；41远中、42远中牙槽骨垂直吸收达根长1/2～2/3；36近中牙槽骨垂直吸收达根长1/2。

» 诊断

慢性牙周炎（牙周炎Ⅲ期C级）。

» 治疗计划

①口腔卫生指导（OHI）。

②龈下刮治+根面平整。

③36、11、12、31、32、41、42引导组织再生术。

④牙周支持治疗（SPT）。

» 治疗过程

在完善牙周基础治疗及患者改善自我菌斑控制后，36、11、12、31、32、41、42仍存在伴有探诊后出血的深牙周袋（≥5mm），在这些位点应用AFG与去蛋白牛骨基质混合形成黏性骨，联合CGF膜进行微创牙周组织再生术。

术前抽血制备AFG与CGF（图5-1-1）。

常规消毒铺巾，必兰局麻下，11和12、12和13颊侧改良保留龈乳头切口，小范围翻开颊侧黏骨膜瓣，刮除炎症肉芽组织、残留根面牙石，根面平整，0.9%生理盐水冲洗，可见11远中5mm深度骨内袋、12远中5mm深度骨内袋，11、12骨袋内植入AFG与去蛋白牛骨基质混合形成的黏性骨，覆盖CGF膜。龈瓣复位，改良垂直褥式和改良水平褥式缝合（图5-1-2）。

31和32、32和33颊侧改良保留龈乳头切口，小范围翻开颊侧黏骨膜瓣，刮除炎症肉芽组织、残留根面牙石，根面平整，0.9%生理盐水冲洗，可见31远中5mm深度骨内袋、32远中4mm深度骨内袋，31、32骨袋内植入AFG与去蛋白牛骨基质混合形成的黏性骨，覆盖CGF膜。龈瓣复位，改良垂直褥式缝合（图5-1-3）。

41和42、42和43颊侧改良保留龈乳头切口，小范围翻开颊侧黏骨膜瓣，刮除炎症肉芽组织、残留根面牙石，根面平整，0.9%生理盐水冲洗，可见41远中5mm深度骨内袋、42远中5mm深度骨内袋，41、42骨袋内植入AFG与去蛋白牛骨基质混合形成的黏性骨，覆盖CGF膜。龈瓣复位，改良垂直褥式和改良水平褥式缝合（图5-1-4）。

35和36颊侧改良保留龈乳头切口，小范围翻开颊侧黏骨膜瓣，刮除炎症肉芽组织、残留根面牙石，根面平整，0.9%生理盐水冲洗，可见36近中5mm深度骨内袋，36骨袋内植入AFG与去蛋白牛骨基质混合形成的黏性骨，覆盖CGF膜。龈瓣复位，改良水平褥式缝合（图5-1-5）。

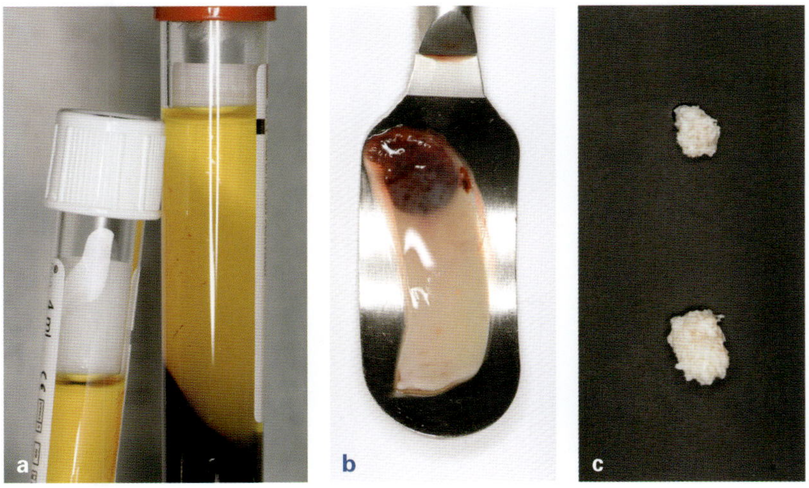

图5-1-1　AFG与CGF制作过程

a. 血液离心；b. CGF；c. AFG

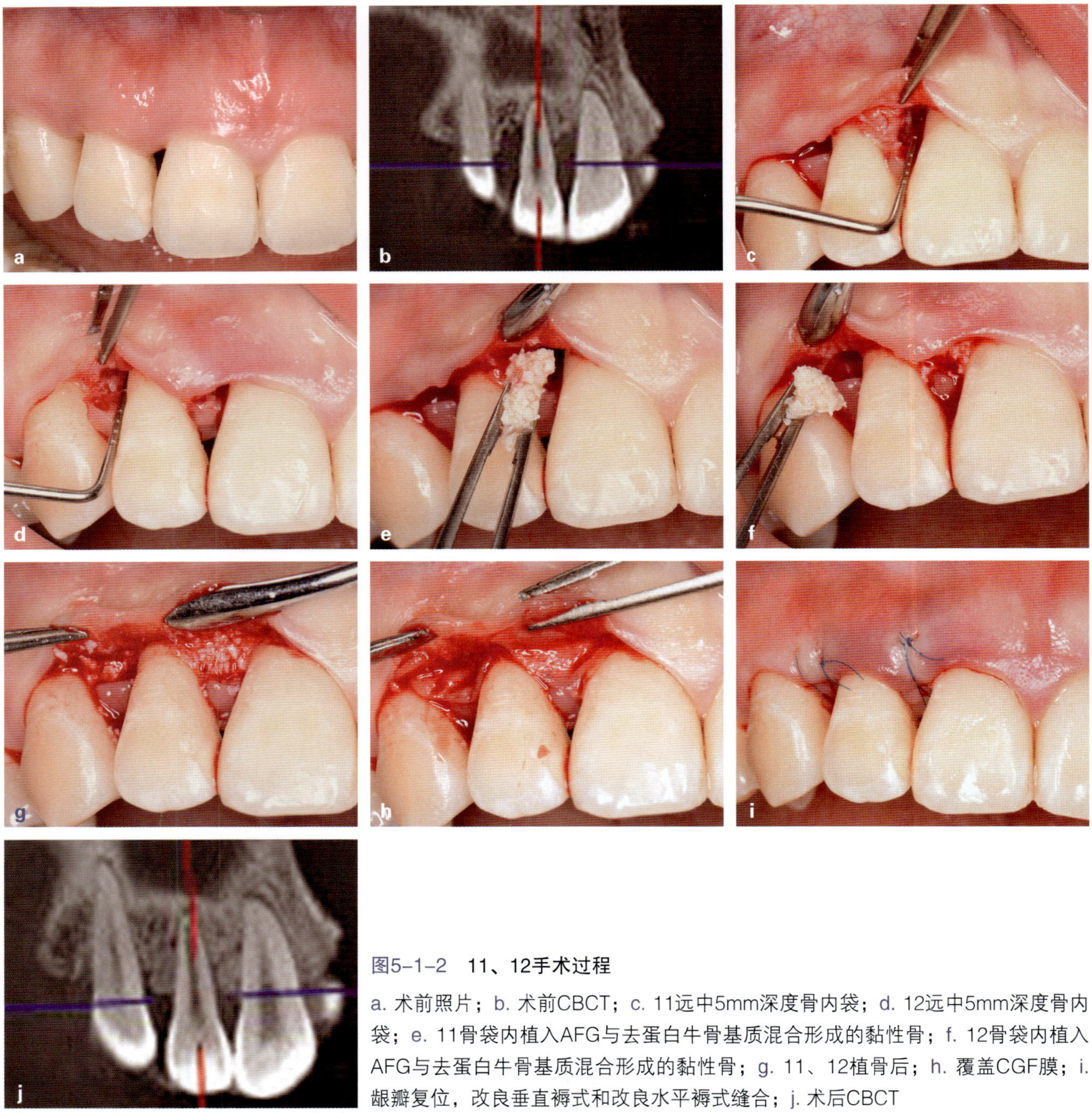

图5-1-2　11、12手术过程

a. 术前照片；b. 术前CBCT；c. 11远中5mm深度骨内袋；d. 12远中5mm深度骨内袋；e. 11骨袋内植入AFG与去蛋白牛骨基质混合形成的黏性骨；f. 12骨袋内植入AFG与去蛋白牛骨基质混合形成的黏性骨；g. 11、12植骨后；h. 覆盖CGF膜；i. 龈瓣复位，改良垂直褥式和改良水平褥式缝合；j. 术后CBCT

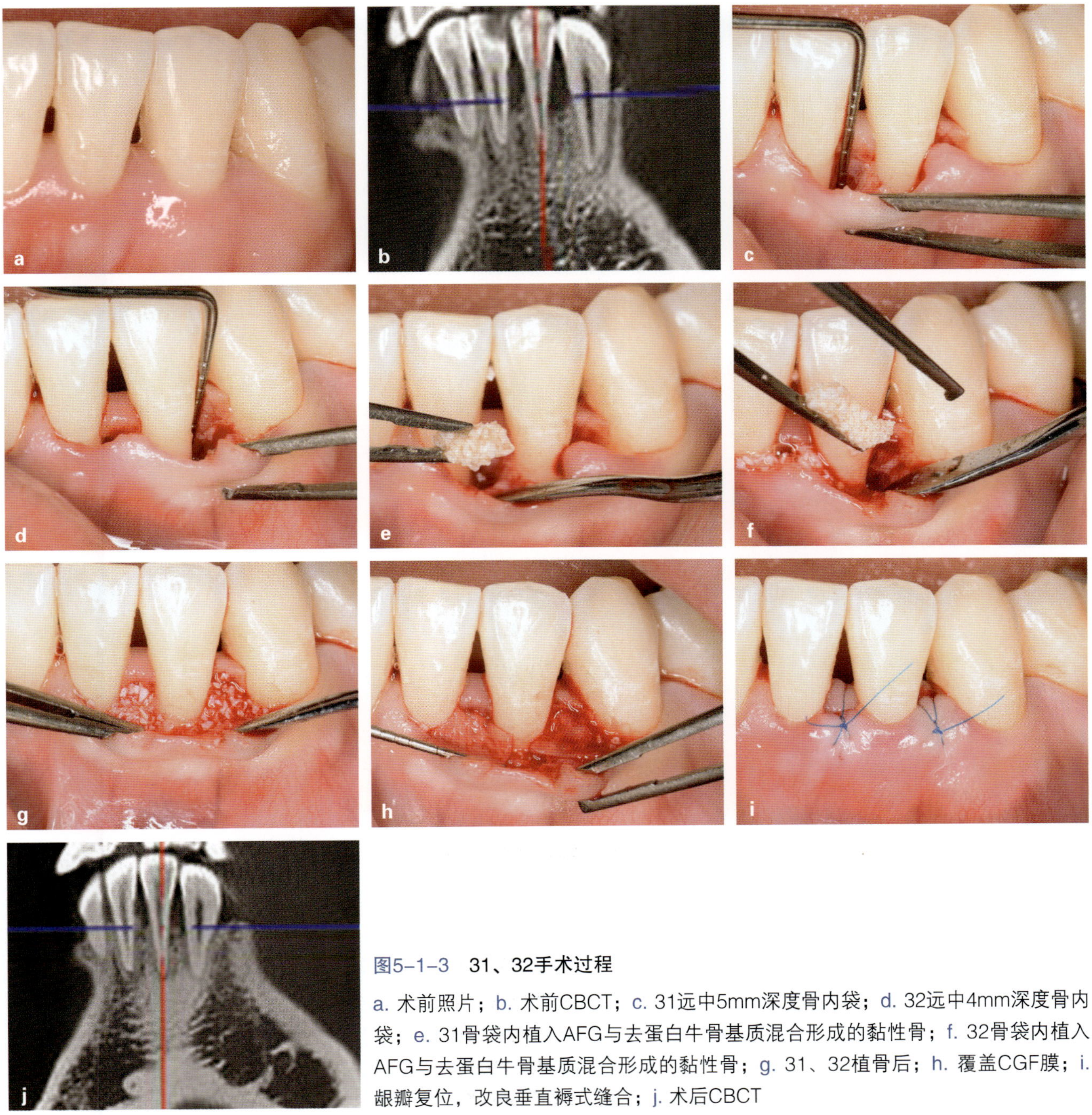

图5-1-3　31、32手术过程

a. 术前照片；b. 术前CBCT；c. 31远中5mm深度骨内袋；d. 32远中4mm深度骨内袋；e. 31骨袋内植入AFG与去蛋白牛骨基质混合形成的黏性骨；f. 32骨袋内植入AFG与去蛋白牛骨基质混合形成的黏性骨；g. 31、32植骨后；h. 覆盖CGF膜；i. 龈瓣复位，改良垂直褥式缝合；j. 术后CBCT

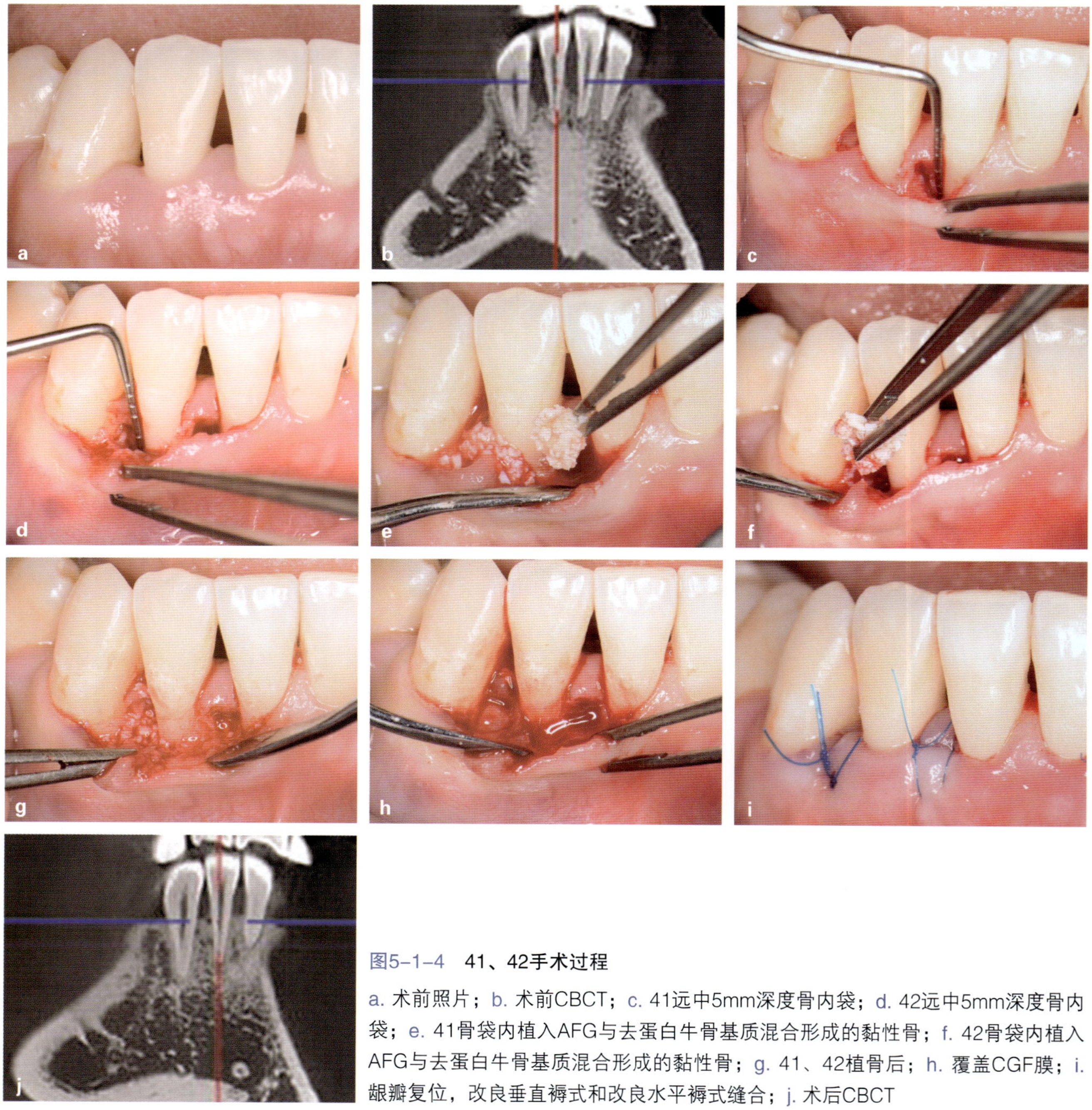

图5-1-4 41、42手术过程

a. 术前照片；b. 术前CBCT；c. 41远中5mm深度骨内袋；d. 42远中5mm深度骨内袋；e. 41骨袋内植入AFG与去蛋白牛骨基质混合形成的黏性骨；f. 42骨袋内植入AFG与去蛋白牛骨基质混合形成的黏性骨；g. 41、42植骨后；h. 覆盖CGF膜；i. 龈瓣复位，改良垂直褥式和改良水平褥式缝合；j. 术后CBCT

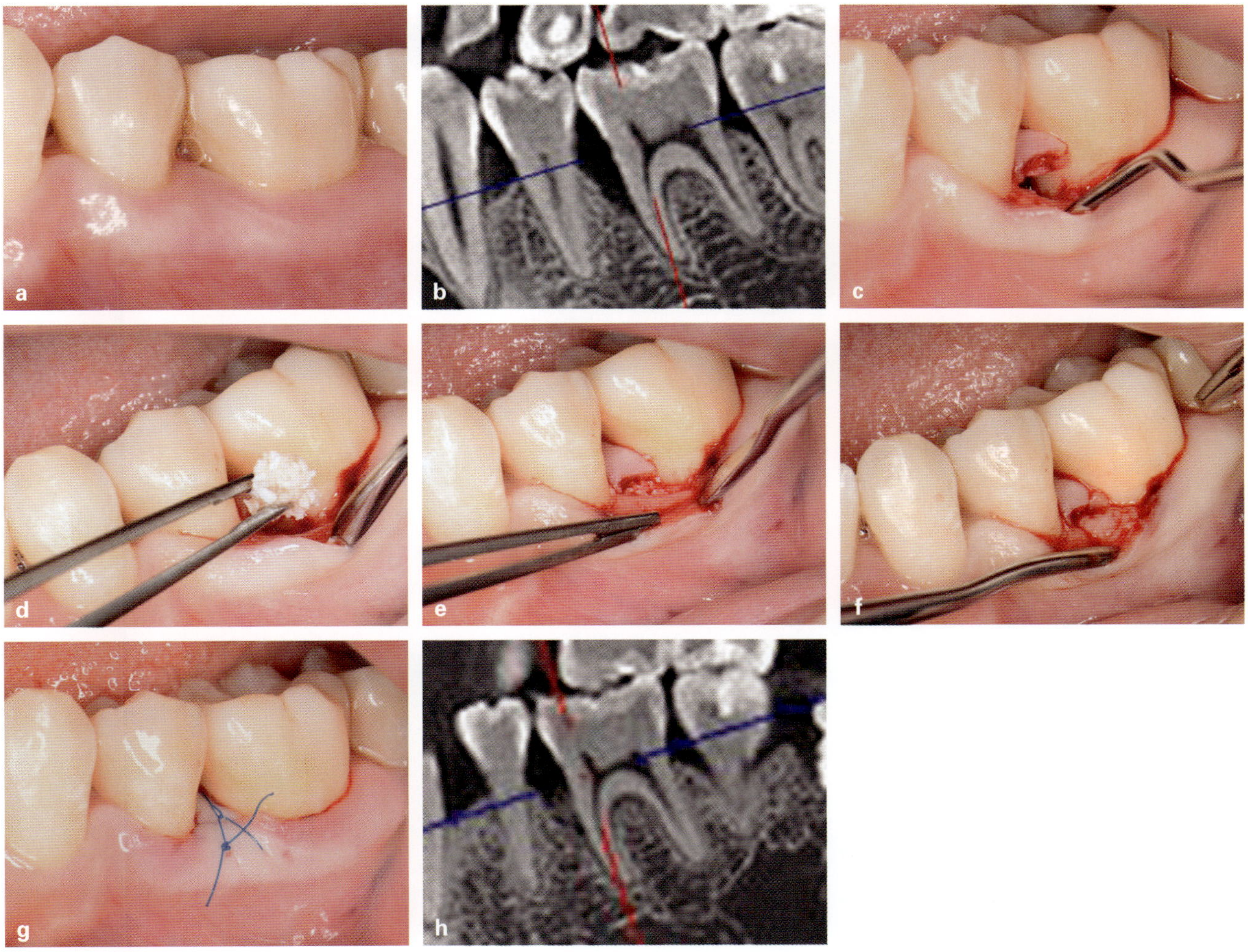

图5-1-5　36手术过程

a. 术前照片；b. 术前CBCT；c. 36近中5mm深度骨内袋；d. 36骨袋内植入AFG与去蛋白牛骨基质混合形成的黏性骨；e. 36植骨后；f. 覆盖CGF膜；g. 龈瓣复位，改良水平褥式缝合；h. 术后CBCT

» 治疗后评估

术后2周拆线，36、11、12、31、32、41、42牙龈正常愈合中，缝线未见脱落（图5-1-6）。

术后复查，36、11、12、31、32、41、42牙龈愈合良好，无明显红肿（图5-1-7）。

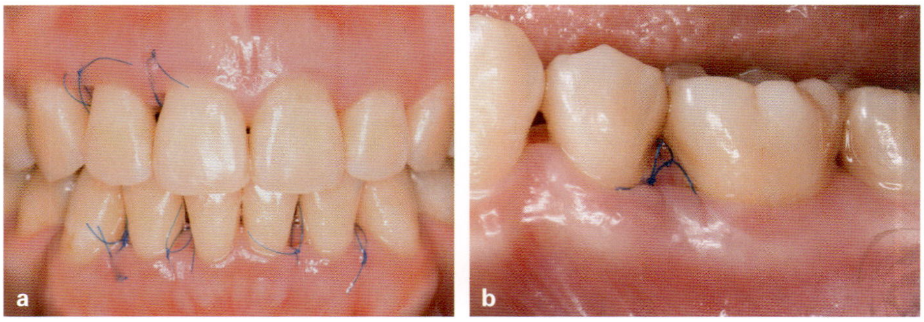

图5-1-6 术后2周复查

a. 11、12、31、32、41、42牙龈正常愈合中，缝线未见脱落；b. 36牙龈正常愈合中，缝线未见脱落

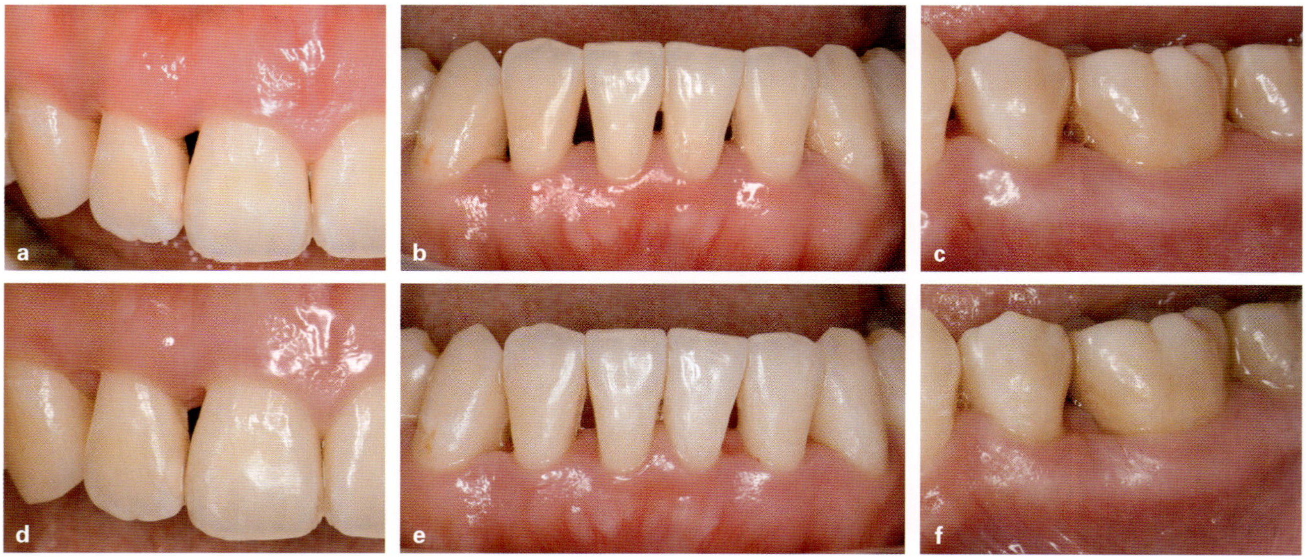

图5-1-7 术前与术后的比较

a. 11、12术前；b. 31、32、41、42术前；c. 36术前；d. 11、12术后；e. 31、32、41、42术后；f. 36术后

总结

应用AFG与去蛋白牛骨基质混合形成黏性骨联合CGF膜进行骨内袋的微创牙周组织再生术，可以增加植骨材料的稳定性，减少手术创伤，增加伤口稳定性，促进一期愈合，避免术后出现牙龈退缩。

参考文献

[1] Intini G, Andreana S, Intini FE, et al. Calcium sulfate and platelet-rich plasma make a novel osteoinductive biomaterial for bone regeneration[J]. J Transl Med, 2007, 5:13.

[2] Marx RE, Carlson ER, Eichstaedt RM, et al. Platelet-rich plasma: Growth factor enhancement for bone grafts[J]. Oral Surg Oral Med Oral Pathol Oral Radiol Endod, 1998, 85(6):638–646.

[3] Sohn DS, Huang B, Kim J, et al. Utilization of autologous concentrated growth factors (CGF) enriched bone graft matrix (sticky bone) and CGF-enriched fibrin membrane in implant dentistry[J]. J Implant Adv Clin Dent, 2015, 7(10):11–29.

[4] Sohn DS, Heo JU, Kwak DH, et al. Bone regeneration in the maxillary sinus using an autologous fibrin-rich block with concentrated growth factors alone[J]. Implant Dent, 2011, 20(5):389–395.

[5] Qiao J, Duan J, Zhang Y, et al. The effect of concentrated growth factors in the treatment of periodontal intrabony defects[J]. Future Sci OA, 2016, 2(4):FS136.

[6] Xu Y, Qiu J, Sun Q, et al. One-year results evaluating the effects of concentrated growth factors on the healing of intrabony defects treated with or without bone substitute in chronic periodontitis[J]. Med Sci Monit, 2019, 25:4384–4389.

[7] 周兴峰, 毛凯一. 浓缩生长因子复合骨诱导活性材料应用于牙周炎患牙牙槽骨再生治疗中的效果研究[J]. 现代实用医学, 2022(002):034.

第2节

血小板浓缩物在根分叉病变再生治疗中的应用

CGF是第3代血小板浓缩物，含有大量与组织修复相关的生长因子、白细胞、血小板等，这些生物活性因子网罗在由纤维蛋白原缓慢聚合形成的类似于天然蛋白的三维网状结构中，在组织愈合过程中缓慢释放，有利于组织愈合[1-2]。既往研究报道，在根分叉病变的再生治疗中联合应用CGF能促进根分叉病变的再生[3]。

病例5-2

» 患者基本信息

性别：女。

年龄：30岁。

主诉：左上后牙牙龈反复肿胀不适数月。

现病史：左上后牙牙龈反复肿胀不适数月，冷热刺激加重疼痛，咬合痛，1年前于外院进行洁治。

既往史：无特殊。

家族史：无特殊。

全身情况：无特殊。

» 检查情况

口内检查：口腔卫生情况差，菌斑、软垢少量，牙石（++～+++）；龈乳头色暗红，形态肿胀，质地松软；PD普遍5～7mm，可探及AL，26颊侧根分叉处牙周袋深达9mm，颊侧Ⅱ度根分叉病变，松动Ⅰ度，冷刺激无反应。

影像学检查：CBCT示26根分叉下牙槽骨吸收达根尖，上颌窦底骨板欠连续，上颌窦底黏膜存在病变。

» 诊断

①慢性牙周炎（牙周炎Ⅲ期C级）。

②26牙周–牙髓联合病变。

» 治疗计划

①OHI。

②龈下刮治+根面平整。

③26牙周联合根管治疗，试保留。

④26酌情引导组织再生术。

⑤SPT。

» 治疗过程

在完善的牙周基础治疗和根管治疗后，26仍然存在深牙周袋，颊侧根分叉处牙周袋深达7mm，颊侧Ⅱ度根分叉病变。因此，26进行微创牙周组织再生术。

术前抽血制备CGF。

常规消毒铺巾，必兰局麻下，26远中龈乳头采用完整龈乳头保留技术，26近中垂直切口，翻开颊侧龈瓣，为根分叉内骨缺损的清创和植入再生材料提供适当的入路，刮除炎症肉芽组织、残留根面牙石，根面平整，0.9%生理盐水冲洗，可见26根分叉下5mm深度骨内袋，根分叉下骨袋内植入去蛋白牛骨基质，覆盖CGF膜。龈瓣复位，悬吊缝合和环形间断缝合（图5-2-1）。

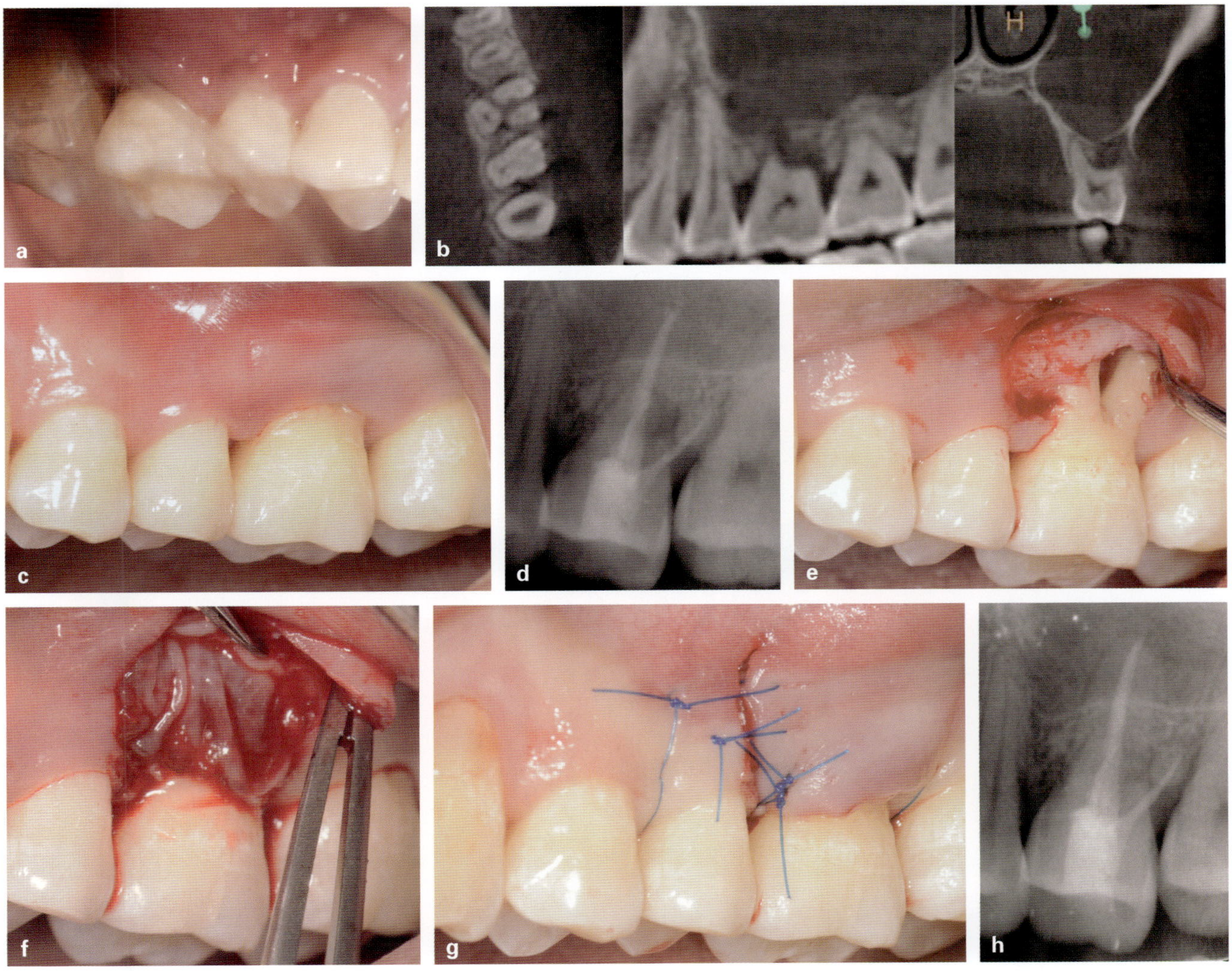

图5-2-1 手术过程

a. 术前照片；b. 术前CBCT；c. 牙周基础治疗及根管治疗后；d. 根管治疗后3个月X线片；e. 26根分叉下5mm深度骨内袋；f. 根分叉下骨袋内植入去蛋白牛骨基质，覆盖CGF膜；g. 龈瓣复位，悬吊缝合和环形间断缝合；h. 术后X线片

» 治疗后评估

术后2周拆线，26牙龈正常愈合中，缝线未见脱落（图5-2-2）。

术后2年复查，26牙周袋消除，根分叉处探诊深度降至3mm，且颊侧甚至可见少量的根面覆盖，CBCT示可见根分叉下骨充填影像，且上颌窦底黏膜病变明显变小（图5-2-3）。

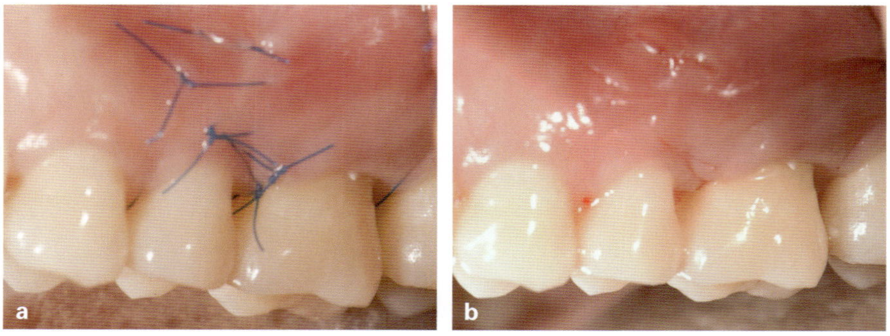

图5-2-2　术后2周复查

a. 缝线未见脱落；b. 牙龈正常愈合中

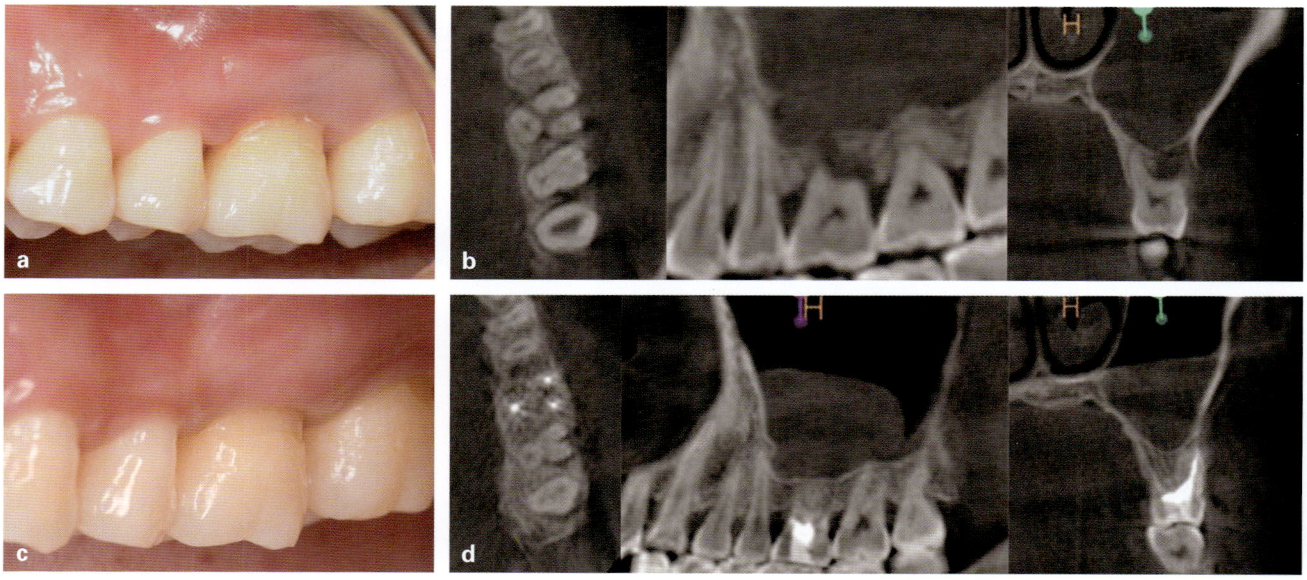

图5-2-3　术前与术后的比较

a. 术前照片；b. 术前CBCT；c. 术后2年照片；d. 术后2年CBCT

总结

本病例应用CGF膜进行根分叉病变的微创牙周组织再生术，可以减少手术创伤，增加伤口稳定性，促进一期愈合，避免术后出现牙龈退缩。

参考文献

[1] Rodella LF, Favero G, Boninsegna R, et al. Growth factors, CD34 positive cells, and fibrin network analysis in concentrated growth factors fraction[J]. Microsc Res Tech, 2011, 74(8):772–777.

[2] Chen L, Huang C, Zhong Y, et al. Multifunctional sponge scaffold loaded with concentrated growth factors for promoting wound healing[J]. iScience, 2022, 26(1):105835.

[3] 李菲, 乔静, 段晋瑜, 等. 引导性组织再生术对浓缩生长因子联合植骨术治疗下颌磨牙Ⅱ度根分叉病变临床效果的影响[J]. 北京大学学报: 医学版, 2020, 52(2):7.

第3节

血小板浓缩物在牙周加速成骨正畸治疗中的应用

牙周加速成骨正畸治疗（periodontally accelerated osteogenic orthodontics，PAOO）是在“局部加速现象”的理论基础上提出的，通过皮质骨切开手术加速成骨和缩短正畸治疗时间，并在此基础上联合植骨术，增加唇侧牙槽骨板厚度或覆盖骨开窗/骨开裂区，预防牙龈退缩。

病例5-3

本病例为应用CGF于牙周加速成骨正畸治疗（PAOO）中，促进软组织愈合。

» 患者基本信息

性别：女。

年龄：20岁。

主诉：自觉下前牙牙龈逐渐退缩，正在进行正畸治疗，转诊进行牙周治疗。

现病史：自觉下前牙牙龈逐渐退缩，无冷热刺激敏感；平时无明显牙龈出血，几个月前于我院进行洁治，正在我院进行正畸治疗。

既往史：无特殊。

家族史：无特殊。

全身情况：无特殊。

» 检查情况

口内检查：口腔卫生情况良好；牙龈无明显红肿；33-43薄牙周表型，41、31、33 Miller Ⅰ类牙龈退缩0.5～1mm（图5-3-1），PD 2～3mm，BI 0～1，未及松动。

影像学检查：CBCT示33-43根颈至根中部唇侧骨板缺如（图5-3-2）。

» 诊断

①慢性牙周炎（牙周炎Ⅰ期B级，局限型）。

②41、31、33牙龈退缩。

» 治疗计划

①OHI。

②33–43牙周加速成骨正畸治疗（PAOO）。

③SPT。

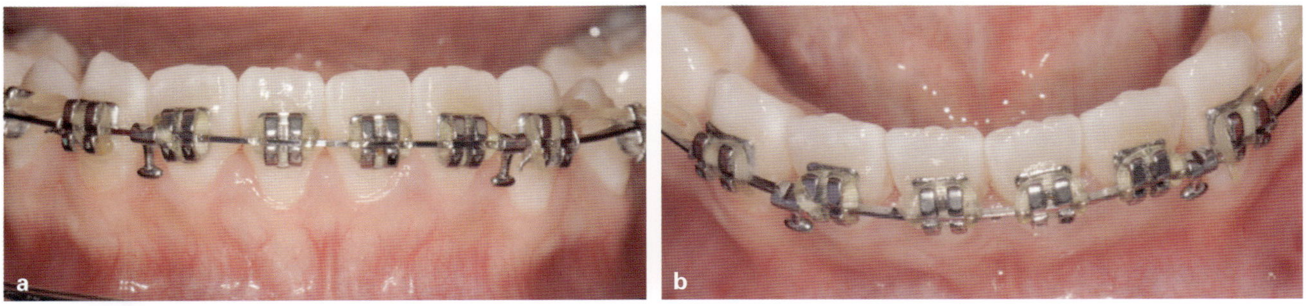

图5–3–1　33–43口内照片

a. 唇面观；b. 殆面观

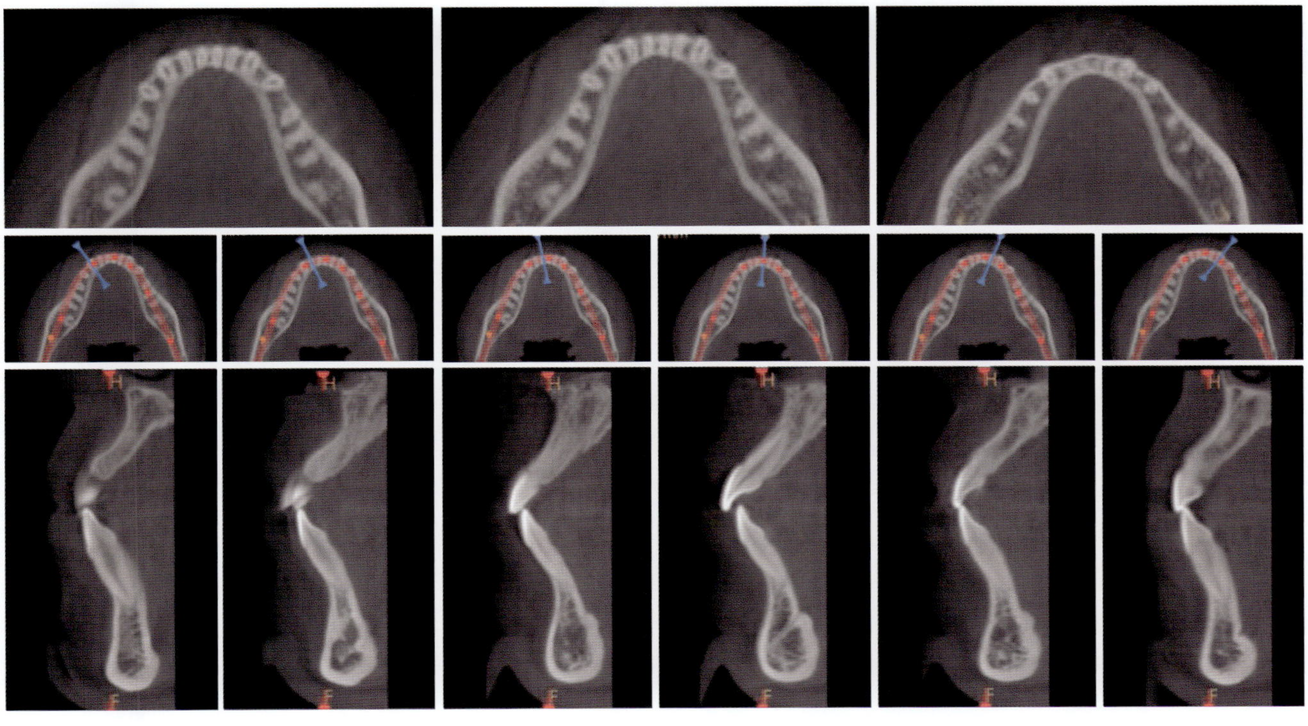

图5–3–2　CBCT

» 治疗过程

术前抽血制作CGF膜。常规消毒铺巾，34-44必兰局麻下，34颊侧远中至44颊侧远中沟内切口，44远中垂直切口，翻颊侧黏骨膜瓣，根面平整，可见33、41、42、43唇侧骨开裂，33-43 CEJ-牙槽嵴顶的距离分别为：10、5、3、5、5、5mm，34-44根间纵沟自距牙槽嵴顶3mm处至根尖处超声骨刀行皮质骨切开，34-44唇侧植入去蛋白牛骨基质，覆盖可吸收胶原膜及CGF膜。龈瓣复位，垂直褥式缝合+悬吊缝合+间断缝合固定龈瓣（图5-3-3）。

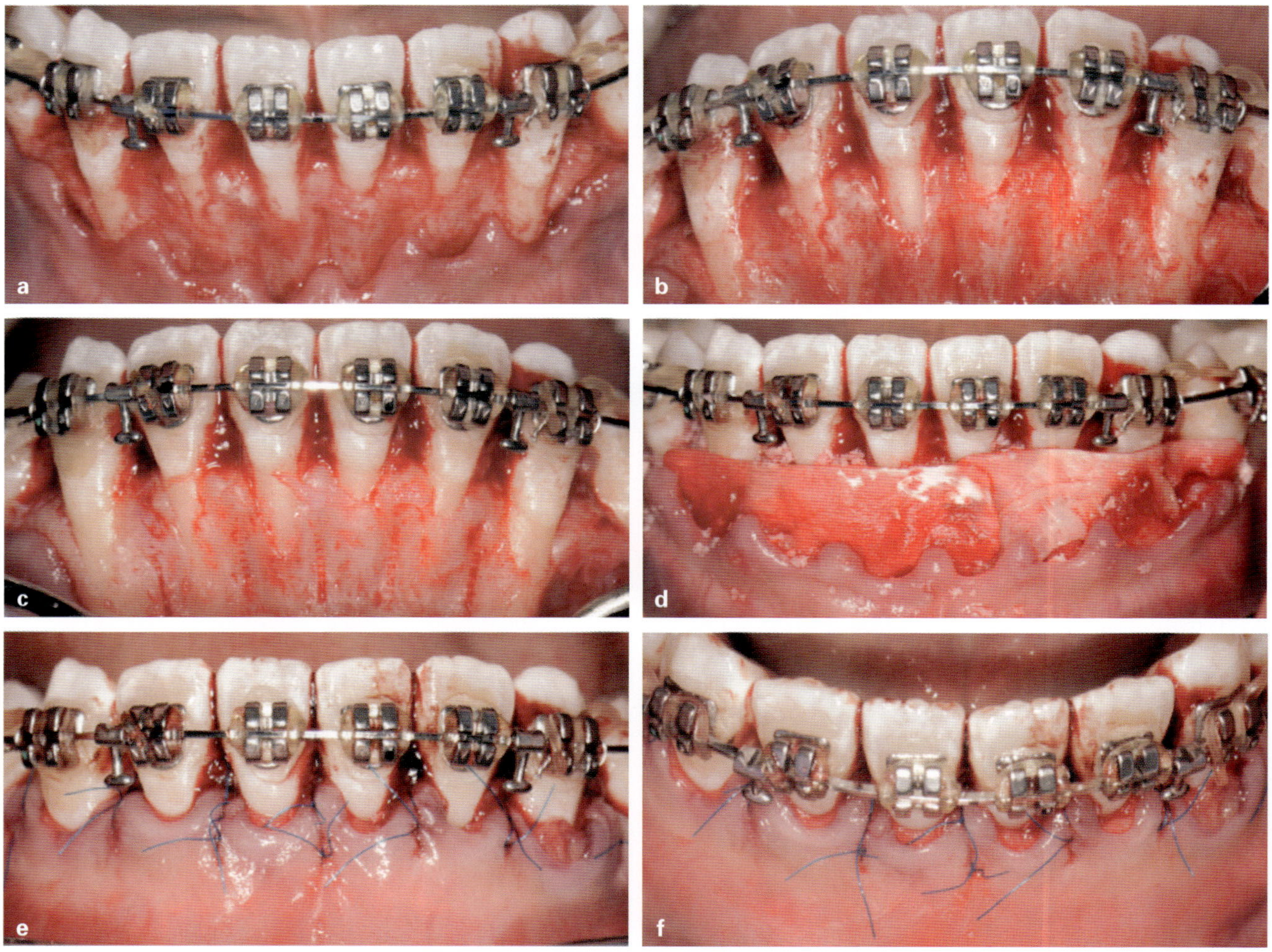

图5-3-3 手术过程

a. 翻全厚瓣；b. 33、41、42、43唇侧骨开裂；c. 34-44根间纵沟自距牙槽嵴顶3mm处至根尖处超声骨刀行皮质骨切开；d. 34-44唇侧植入去蛋白牛骨基质，覆盖可吸收胶原膜及CGF膜；e. 龈瓣复位，垂直褥式缝合+悬吊缝合+间断缝合固定龈瓣，唇面观；f. 殆面观

» 治疗后评估

术后2周拆线，34-44牙龈正常愈合中，缝线未见脱落（图5-3-4）。

术后1个月复查，34-44牙龈愈合良好，无明显红肿，33-43厚牙周表型（图5-3-5）。

术后6个月复查，33-43牙龈无明显红肿，厚牙周表型，PD 2～3mm（图5-3-6）。

正畸结束后复查，33-43牙龈无明显红肿，厚牙周表型，PD 2～3mm。CBCT示33-43颊侧根颈至根尖处1～3mm骨板厚度（图5-3-7）。

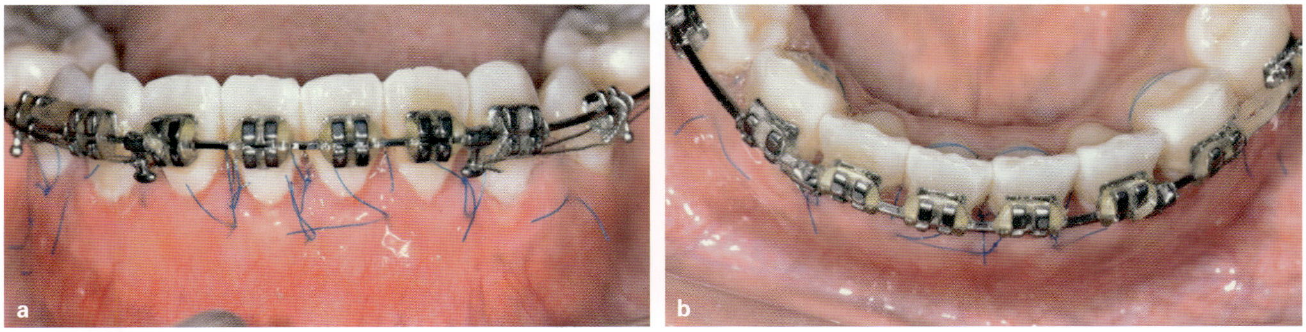

图5-3-4 术后2周复查

a. 唇面观；b. 殆面观

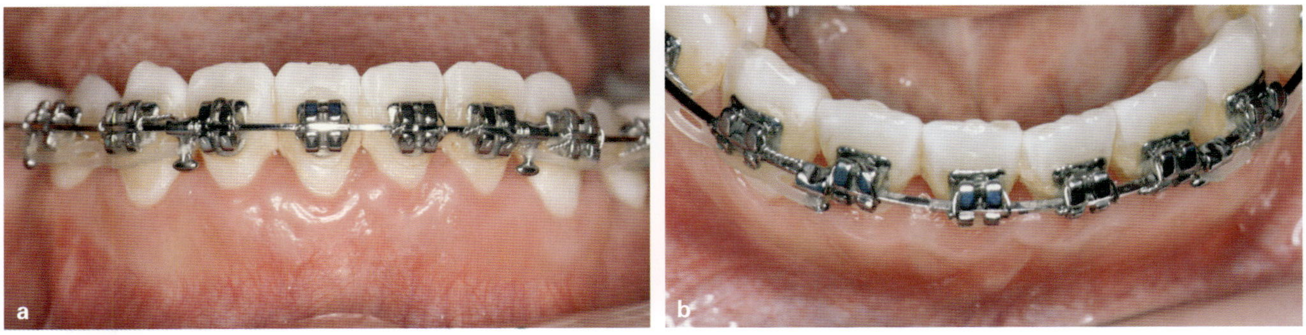

图5-3-5 术后1个月复查

a. 唇面观；b. 殆面观

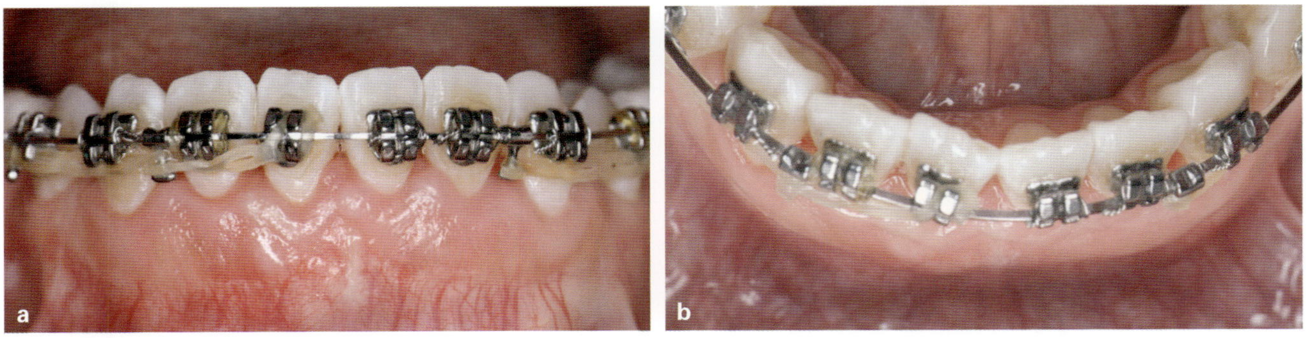

图5-3-6 术后6个月复查

a. 唇面观；b. 殆面观

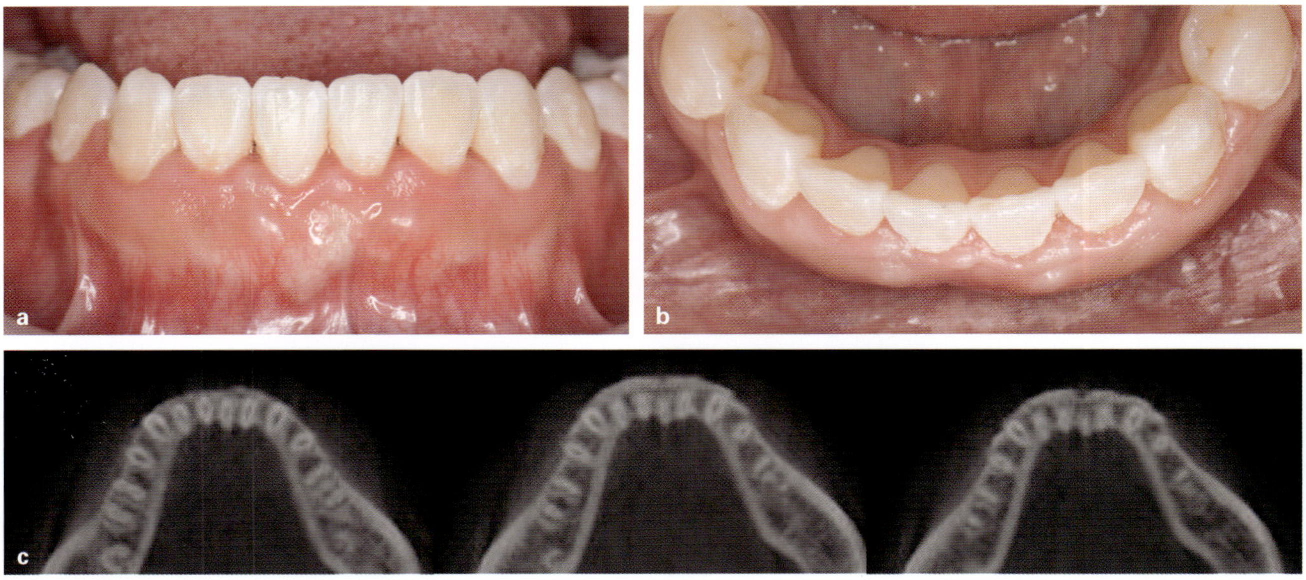

图5-3-7　**正畸结束后复查**

a. 唇面观；b. 殆面观；c. 正畸结束后CBCT

总结

本病例在正畸治疗中辅助PAOO增加33-43唇侧骨板厚度，并联合CGF膜促进软组织愈合，避免正畸治疗中及治疗后出现牙龈退缩，且可见牙龈厚度也明显变厚，实现牙周表型由薄向厚的转变。

病例5-4

本病例应用自体血浆基质纤维蛋白凝胶（autologous fibrin glue，AFG）与骨移植材料混合形成黏性骨（sticky bone），又称富生长因子骨基质（CGF enriched bone graft matrix），于牙周加速成骨正畸治疗（PAOO）中。

» 患者基本信息

性别：女。

年龄：22岁。

主诉：下前牙牙龈退缩数年。

现病史：自觉下前牙牙龈逐渐退缩，无冷热刺激敏感；平时无明显牙龈出血，1年前于外院进行洁治，拟在我院进行正畸治疗。

既往史：无特殊。

家族史：无特殊。

全身情况：无特殊。

» 检查情况

口内检查：口腔卫生情况良好；牙龈无明显红肿；33–43薄牙周表型，33–43 Miller Ⅰ类牙龈退缩0.5～1mm（图5–3–8），PD 2～3mm，BI 0～1，未及松动。

影像学检查：CBCT示33–43根中部至根尖区唇侧骨板缺如（图5–3–9）。

» 诊断

①慢性牙周炎（牙周炎Ⅰ期B级，局限型）。

②33–43牙龈退缩。

» 治疗计划

①OHI。

②33–43牙周加速成骨正畸治疗（PAOO）。

③SPT。

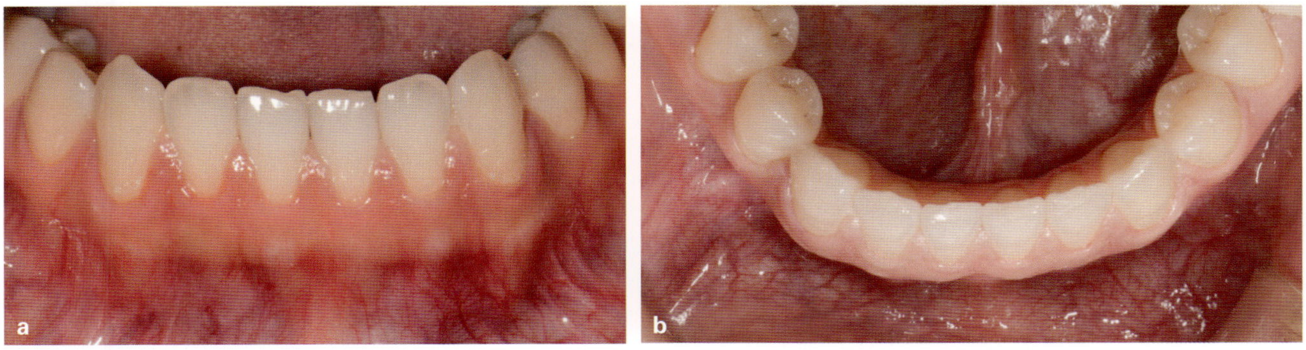

图5–3–8　33–43口内照片

a. 唇面观；b. 殆面观

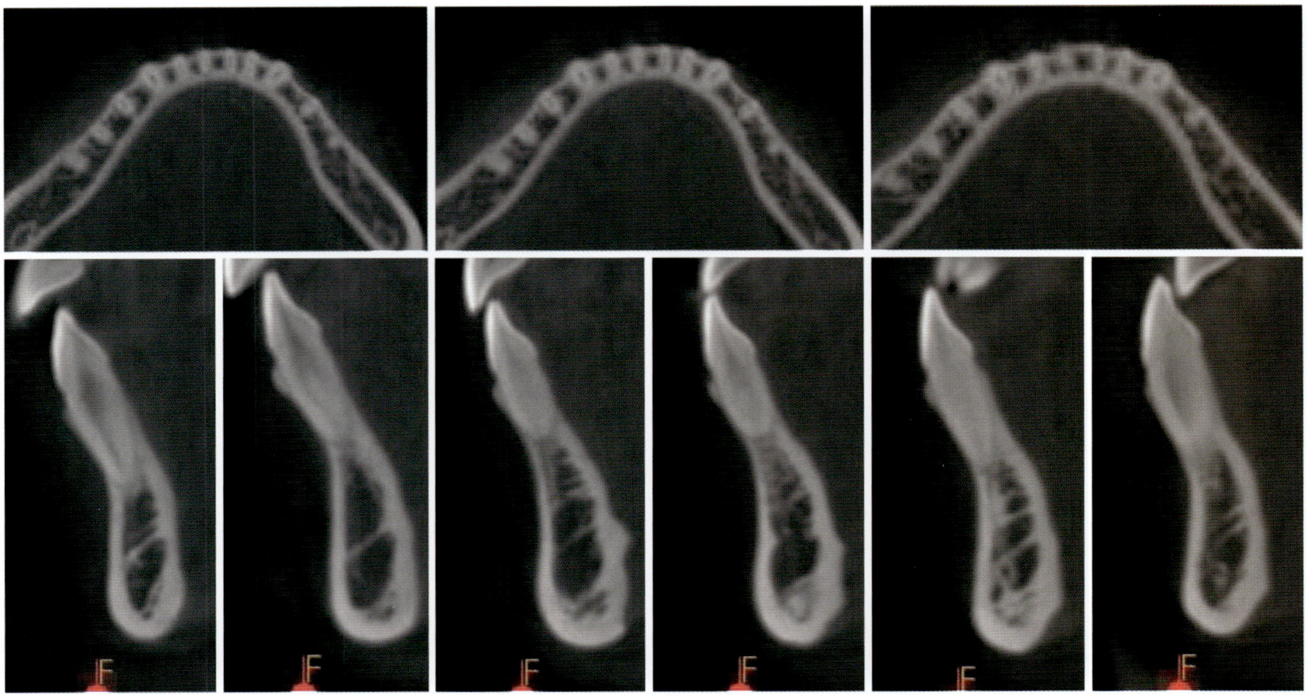

图5-3-9　CBCT

» 治疗过程

术前抽血制备AFG。

常规消毒铺巾，34-44必兰局麻下，34颊侧远中至44颊侧远中沟内切口，翻颊侧黏骨膜瓣，根面平整，可见33、32、31、41、42、43唇侧骨开窗，34-44根间纵沟自距牙槽嵴顶3mm处至根尖处超声骨刀行皮质骨切开，34-44唇侧植入AFG与去蛋白牛骨基质混合形成的黏性骨，覆盖可吸收胶原膜。龈瓣复位，垂直褥式缝合+悬吊缝合固定龈瓣（图5-3-10）。

» 治疗后评估

术后复查可见33-43牙龈无明显红肿，厚牙周表型，PD 2～3mm（图5-3-11）。

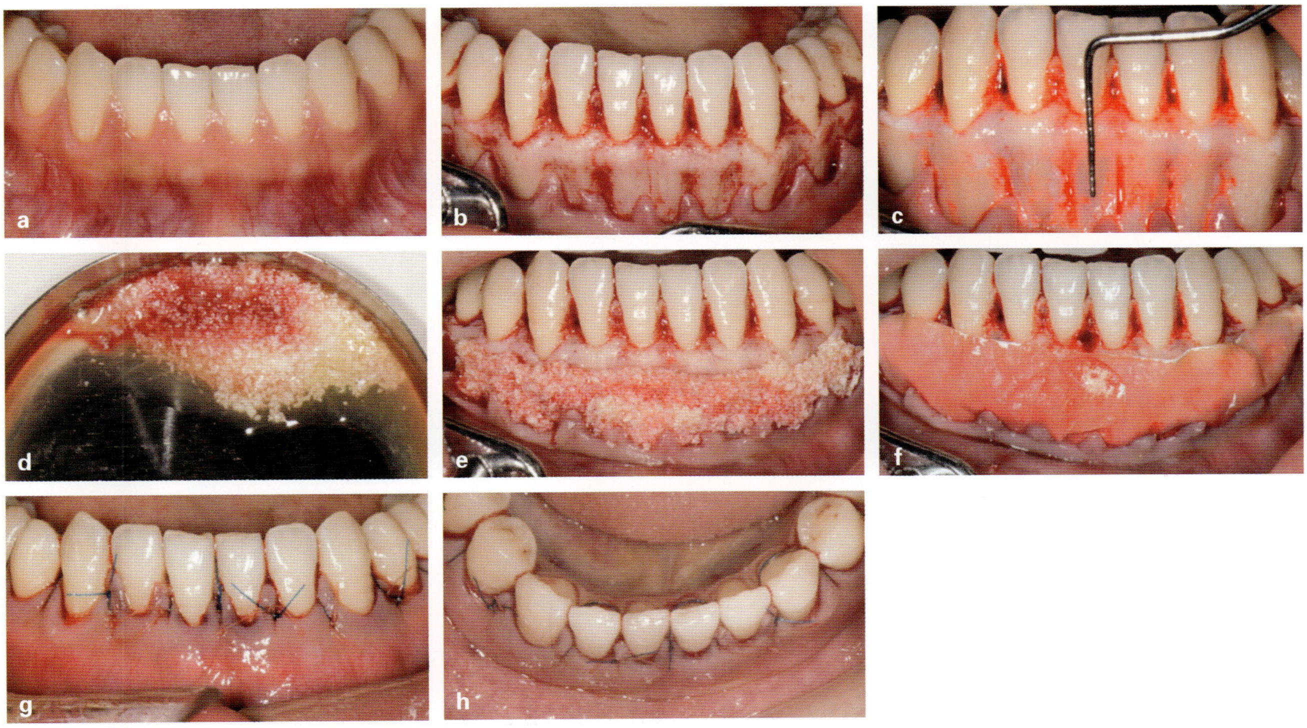

图5-3-10　**手术过程**

a. 术前照片；b. 33、32、31、41、42、43唇侧骨开窗；c. 34-44根间纵沟自距牙槽嵴顶3mm处至根尖处超声骨刀行皮质骨切开；d. AFG与去蛋白牛骨基质混合形成的黏性骨；e. 34-44唇侧植入黏性骨；f. 覆盖可吸收胶原膜；g. 龈瓣复位，垂直褥式缝合+悬吊缝合固定龈瓣，唇面观；h. 殆面观

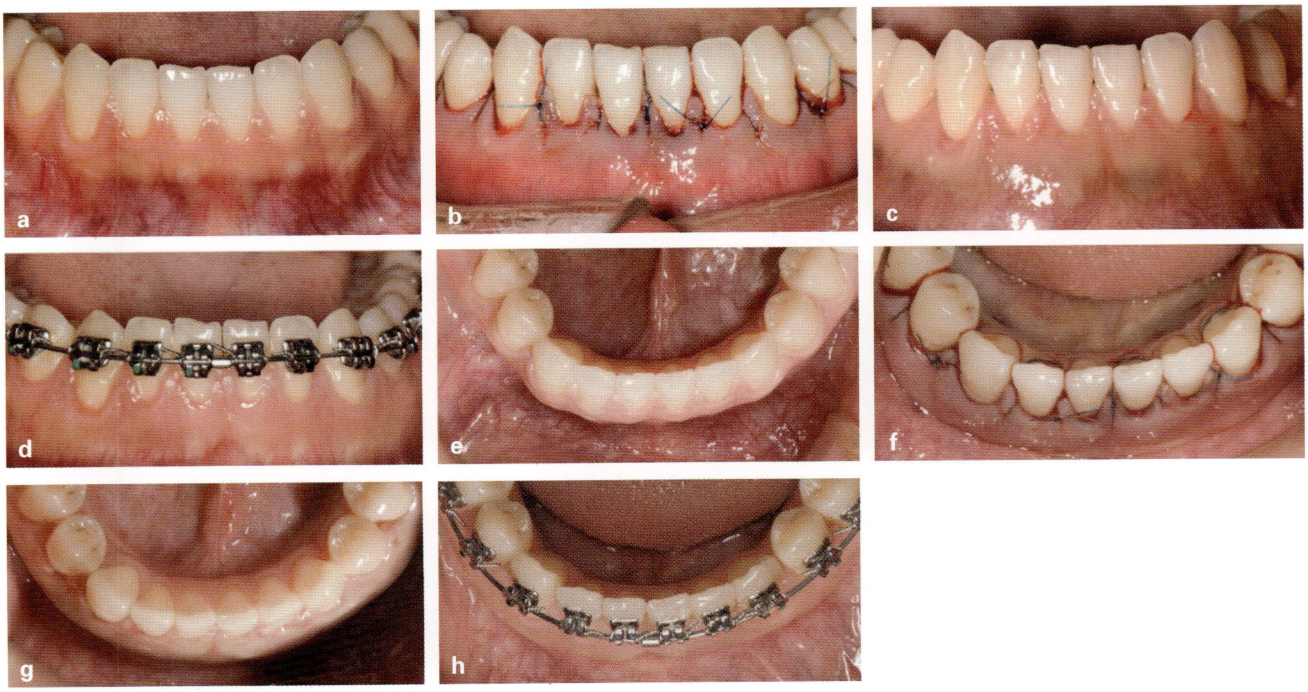

图5-3-11　**术前与术后比较**

a. 术前唇面观；b. 术后即刻唇面观；c. 术后2周唇面观；d. 术后3个月唇面观；e. 术前殆面观；f. 术后即刻殆面观；g. 术后2周殆面观；h. 术后3个月殆面观

总结

本病例应用AFG与去蛋白牛骨基质混合形成的黏性骨在正畸治疗中辅助PAOO增加33-43唇侧骨板厚度。应用AFG与去蛋白牛骨基质混合形成的黏性骨可塑性较好，便于在需要进行骨板增厚的位置进行可预期的增加唇侧骨板厚度；AFG纤维架构可以容纳血小板和白细胞，释放生长因子，从而加速软组织愈合；增加植骨材料的稳定性，利于愈合期保持骨形态的稳定性；避免正畸治疗中及治疗后出现牙龈退缩，并可见牙龈厚度也明显变厚，实现牙周表型由薄向厚的转变（图5-3-12）。

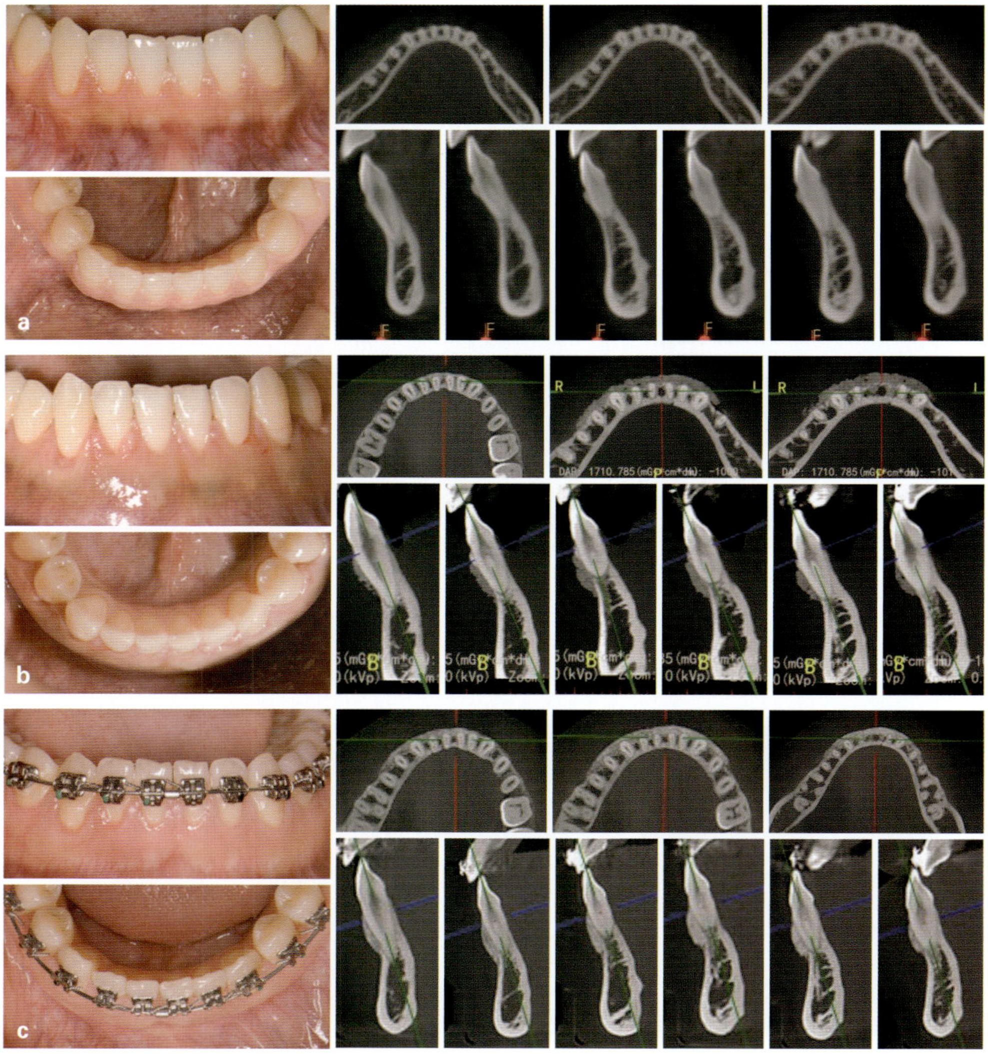

图5-3-12 术前与术后临床及影像学比较

a. 术前照片及CBCT；b. 术后2周照片及CBCT；c. 术后3个月照片及CBCT

第4节　血小板浓缩物在膜龈手术中的应用

一、引言

在血小板浓缩物被发现以后，PRP最初被描述为血小板浓缩物的第1代产物，被广泛应用于颌面外科领域。因为其提取方式和液态性状上的特点，PRP并没有被常规应用于膜龈手术等牙周病学的手术领域。直到Choukroun将PRP提取方式进行了改进，提取出第2代血小板浓缩物，即从PRP中去除抗凝剂并修改离心程序，制备PRF[1]。第2代血小板浓缩物因其拥有更好的性状，逐渐被发现可用于牙周膜龈手术中。随着近年来第3代血小板浓缩物（CGF）的面世，拥有更优异特性的血小板浓缩物开始应用于众多膜龈手术研究和治疗中。

二、血小板浓缩物在膜龈手术中的应用

血小板浓缩物在膜龈手术中的应用基于厚龈生物型和Miller Ⅰ～Ⅱ类牙龈退缩[2]，结合使用冠向复位瓣术，辅助增加软组织厚度。

（一）切口

斜行切口的起点应当更冠向靠近解剖龈乳头，建议从测量牙龈退缩位置起点向冠向至少1mm，且分别平行于邻牙龈缘，注意切口不应切透骨膜，保证达到结缔组织深层即可，并且切口应当超过膜龈联合，整体切口应当为梯形。

建议使用15C刀片或显微刀片等微创手术器械，以保证整个手术过程的精确性（图5-4-1）。

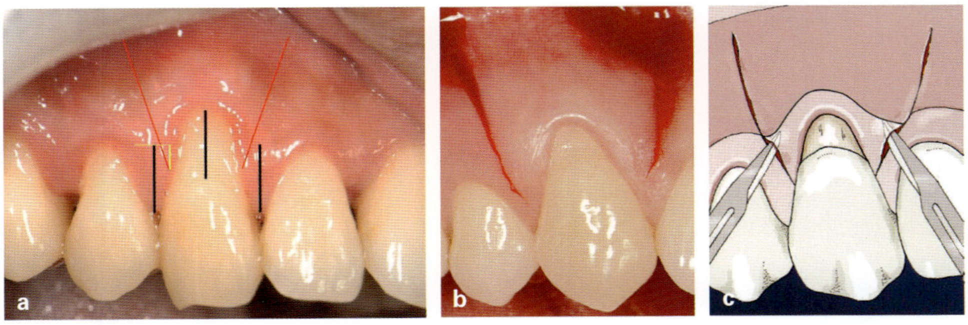

图5-4-1　手术切口设计

a. 黑线为牙龈退缩高度，红线为斜行切口设计方向起点略靠冠向，黄线表示红色斜行切口起点偏向冠方约1mm；b. 术中梯形瓣切口不切透骨膜，且超过膜龈联合处；c. 使用15C刀片或显微刀片

（二）翻瓣

从手术切口近冠方尖端开始，半厚瓣分离牙龈，首先创造出手术龈乳头形态，再逐渐向根方翻开龈瓣，直达膜龈联合下方，注意保证龈瓣整体的完整，保留角化上皮的同时，需要带有尽量厚的结缔组织，并且保证骨膜不被翻起或损伤，骨膜面也应保留薄层结缔组织，以保证受创面拥有足够的血运。因此厚牙周表型更有利于操作与获得好的治疗效果（图5-4-2）。

翻瓣超过膜龈联合时，注意保护菲薄的黏膜不被损伤贯穿，从而保证半厚瓣血供不被破坏。在翻越过膜龈联合后，可以继续向根方分离部分结缔组织或肌肉，直至前庭沟处，以便充分解除龈瓣的张力，有利于后期冠向复位龈瓣和缝合，此点对保证术后效果至关重要（图5-4-3）。

当翻瓣阶段完成后，我们还需要仔细检查局部龈瓣张力解除的效果：龈瓣必须能够无张力冠向复位到预想的位置，手术龈乳头应贴附于对应的解剖龈乳头上，且角化组织边缘须位于CEJ冠方1mm（图5-4-4）。

（三）根面处理

首先使用刮治器，机械性根面平整，直至获得坚硬、光滑的根面。这里建议使用Mini刮治器，辅助使用头戴式放大镜或显微镜，以便于精细地进行根面平整（图5-4-5）。

需要注意的是，只有临床附着丧失部分的暴露根面才需要刮治和平整，解剖性骨开裂区的根面如果进行了刮治或平整，则会损伤结缔组织纤维穿通入根部牙骨质的附着，不能受到任何损伤。因此，借助使用Mini刮治器及放大辅助设备等显微手术器械，可以更好地达到根面处理的目的。

使用EDTA可以去除根面玷污层，并且能够使胶原纤维暴露，从而提高附着的质量，而釉基质蛋白的使用可以在一定程度上促进组织再生，因此可以辅助使用EDTA或釉基质蛋白处理根面。

（四）解剖龈乳头去上皮化

当半厚瓣冠向复位至解剖龈乳头处时，我们需要将龈瓣覆盖的角化上皮及解剖龈乳头处的角化上皮去除，以创造具有血供的受创面，便于后期冠向

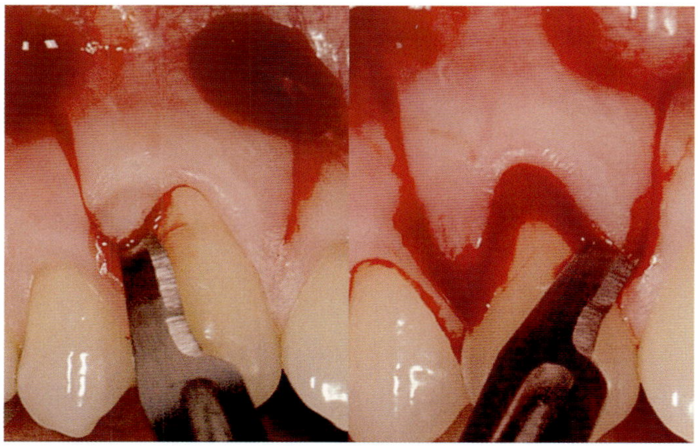

图5-4-2 从龈乳头处起始，翻半厚瓣

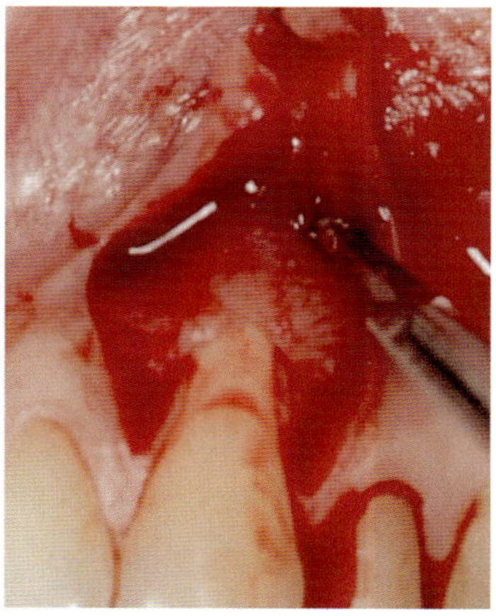

图5-4-3 充分分离根方结缔组织和肌肉

复位瓣的缝合。去上皮化可以使用刀片或显微手术剪刀，注意在解剖龈乳头处应保留解剖高度，避免破坏和降低，此过程也应使用放大设备辅助进行，以保证手术的精确（图5-4-6）。

（五）血小板浓缩物的移植

建议使用第3代血小板浓缩物CGF作为移植物。一般需要3~4块CGF叠加压制成CGF膜，以保证移植物有一定厚度和密度。因为CGF具有胶原蛋白纤维的特性，在压制过程中，可以比较容易地叠加黏附，形成整体，不易剥离分开，有利于后期缝合固定。

制备好的CGF移植物有较好的韧性和强度，可根据受创面形态进行修剪并缝合。经过修剪的CGF移植物，可以使用6-0缝线进行缝合，固定于受创面的骨膜。这里需要使用褥式缝合，以便保证移植物的贴合和稳定。同时，使用较细的不可吸收线，可以减少移植物和骨膜的损伤。如果使用不可吸收线，注意打结需暴露于口腔，以便于后续拆线（图5-4-7）。

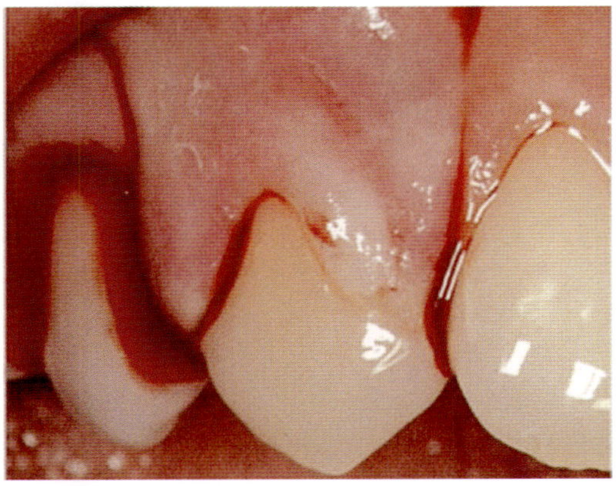

图5-4-4　龈瓣无张力冠向复位于CEJ冠方1mm

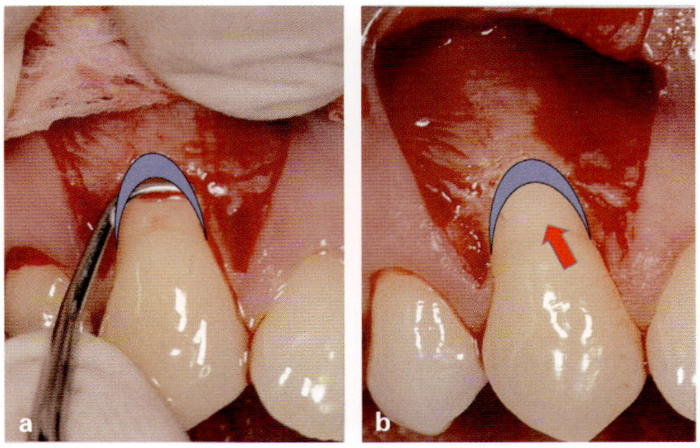

图5-4-5　根面处理

a. 使用Mini刮治器，处理根面，蓝色月牙区域为非临床附着丧失区域，不处理；b. 红色箭头指示处理过的区域

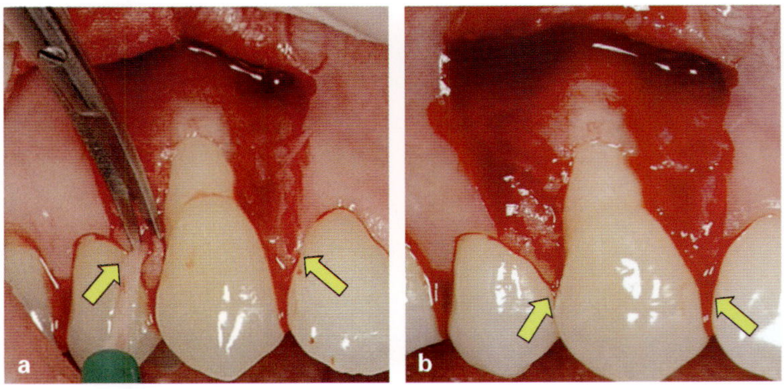

图5-4-6　龈乳头去上皮

a. 使用组织剪去除龈乳头上皮；b. 去除上皮后，尽量多保留结缔组织，保证龈乳头高度不降低

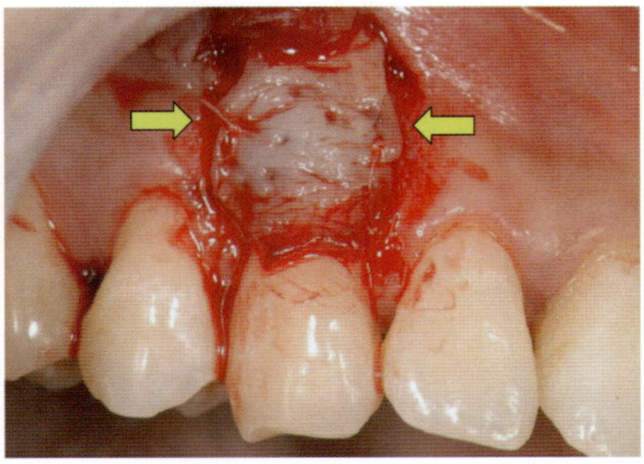

图5-4-7　固定CGF膜

黄色箭头标注为：使用6-0缝线，褥式缝合，将CGF膜缝合固定于骨膜或结缔组织上

（六）缝合

将手术龈乳头冠向复位并覆盖其对应解剖龈乳头后，从松弛切口最根方位置开始间断缝合。缝合按根方至冠方的顺序，从龈瓣至邻近软组织冠向倾斜进针。邻近组织穿出时，建议缝合穿至骨膜，以便更好地保证组织对位的稳定性。

沿松弛切口行间断缝合至瓣的龈缘处，能够无张力地复位至CEJ冠方1mm的位置，最后行悬吊缝合，使手术龈乳头和对应的解剖龈乳头加压对位，并确保龈瓣的角化组织和牙冠的解剖凸度相贴合（图5–4–8）。

（七）结论

一些在口腔软组织治疗的临床试验发现，PRP可促进软组织的早期愈合，但并没有明显加强冠向复位瓣治疗牙龈退缩的效果[3–4]。而PRF在联合冠向复位瓣后一部分文献支持有一定可增强治疗牙龈退缩的效果，且联合应用后牙龈少量增厚[5–7]，少数文献认为PRF的作用有限，结果并没有统计学意义[8]。目前，一些应用CGF治疗牙龈退缩的研究认为CGF联合冠向复位瓣法与单纯冠向复位瓣法治疗牙龈退缩的效果统计学差异没有显著性，但是可以少量增加角化龈厚度，促进软组织愈合[9]。

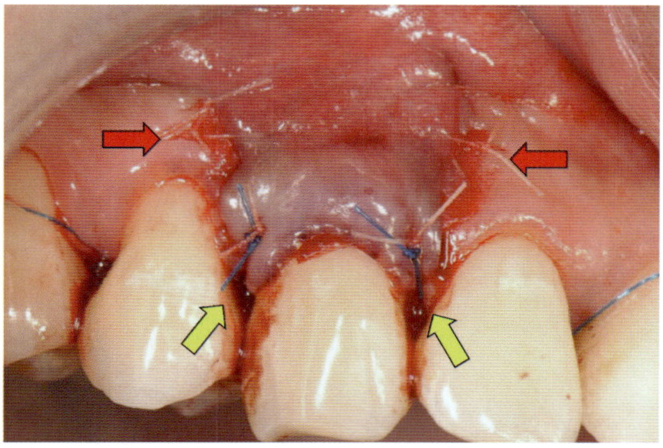

图5–4–8　冠向复位瓣缝合

红色箭头标注为：松弛切口于最根方开始缝合（间断缝合）；黄色箭头标注为：龈乳头处为单侧上乳头悬吊缝合

使用CGF已被证实能增加牙龈退缩软组织附着的速度和根面覆盖的效果。使用冠向复位瓣术结合CGF移植，虽然这种创新的手术仍处于起步阶段，但随着对血小板浓缩物研究的逐步深入和不断的迭代更新，它在未来的临床和组织学研究中必将存在巨大的潜力和应用前景。

参考文献

[1] Choukroun J, Adda F, Schoeffler C, et al. Une opportunité en paro–implantologie:le PRF[J]. Implantodontie, 2001, 42(55):e62.

[2] Miller PD Jr. A classification of marginal tissue recession[J]. Int J Periodont Resto Dent, 1985, 5:9.

[3] Biradar SM, Satyanarayan A, Kulkarni AJ, et al. Clinical evaluation of the effect of platelet rich plasma on the coronally advanced flap root coverage procedure[J]. Dent Res J, 2015, 12(5):469–475.

[4] Keceli HG, Kamak G, Erdemir EO, et al. The adjunctive effect of platelet–rich fibrin to connective tissue graft in the treatment of buccal recession defects: Results of a randomized, parallel–group controlled trial[J]. J Periodontol, 2015, 86(11):1221–1230.

[5] Dogan SB, Dede FO, Balli U, et al. Concentrated growth factor in the treatment of adjacent multiple gingival recessions: A split–mouth randomized clinical trial[J]. J Clin Periodontol, 2015, 42(9):868–875.

[6] Park HC, Kim SG, Oh JS, et al. Early bone formation at a femur defect using CGF and PRF grafts in adult dogs: A comparative study[J]. Implant Dent, 2016, 25(3):387–393.

[7] Naik AR, Ramesh AV, Dwarkanath CD, et al. Use of autologous platelet rich plasma to treat gingival recession in esthetic periodontal surgery[J]. J Indian Soc Periodontol, 2013, 17(3):345–353.

[8] Thamaraiselvan M, Elavarasu S, Thangakumaran S, et al. Comparative clinical evaluation of coronally advanced flap with or without platelet rich fibrin membrane in the treatment of isolated gingival recession[J]. J Indian Soc Periodontol, 2015, 19(1):66–71.

[9] 裴延平, 林松杉, 章禾. PRF治疗牙龈退缩的对照研究[J]. 临床口腔医学杂志, 2016, 32(4):230–232.

第5节 血小板浓缩物在软组织移植物供区的应用

自体软组织移植［包括游离龈组织（free gingival graft，FGG）和上皮下结缔组织（sub-epithelial connective tissue graft，SCTG）］被认为是天然牙及种植体周软组织增量的金标准[1]，被广泛应用于软组织增量的手术中。但因FGG/SCTG的获取需开辟第二术区，供区在术后常存在出血、创面疼痛、不适等问题。

已知软组织的愈合通常分为3个阶段：初始炎症阶段、肉芽组织形成阶段，以及软组织重塑恢复功能阶段。在动态愈合过程的每个阶段中，细胞因子和生长因子对调节各种细胞过程，包括止血、细胞迁移、分化、血管生成等，起到了非常重要的作用。例如，VEGF是愈合早期血管生成和肉芽组织形成的关键介质，PDGF则高度参与了伤口愈合的3个阶段[2-3]。

CGF含有多种生长因子，如PDGF、EGF、VEGF和TGF-β等。在组织修复的过程中，多种因子一起相互协调，形成一个有机整体；有研究证实创面边缘的细胞会因损伤而失去极性，并在各种生长因子的作用下，迅速增殖、迁移至损伤处基底及侧方部位以修复组织创伤[4]。动物研究也提示，CGF可能通过影响成纤维细胞的代谢引导细胞向创面组织覆盖[5]。而CGF用于口内软组织的修复，能明显缩短口内软组织损伤的愈合时间，减少瘢痕形成，提高愈合质量。一项采用Landry愈合指数和VAS疼痛评分作为主要结局变量的综述结果显示，应用CGF在术后第2周和第3周时对伤口愈合的促进作用不明显，但能在术后第1天和第7天显著减轻患者术后疼痛[6]。因此，在获取FGG/SCTG的供区联合使用CGF，将其固定或填塞于供区，可能有助于减轻术后患者疼痛，促进伤口愈合，提高患者体验，但其有效性有待更多临床研究证实。

病例5-5

此处仅讨论组织供区手术过程。

» 患者基本信息

性别：女。

年龄：54岁。

拟取左侧上腭FGG用于下颌后牙区颊侧角化黏膜增宽。

» 组织供区手术过程

常规消毒铺巾，局麻，选择左侧上颌前磨牙至第一磨牙腭侧的区域作为供区。在距离龈缘2～3mm处做浅切口，切口长度根据测量的受区大小而定（图5-5-1a）。沿切口用锐剥离法切取游离龈组织，切取的组织厚度以1.0～1.5mm为宜，包括角化上皮及其下方少许结缔组织（图5-5-1b）。对于形成的新鲜供区创面，填塞CGF膜，缝合固定（图5-5-1c），并压迫止血，术后及时佩戴术前制作的腭护板（图5-5-1d）。

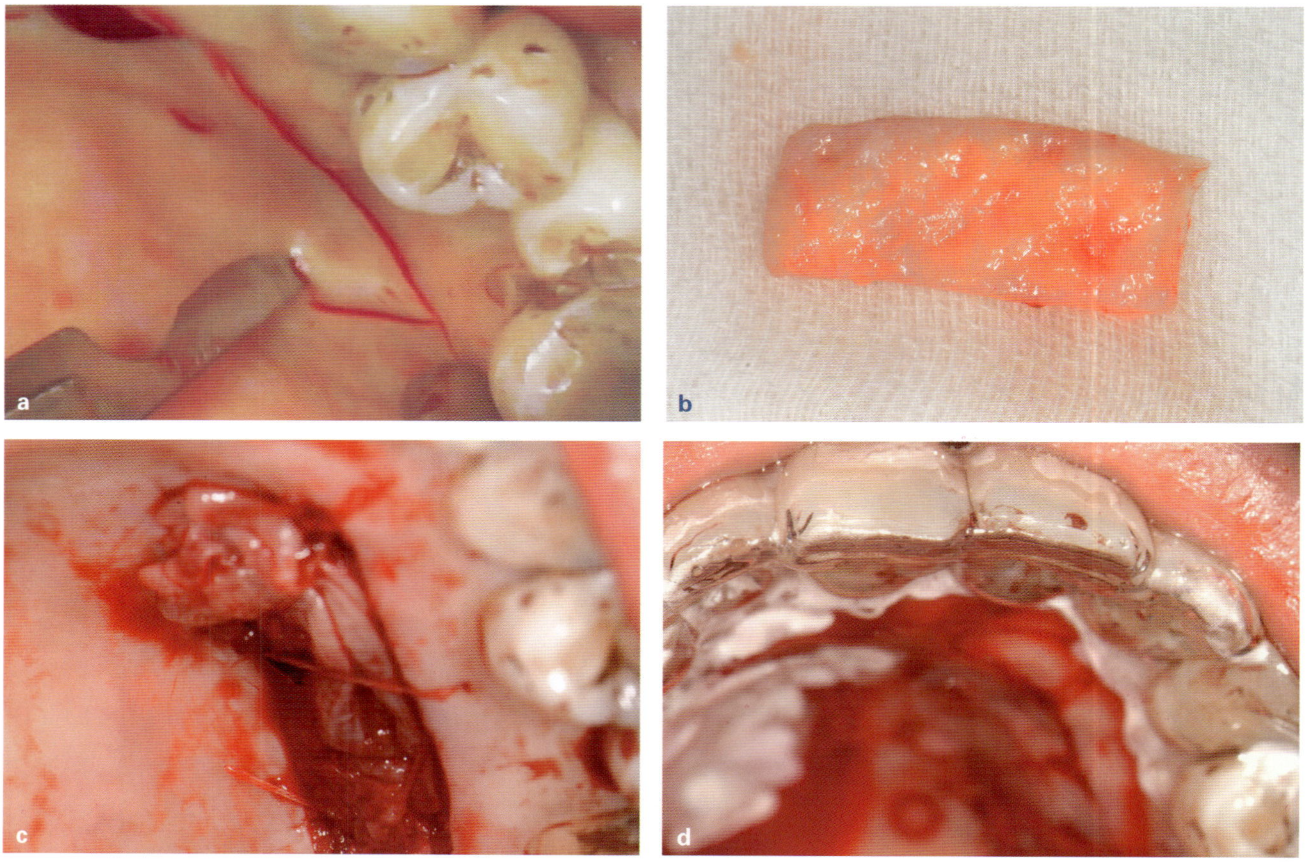

图5-5-1 组织供区手术过程

a. 上腭切口；b. 游离龈组织；c. 填塞CGF，缝合固定；d. 术后佩戴腭护板

参考文献

[1] Zucchelli G, Tavelli L, McGuire MK, et al. Autogenous soft tissue grafting for periodontal and peri-implant plastic surgical reconstruction[J]. J Periodontol, 2020, 91(1):9–16.

[2] Eppley BL, Pietrzak WS, Blanton M. Platelet-rich plasma: a review of biology and applications in plastic surgery[J]. Plast Reconstr Surg, 2006, 118(6):147e–159e.

[3] Liu B, Tan XY, Liu YP, et al. The adjuvant use of stromal vascular fraction and platelet-rich fibrin for autologous adipose tissue transplantation[J]. Tissue Eng Part C Methods, 2013, 19(1):1–14.

[4] Choukroun J, Diss A, Simonpieri A, et al. Platelet-rich fibrin (PRF): A second-generation platelet concentrate. Part IV: clinical effects on tissue healing [J]. Oral Surg Oral Med Oral Pathol Oral Radiol Endod, 2006, 101(3):e56–e60.

[5] 王亚楠, 王佐林. 浓缩生长因子促进牙龈软组织缺损修复的实验研究[J]. 口腔颌面外科杂志, 2018, 28(3):121–126.

[6] Chen L, Cheng J, Cai Y, et al. Efficacy of concentrated growth factor (CGF) in the surgical treatment of oral diseases: a systematic review and meta-analysis[J]. BMC Oral Health, 2023, 23(1):712.

6

PLATELET CONCENTRATES AND THE REGENERATION OF SOFT AND HARD TISSUES IN IMPLANTOLOGY

第6章

血小板浓缩物与口腔种植软硬组织再生

第1节 血小板浓缩物在牙槽嵴保存术中的应用

天然牙拔除后的自然愈合中，牙槽窝会出现明显的改变[1-2]，Tan等[3]报告，牙槽嵴的垂直高度在拔牙后6个月时降低了11%～22%，水平宽度在3个月时减少了32%，在6～7个月时变化了29%～63%。骨高度及宽度的吸收改建会影响种植体植入的位置，甚至出现骨量不足，从而影响种植的效果及长期稳定性[3-5]。由于美学区骨缺损对于种植修复的美学效果影响更明显，牙槽嵴改建的研究多集中在前牙区；也有研究者指出，磨牙区因为拔牙窝宽度大，骨愈合需要更长的时间桥接缺损，因此其拔牙后的骨丧失也应该得到重视[6-7]。

自体血小板凝集物在牙槽嵴保存方面已有多年研究。Alzahrani等[8]和Temmerman等[9]研究认为，PRF单独用于牙槽嵴保存术在减少牙槽嵴骨吸收方面是有效的，也有研究提示PRF单独用于牙槽嵴保存术在减少牙槽嵴吸收方面无显著效果[10]。马斐斐等[11]于2021年发表了关于CGF单独用于牙槽嵴保存的RCT试验，通过与拔牙窝自然愈合比较，发现CGF具有在愈合早期促进软组织愈合的作用；在拔牙窝愈合3个月时，CGF组在颊舌、腭侧垂直骨吸收量及嵴顶下1mm、2mm处水平骨吸收量明显低于自然愈合组；同时，具有明显促进新骨形成的作用。

病例6-1

» 患者基本信息

性别：女。

年龄：32岁。

主诉：左上后牙劈裂1周。

现病史：左上后牙1周前咬硬物劈裂，不敢咀嚼，要求拔除。

既往史：无特殊。

家族史：无特殊。

全身情况：无特殊。

» 检查情况

口内检查：26近远中向裂纹达龈下，叩（±），不松动，牙龈无明显红肿（图6-1-1a）。

影像学检查：X线片示26根尖低密度影像，似与上颌窦相通（图6-1-1b）。CBCT示26为3根，近中颊根根尖弯曲进入上颌窦内，腭根腭侧骨板缺失，根尖低密度。对应上颌窦内低密度影像，黏膜增厚（图6-1-1c，d）。

» 诊断

26劈裂。

» 治疗计划

26微创拔除+CGF牙槽嵴保存术，择期种植修复。

» 治疗过程

检查发现，26劈裂需拔除，腭侧骨壁不完整，牙根与上颌窦交通，为避免形成上颌窦瘘及减少拔牙后的骨丧失，计划行26微创拔除，同时使用CGF凝胶用于牙槽嵴保存。

局麻下手术，分离牙龈，动力系统分离牙根、动力增隙，拔牙刀楔入根周膜，微创钳拔除牙根，搔刮肉芽组织，3%过氧化氢+生理盐水交替冲洗。拔牙窝清创完毕，可及拔牙窝与上颌窦底穿通。使用CGF凝胶，压制成膜，覆盖窦底穿通处；使用胶冻状凝胶充填拔牙窝；最后使用CGF膜覆盖拔牙窝表面（图6-1-2）。

本病例术前判断，上颌窦底有较大范围穿通，对于穿通的上颌窦底采取相应措施，可预防术后上颌窦瘘的发生。牙槽骨宽度可，腭侧骨板不完整，为减少牙槽骨宽度的丧失，微创拔牙同时行牙槽嵴保存术。微创拔牙是手术成功的关键步骤之一，拔牙窝清创也至关重要，去除拔牙窝内所有肉芽组织，彻底搔刮干净。根据拔牙窝的大小，决定植入凝胶的数量，尽量填满拔牙窝。CGF膜的覆盖应在拔牙窝边缘，压入牙龈下“8”字缝合固定。

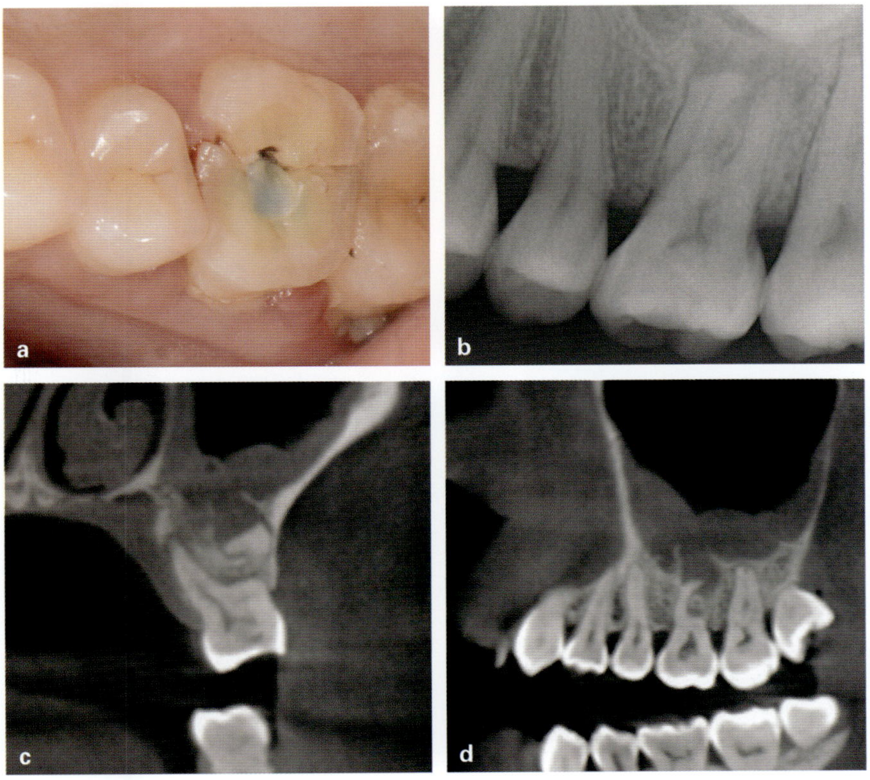

图6-1-1　术前检查

a. 术前照片；b. 26 X线片；c. CBCT 26矢状面；d. CBCT 26冠状面

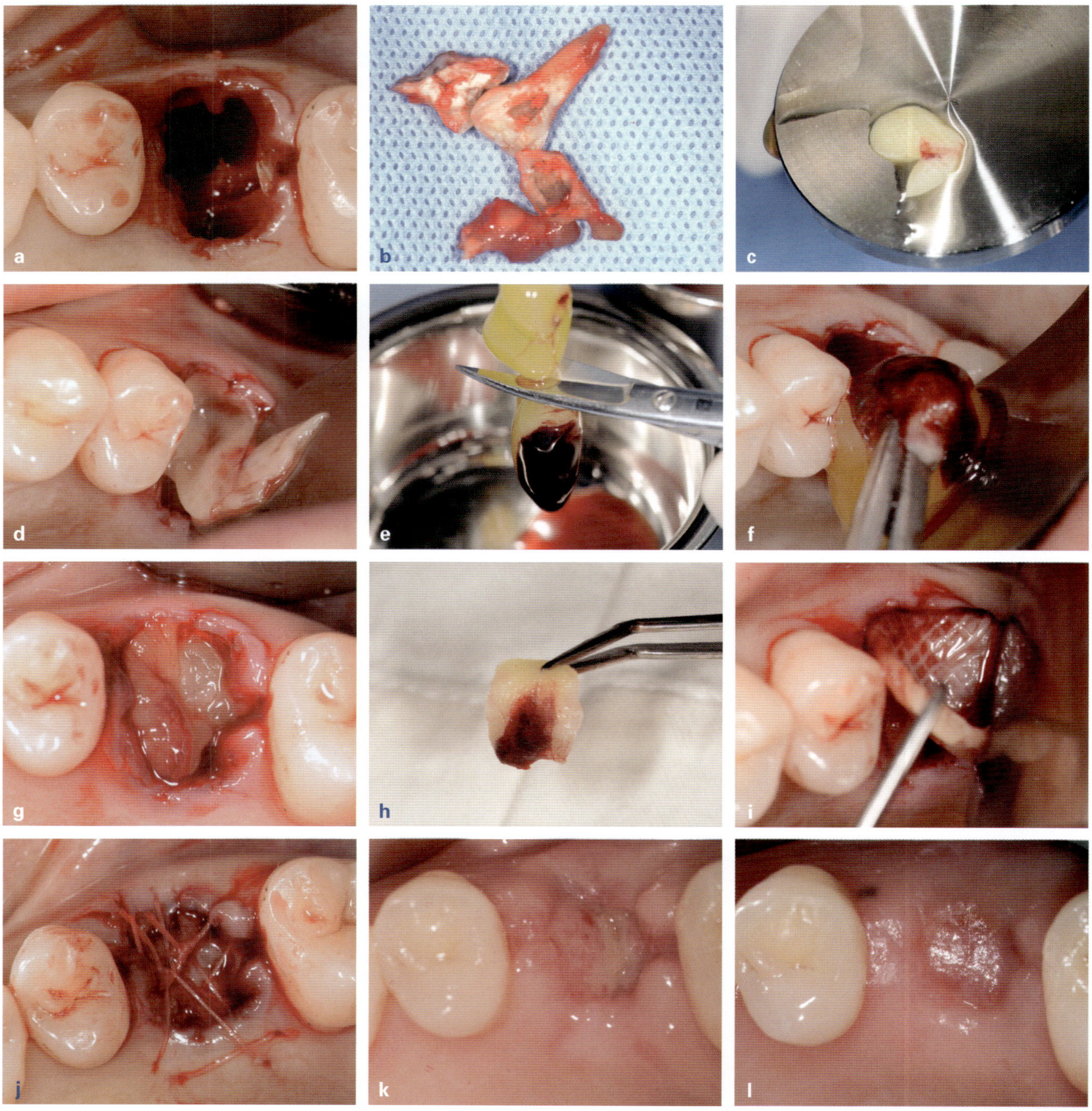

图6-1-2　手术过程

a. 拔牙窝制备，见上颌窦底不完整，拔牙窝与上颌窦底相通；b. 分根微创拔除的牙根；c. 压制CGF膜；d. CGF膜覆盖窦底处；e. 制备CGF凝胶；f. CGF凝胶充填拔牙窝；g. 拔牙窝填满CGF凝胶；h. 压制CGF膜；i. 双层CGF膜覆盖拔牙窝表面；j. 拔牙窝拉拢缝合；k. 拔牙术后1周；l. 拔牙术后1个月

病例6-2

» 患者基本信息

性别：男。

年龄：32岁。

主诉：右上前牙肿痛5天。

现病史：右上前牙肿痛5天。10年前曾行上前牙冠修复，近6个月反复肿痛，加重5天，自行口服阿莫西林3天，现咨询上前牙种植修复。

既往史：无特殊。

家族史：无特殊。

全身情况：无特殊。

» 检查情况

口内检查：11全冠修复，叩（+），不松动，牙龈红肿，根尖区隆起，有波动感；22近中边缘嵴墨浸状。口腔卫生一般，牙龈充血、水肿，全口PD 2～3mm，AL 0mm（图6-1-3a～f）。

影像学检查：CBCT示11桩核冠修复，根管内可见充填体影，欠填。唇侧骨板缺失，根尖低密度影像类圆形，约1cm×0.8cm×0.5cm。前牙Ⅲ度深覆𬌗，下前牙拥挤（图6-1-3g，h）。

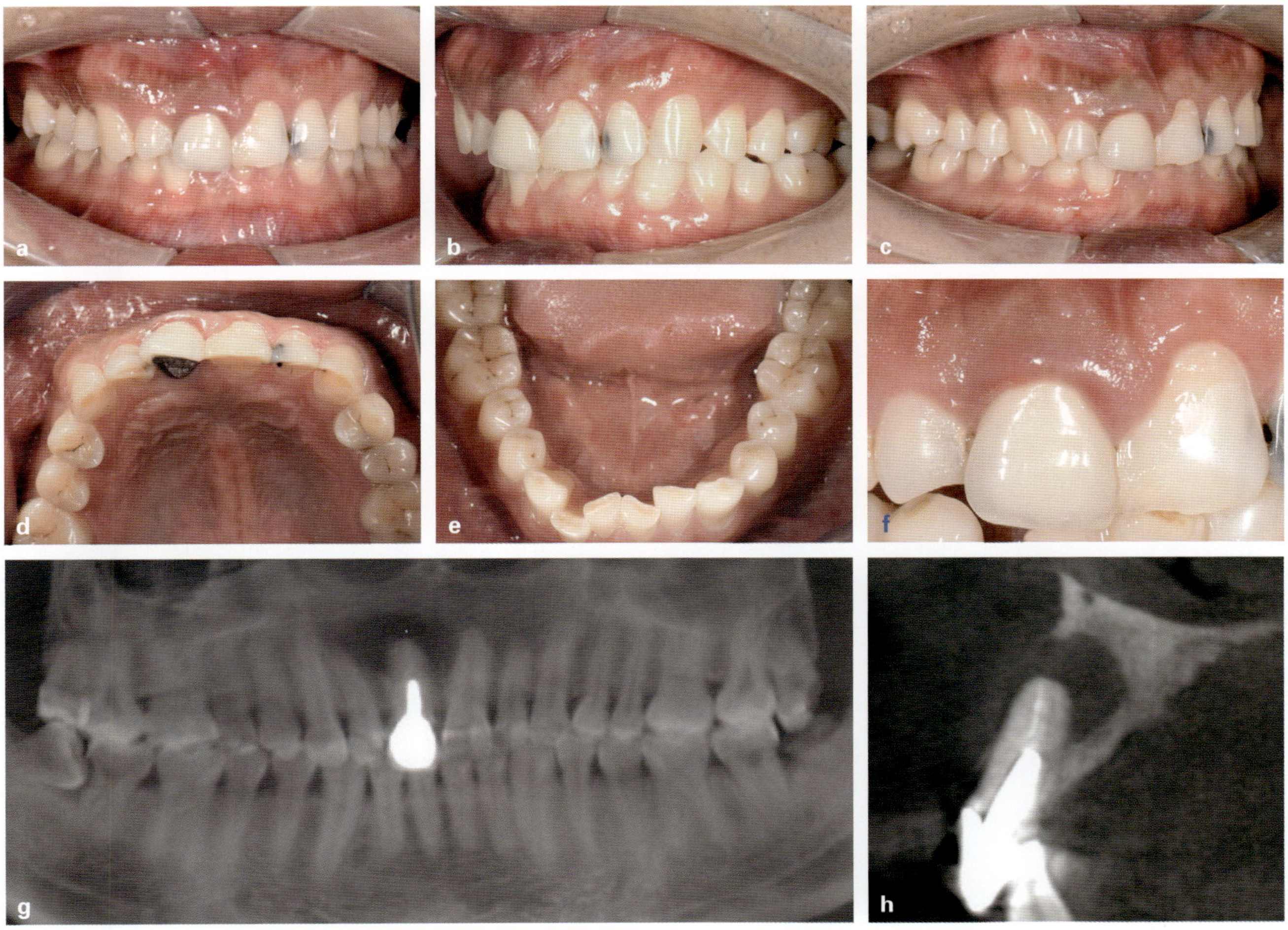

图6-1-3　**术前检查**

a～f. 术前照片；g，h. X线片

» 诊断

①11慢性根尖周炎急性发作。

②错殆畸形。

③22龋齿。

④菌斑性龈炎。

» 治疗计划

①11微创拔除+牙槽嵴保存；22牙体治疗；牙周洁治治疗。

②正畸治疗（目标：打开咬合，获得修复空间）。

③11择期种植修复。

» 治疗过程

拔牙时机及牙槽嵴保存术的选择：考虑到①由于11根尖病变大，应该尽快拔除；②本病例先正畸后修复，正畸治疗前无法种植修复；③11处于急性感染状态，应采取适当措施避免术后感染；④11唇侧骨板缺失，若拔牙时不采取任何牙槽嵴保存措施，可能导致后期种植困难或者需要复杂骨增量手术；⑤翻瓣植骨的牙槽嵴保存术，植骨量充足，但是创伤大，而且经过长时间正畸治疗骨吸收的情况具有不确定性，仍然有二次植骨的可能性。因此选择自体CGF联合植骨材料的微创牙槽嵴保存术。该方法的主要特点是微创、不翻瓣，利用CGF的抗感染作用，在现有状态下植入骨材料。

局麻下微创拔除患牙，搔刮拔牙窝，3%过氧化氢+生理盐水冲洗。彻底清创后，在拔牙窝底部植入CGF凝胶。使用液态CGF浸泡Bio-Collagen，将Bio-Collagen植入拔牙窝中部及冠部，维持轮廓形态及牙槽嵴顶高度。然后使用CGF膜覆盖拔牙窝表面，拉拢缝合。牙槽嵴保存20个月后，CBCT示牙槽骨轮廓及牙槽嵴顶高度得到了维持（图6-1-4）。

经过20个月的正畸治疗，患者前牙覆殆覆盖关系得到改善，修复空间充足。经数字化设计，在动态导航下植入种植体，最终完成种植修复治疗，修复效果满意（图6-1-5）。

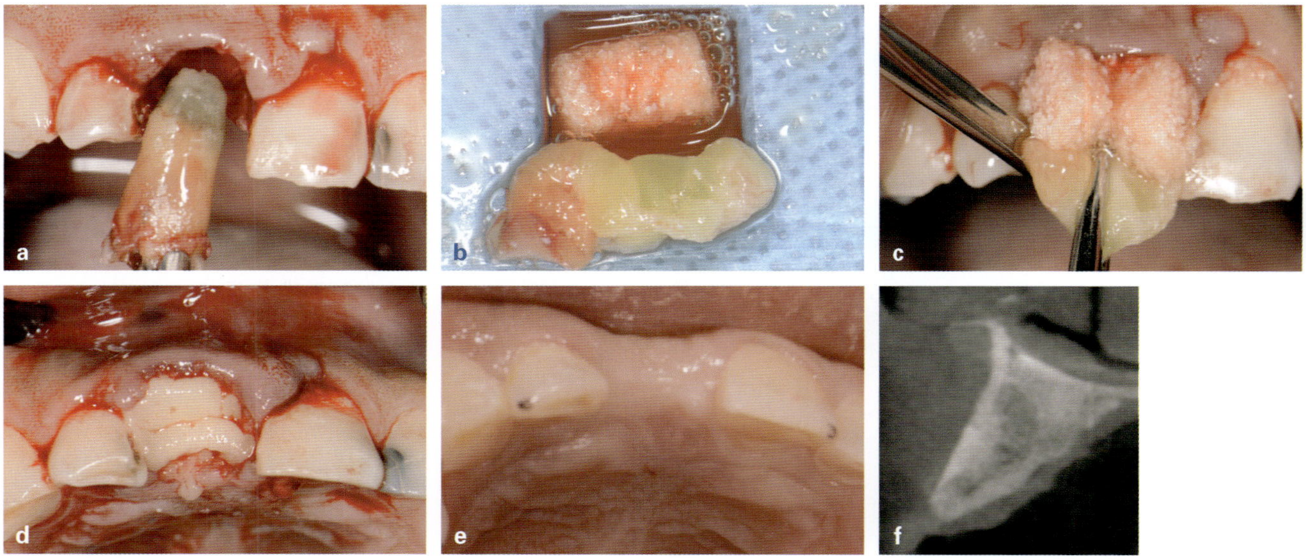

图6-1-4　手术过程

a. 微创拔除患牙；b. 液态CGF浸泡Bio-Collagen及制备CGF膜；c. CGF凝胶充填拔牙窝内，植骨材料维持轮廓形态及牙槽嵴顶高度；d. CGF膜封闭拔牙窝创口；e. 拔牙创愈合；f. 牙槽嵴保存20个月后的CBCT影像

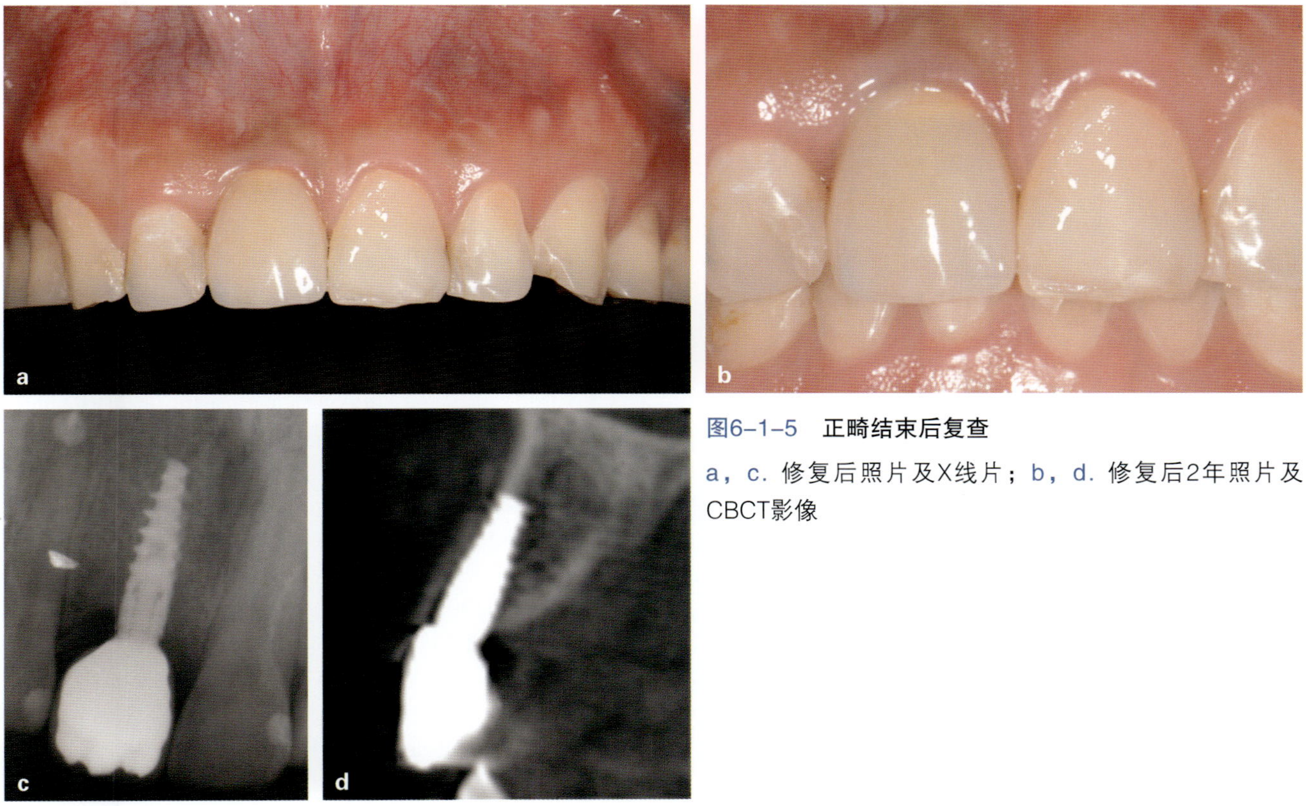

图6–1–5　正畸结束后复查

a，c. 修复后照片及X线片；b，d. 修复后2年照片及CBCT影像

总结

本课题组通过研究，比较了拔牙后单独使用CGF凝胶充填拔牙窝与拔牙窝自然愈合的状态，得出以下结论：①单独使用CGF用于牙槽嵴保存，在愈合早期有促进软组织愈合的作用；②在骨改建方面，可以减小牙槽嵴顶垂直向及水平向的骨吸收；③通过Micro–CT扫描种植窝洞新生骨，发现CGF有明显促进成骨的作用。

关于牙槽嵴保存的手术方法，通常建议翻瓣后植入植骨材料，并进行创口的严密缝合[12]。但大部分研究认为翻瓣后进行牙槽嵴保存会破坏牙槽骨的血供，增加牙槽骨宽度的吸收[13–14]。因此建议拔牙时应采用尽可能微创的方法，避免较大范围翻瓣。由于CGF的主要成分是纤维蛋白网状结构[15]，且CGF具有抗感染的作用，CGF膜可以直接暴露于口腔中，不需要严密缝合，因此使微创拔牙和不翻瓣成为可能，减少了手术创伤及术后感染的风险。

本文中，对于牙槽嵴有一定宽度、颊侧骨板完整的病例，单独使用CGF进行牙槽嵴保存，起到了促进愈合、减少骨吸收的作用。对于牙槽骨宽度不足、颊侧骨板不完整、伴有垂直向骨缺损的病例，使用CGF联合植骨材料的牙槽嵴保存方法，微创、不翻瓣，达到了维持牙槽骨轮廓形态及牙槽骨高度的目的。这种方式虽然在种植手术时通常需要二次植骨，但是可以明显降低植骨难度，减少植骨量，能够起到牙槽嵴保存的作用。

参考文献

[1] Araújo MG, Lindhe J. Dimensional ridge alterations following tooth extraction. An experimental study in the dog[J]. J Clin Periodontol, 2005, 32(2):212–218.

[2] Pietrokovski J, Massler M. Alveolar ridge resorption following tooth extraction[J]. J Prosthet Dent, 1967, 17(1):21–27.

[3] Tan WL, Wong TL, Wong MC, et al. A systematic review of post-extractional alveolar hard and soft tissue dimensional changes in humans[J]. Clin Oral Implants Res, 2012, 23(Suppl 5):1–21.

[4] Araújo MG, Sukekava F, Wennstrom JL, et al. Ridge alterations following implant placement in fresh extraction sockets: An experimental study in the dog[J]. J Clin Periodontol, 2005, 32(6):645–652.

[5] Araújo MG, da Silva JCC, de Mendonça AF, et al. Ridge alterations following grafting of fresh extraction sockets in man. A randomized clinical trial[J]. Clin Oral Implants Res, 2015, 26(4):407–412.

[6] Darby I, Chen ST, Buser D. Ridge preservation techniques for implant therapy[J]. Int J Oral Maxillofac Implants, 2009, 24 Suppl:260–271.

[7] Engler–Hamm D, Cheung WS, Yen A, et al. Ridge preservation using a composite bone graft and a bioabsorbable membrane with and without primary wound closure: a comparative clinical trial[J]. J Periodontol, 2011, 82(3):377–387.

[8] Alzahrani AA, Murriky A, Shafik S. Influence of platelet rich fibrin on post–extraction socket healing: A clinical and radiographic study[J]. Saudi Dent J, 2017, 29(4):149–155.

[9] Temmerman A, Vandessel J, Castro A, et al. The use of leucocyte and platelet–rich fibrin in socket management and ridge preservation: A split–mouth, randomized, controlled clinical trial[J]. J Clin Periodontol, 2016, 43(11):990–999.

[10] Zhang Y, Ruan Z, Shen M, et al. Clinical effect of platelet–rich fibrin on the preservation of the alveolar ridge following tooth extraction[J]. Exp Ther Med, 2018, 15(3):2277–2286.

[11] Ma F, Lin Y, Sun F, et al. The impact of autologous concentrated growth factors on the alveolar ridge preservation after posterior tooth extraction: A prospective, randomized controlled clinical trial[J]. Clin Implant Dent Relat Res, 2021, 23(4):579–592.

[12] Horvath A, Mardas N, Mezzomo LA, et al. Alveolar ridge preservation. A systematic review[J]. Clin Oral Investig, 2013, 17(2):341–363.

[13] Barone A, Toti P, Piattelli A, et al. Extraction socket healing in humans after ridge preservation techniques: comparison between flapless and flapped procedures in a randomized clinical trial[J]. J Periodontol, 2014, 85(1):14–23.

[14] Fickl S, Zuhr O, Wachtel H, et al. Tissue alterations after tooth extraction with and without surgical trauma: a volumetric study in the beagle dog[J]. J Clin Periodontol, 2008, 35(4):356–363.

[15] Borsani E, Bonazza V, Buffoli B. Biological characterization and in vitro effects of human concentrated growth factor preparation: An innovative approach to tissue regeneration[J]. Biol Med, 2015, 7(5):256–267.

第2节 血小板浓缩物在引导骨再生术中的应用

引导骨再生（GBR）是指利用屏障膜特性，阻止来自周围软组织的成纤维细胞及其他组织对成骨过程的干扰，促进血管生成细胞和成骨细胞从骨髓向缺损处增殖，让骨面处的成骨细胞有足够的时间增殖，最终达到组织再生、定向修复的目的。最初应用GBR时使用膨体聚四氟乙烯（e-PTFE）膜作为屏障膜。随着可吸收生物膜的发展和应用，很大程度上避免使用e-PTFE膜进行GBR时的一些缺点，如膜暴露、技术敏感性高等，使得GBR技术的应用更加普遍。

GBR技术是临床疗效确定、具有长期可预期性的骨增量技术，已被广泛应用于改善硬组织缺损[1]。但目前常用的材料如脱蛋白牛骨物[2-4]、β-磷酸三钙等[5-6]，与自然愈合相比，在早期反而延缓了新骨形成，降低了新骨形成率，甚至可能影响种植体早期的骨结合。Canellas等[7]在2020年发表的文章，对牙槽嵴保存术中新骨形成率和移植物残余率进行了Meta分析，从1526篇文章中纳入了38项符合标准的研究，分析结果显示，没有一种植骨材料能提高新骨形成率，而包括Bio-Oss和Bio-Collagen在内的8种骨移植材料显著降低了新骨形成率。牙槽嵴保存最常用的骨移植材料Bio-Oss和Bio-Collagen在牙槽骨初始愈合期（拔牙后3～6个月）都降低了新骨形成的百分比，在同一时期之后，观察到大量的残留移植物[3,8-11]。这意味着这些生物材料有一个缓慢吸收的过程[7]。残余的移植物可能对种植体稳定性及骨结合有不良影响[7]。一项对于使用脱蛋白牛骨同时覆盖胶原膜进行牙槽嵴保存的研究，比较了术后16周和32周新骨形成率和移植物残余的情况，发现32周时新骨形成率显著提高，而移植物残余率没有差异[12]。

在笔者团队关于CGF成骨作用的相关研究中，单独使用CGF进行牙槽嵴保存后3个月，对拔牙窝内新骨进行Micro-CT扫描，发现在骨密度、BV/TV和Tb.N、Tb.Sp等反映骨小梁结构的指标方面都明显优于自然愈合组。骨密度反映的是骨的质量，BV/TV表示所选区域骨小梁的体积比，反映骨量的多少，与Tb.Th和Tb.N有关。Tb.Th和Tb.N用来描述骨小梁的形态并解释骨量的变化。Tb.Th在骨小梁数目一定的情况下，厚度越大骨量越多；Tb.N在骨小梁厚度一定的情况下，数量越多骨量越多。Tb.Sp指骨小梁之间的平均距离，用来描述骨小梁结构形态。分离度越大，骨小梁之间距离越大，骨的结构越差。该研究的CGF组骨小梁形成更多，且形态更好，提示CGF可以促进新生骨形成和改善新骨骨质[13]。乔静等[14]报道了在牙周骨缺损中，使用CGF提高BPBM临床效果的研究；2020年使用CGF混合骨胶原用于GBR的回顾性研究提示，这一方法增加了种植体周骨再生，缩短了愈合时间[15]。CGF在体内单独或与植骨材料混合用于引导骨再生术的研究报道，均提示获得了较好的临床效果，增加了新骨形成率，减少了骨吸收[16]。

大量文献已证实多种因素可影响GBR效果，包括患者相关因素，如拟种植区的牙槽骨解剖特征，以及手术相关因素如生物材料的选择[15,17-18]和手术操作技术[19]等。近年来，学界一致认为PASS（primary wound closure；angiogenesis；space creation/maintenance；stability of both the initial blood clot and implant fixture）原则是达到良好GBR效果的决定性因素[19]。骨缺损形态与PASS原则的实现密切相关，有利的骨缺损形态能够更好地促进植骨材料的稳定，可提供更好的血供来源，更有利于伤口的一期关闭及稳定，减少软组织的压迫[20]。对于连续多牙缺失的有利型骨缺损，利用CGF形成的黏性骨，能够增加植骨材料的稳定性，达到良好的植骨效果。

病例6-3

» 患者基本信息

性别：女。

年龄：19岁。

主诉：左上前牙缺失1年。

现病史：左上前牙1年前因外伤脱落，未修复。曾于2~4年前行左上前牙埋伏牙拔除术。现咨询种植修复上前牙。

既往史：无特殊。

家族史：无特殊。

全身情况：无特殊。

» 检查情况

口内检查：21、22、23缺失，缺牙区近远中间距小，咬合距离可。牙槽嵴顶牙龈不平整，有瘢痕，对应前庭沟浅，角化黏膜宽度不足（图6-2-1a，b）。

影像学检查：缺牙区牙槽骨宽度不足，约3mm，高度为10~12mm（图6-2-1c，d）。

» 诊断

上颌牙列缺损。

» 治疗计划

①21、22种植+GBR植骨手术。

②6个月后二期+膜龈手术。

③1个月后种植冠修复。

» 治疗过程

局麻下，沿缺牙区牙槽嵴顶切开，于12远中及24远中做纵切口，切开翻瓣后，见牙槽嵴顶重度骨缺损，按设计位置逐级备洞，植入种植体，种植体冠部3~4mm螺纹暴露。术区局部取自体骨屑，覆盖于暴露的种植体表面；植入CGF浸泡的黏性骨，覆盖Bio-Gide膜，减张拉拢缝合。为避免过度减张带来的创伤，不严密关闭伤口，局部屏障膜微小暴露处覆盖双层CGF膜（图6-2-2）。

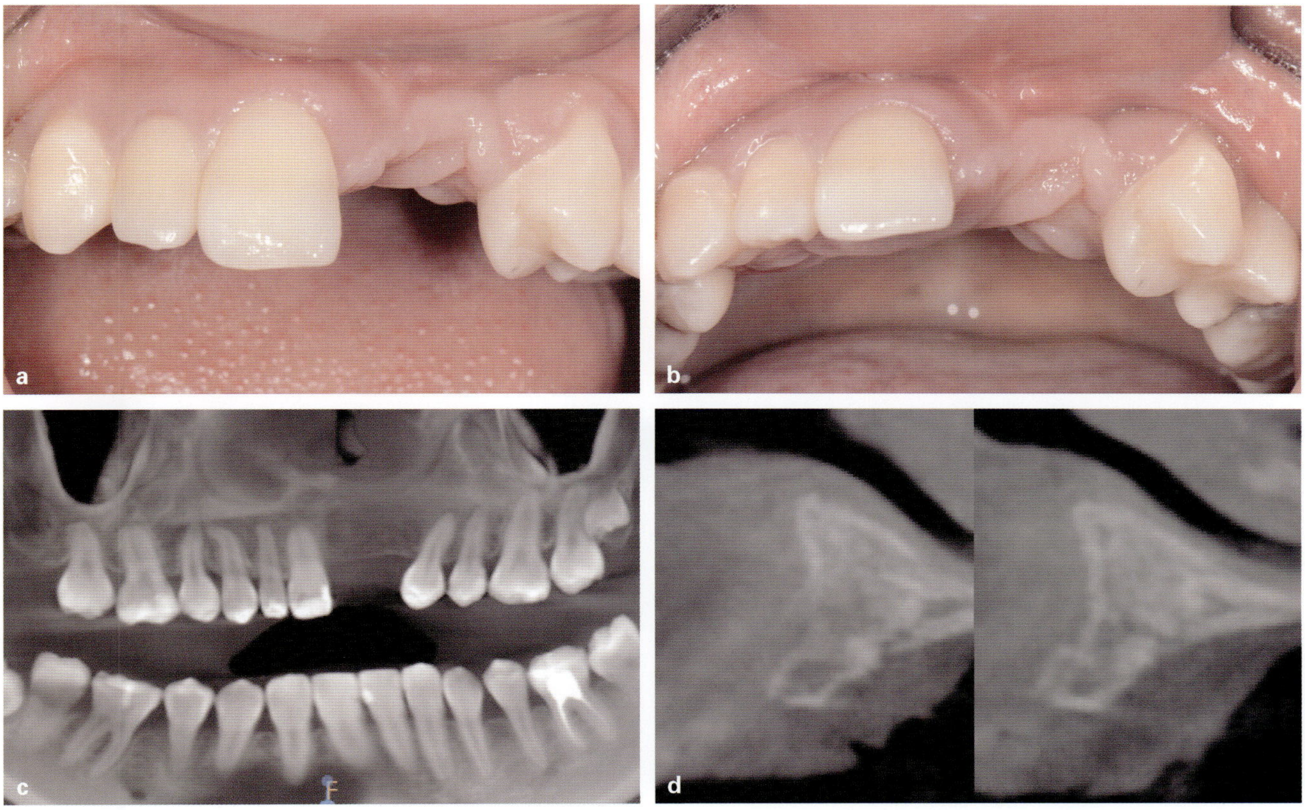

图6-2-1　术前检查

a，b. 口内照片；c，d. CBCT

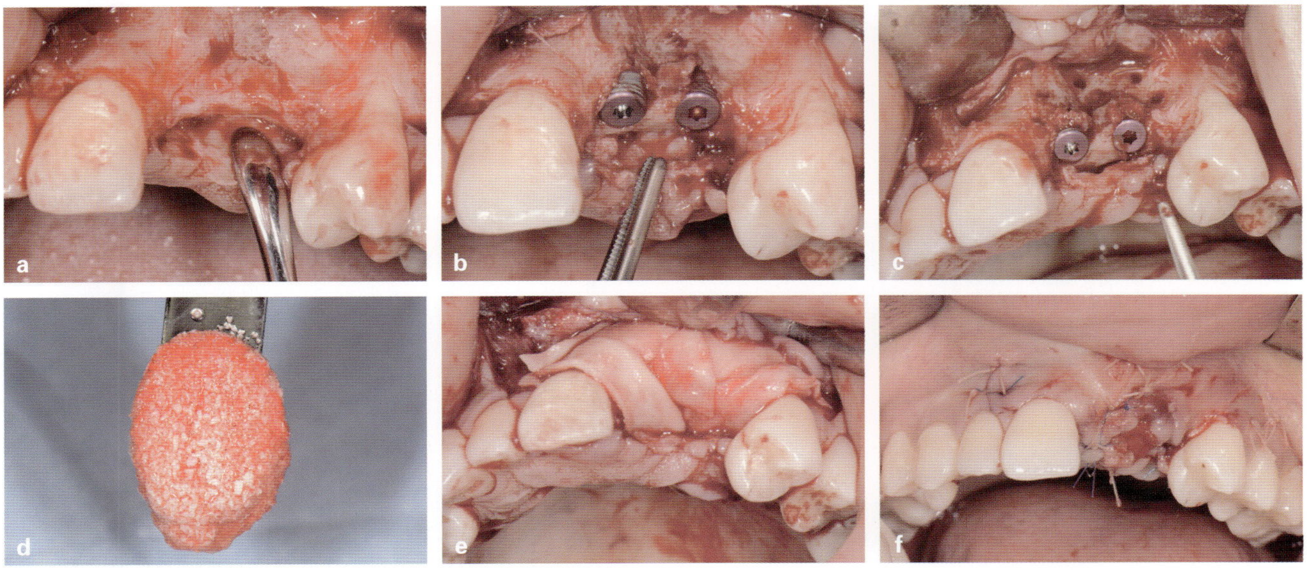

图6-2-2　手术过程

a. 切开翻瓣后，见牙槽嵴重度骨缺损；b. 种植体植入后，见颊侧螺纹暴露；c. 备滋养孔，局部取自体骨碎屑，覆盖暴露螺纹；d. 黏性骨；e. 植骨，覆盖可吸收胶原膜+CGF膜；f. 缝合，关闭伤口术后6个月，创口愈合良好，CBCT示骨愈合良好（图6-2-3），种植体颊侧骨厚度大于2mm。牙龈色粉、质韧，但角化黏膜宽度不足，前庭沟浅。二期手术时，同时行膜龈手术。

局麻下，牙槽嵴顶偏腭侧切开后，将瓣推向颊侧，暴露封闭螺丝，见种植体周骨愈合良好。更换愈合基台。于颊侧膜龈联合处切开，并向根方制备半厚瓣，松弛后，将黏膜根向复位，褥式缝合固定于根方骨膜上，于骨膜暴露处覆盖并缝合固定CGF膜。术后2周，软组织愈合良好，前庭沟得到加深，角化黏膜宽度增加2～3mm（图6-2-4）。

二期+膜龈手术4周后，开始行冠修复治疗（图6-2-5）。

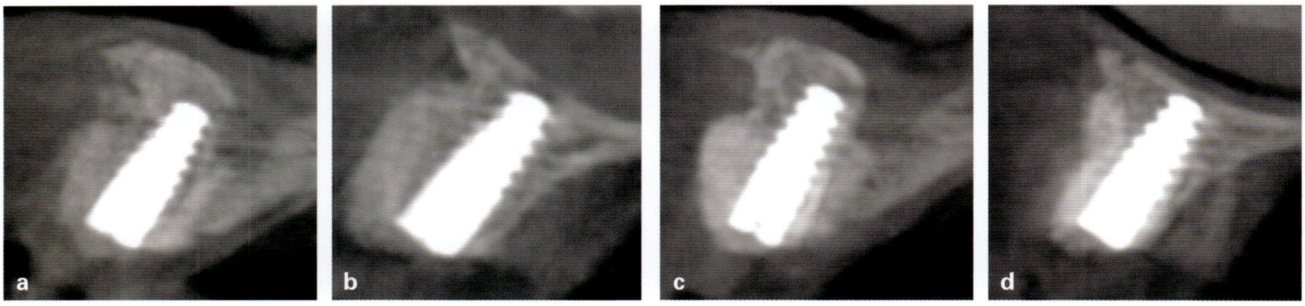

图6-2-3　术后即刻与术后6个月CBCT对比

a. 21位点术后即刻CBCT；b. 22位点术后即刻CBCT；c. 21位点术后6个月CBCT；d. 22位点术后6个月CBCT

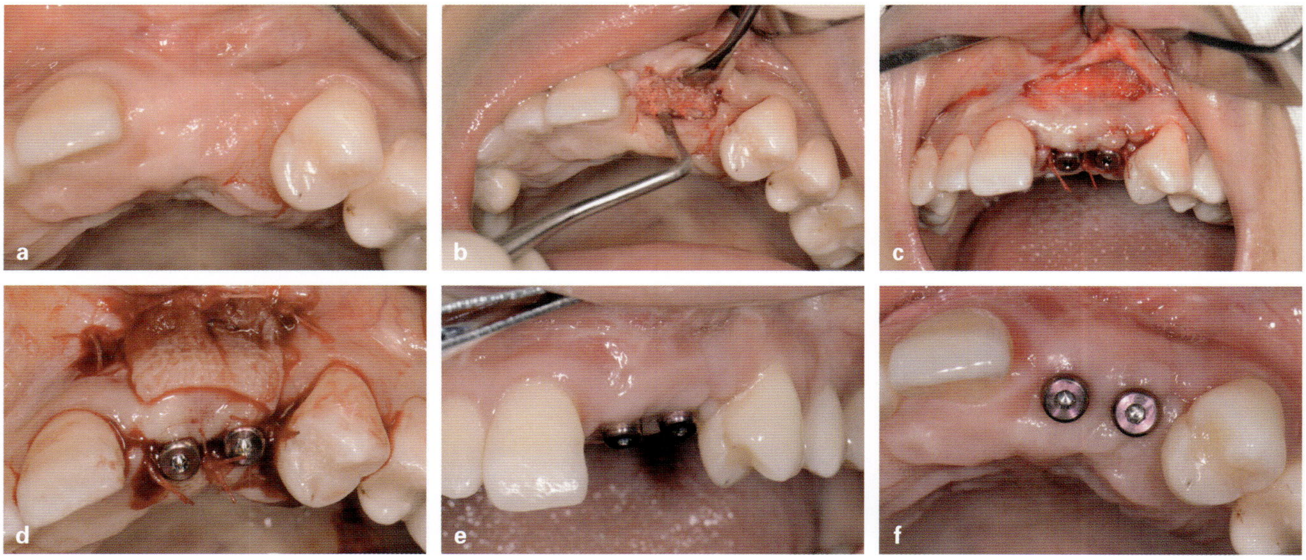

图6-2-4　二期手术过程

a. 二期术前照片；b. 牙槽嵴顶偏腭侧切开后，将瓣推向颊侧，见骨愈合良好，封闭螺丝埋入骨下；c. 前庭沟加深术，将半厚瓣固定在根方；d. 黏骨膜暴露处覆盖CGF膜，并在四周固定；e，f. 二期术后2周照片

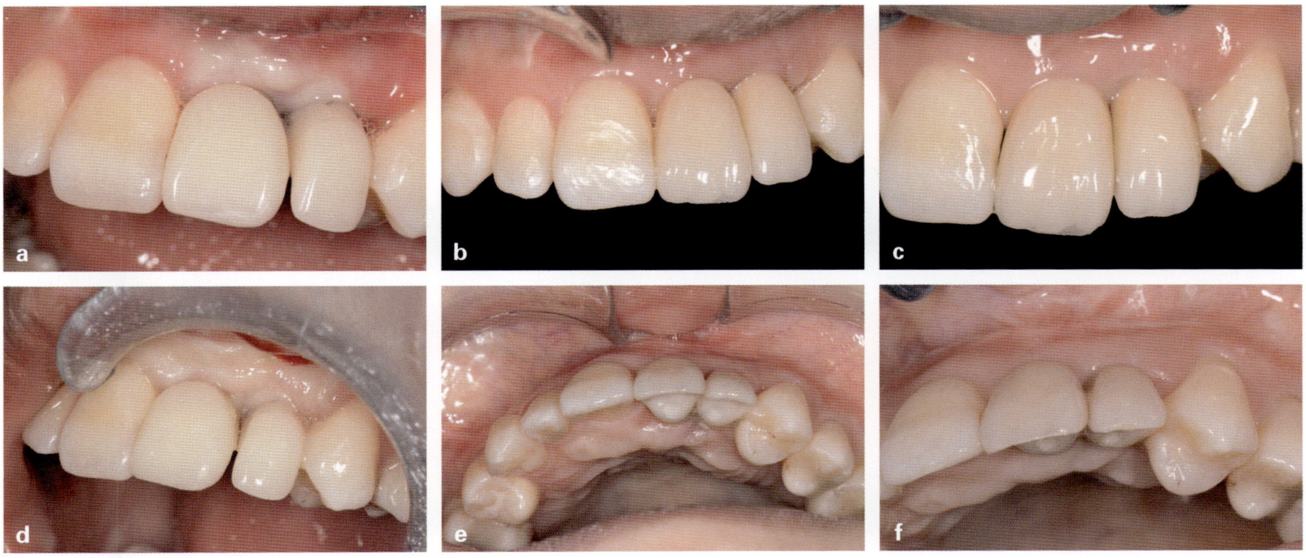

图6-2-5　**二期+膜龈手术4周后复查**

a，d. 临时修复当天；b，e. 永久修复当天；c，f. 永久修复后3年

病例6-4

» 患者基本信息

性别：男。

年龄：39岁。

主诉：上前牙外伤2周，咨询种植修复。

现病史：2周前上前牙外伤，松动，于急诊检查建议拔除，上唇穿通伤，现已愈合拆线，咨询种植修复。

既往史：无特殊。

家族史：无特殊。

全身情况：无特殊。

» 检查情况

口内检查：11、21松动Ⅱ度，过长，牙龈红肿、退缩，牙根暴露至根中1/3，牙槽骨中度吸收，近远中间隙较大，前牙早接触，后牙开殆。全口卫生状况差，牙龈红肿，牙石（++）。BI 2～3；PD 4～5mm；AL 1～2mm（图6-2-6a，b）。

影像学检查：CBCT示11、21牙槽骨水平骨厚度不足，嵴顶位于邻牙根中1/2，牙根中部见根折影像（图6-2-6c，d）。

» 诊断

11、21根折。

» 治疗计划

①牙周基础治疗。

②11、21拔除+即刻种植+植骨。

③6个月后二期手术，视软组织情况决定是否进行膜龈手术。

④1个月后种植冠修复。

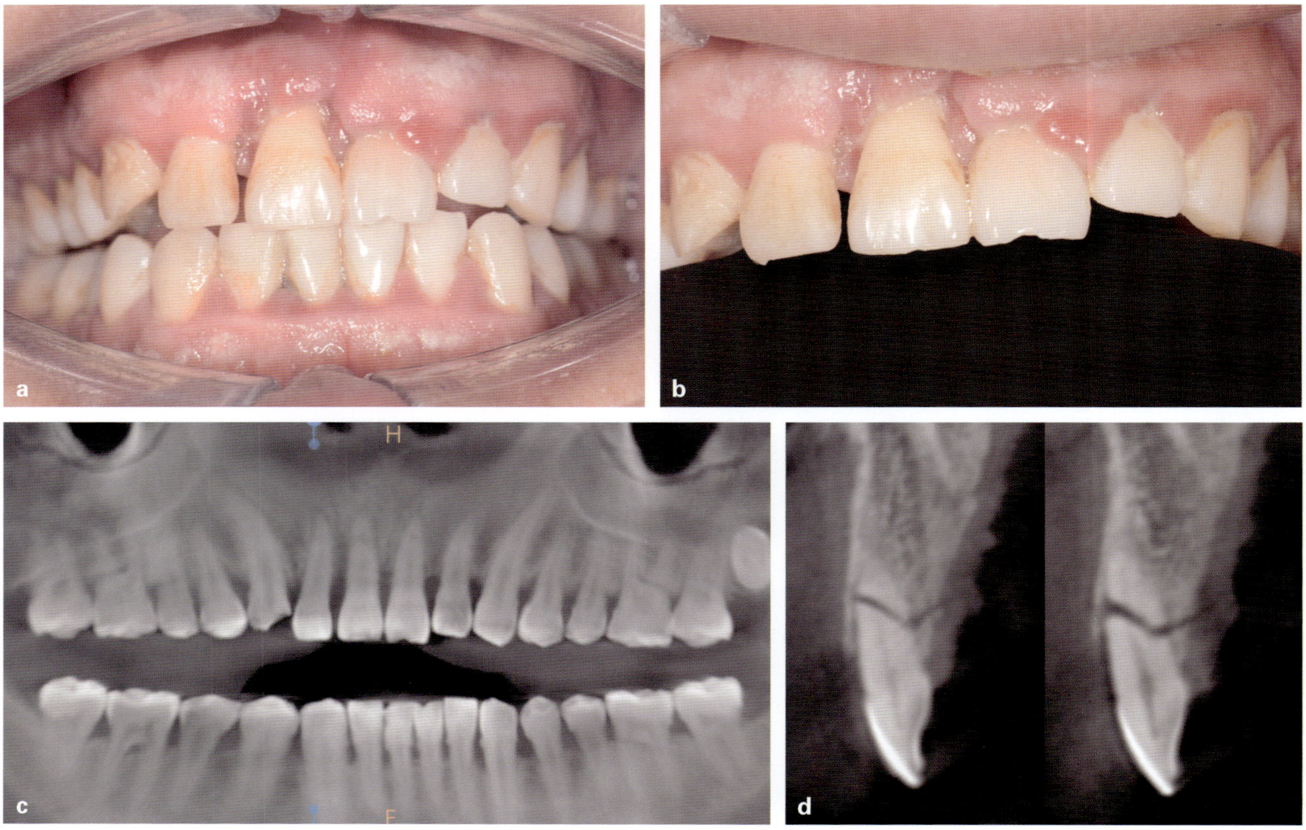

图6-2-6 **术前检查**

a，b. 口内照片；c，d. CBCT

» 治疗过程

上前牙局部牙龈红肿明显，患者不敢咬合，不敢张口。在牙周治疗期间，对11、21先调𬌗处理。经过1个月的牙周治疗，口腔卫生及牙龈状态得到明显改善（图6-2-7）。

局麻下，沿12-22做保留龈乳头的牙槽嵴顶切口，于13远中及23远中做纵切口，切开翻瓣后，见11、21颊侧骨开裂，V形缺损达根尖-根中1/3。微创拔除患牙，搔刮，使用3%过氧化氢+生理盐水交替冲洗。数字化导板引导下，植入种植体，见颊侧螺纹暴露达根长1/3～2/3。于术区局部环钻取骨，将自体骨屑覆盖暴露的种植体螺纹表面，植入CGF浸泡的黏性骨，覆盖Bio-Gide膜，再于Bio-Gide膜上覆盖CGF膜，减张拉拢缝合（图6-2-8）。

术后6个月，创口愈合良好，CBCT示骨愈合良好，种植体颊侧骨厚度大于2mm。牙龈无明显红肿，且角化黏膜宽度及厚度可，行二期手术（图6-2-9）。

局麻下，牙槽嵴顶偏腭侧切开后，将瓣推向颊侧，暴露封闭螺丝，见种植体周骨愈合良好。更换愈合基台（图6-2-10）。

二期术后4周，行冠修复（图6-2-11）。

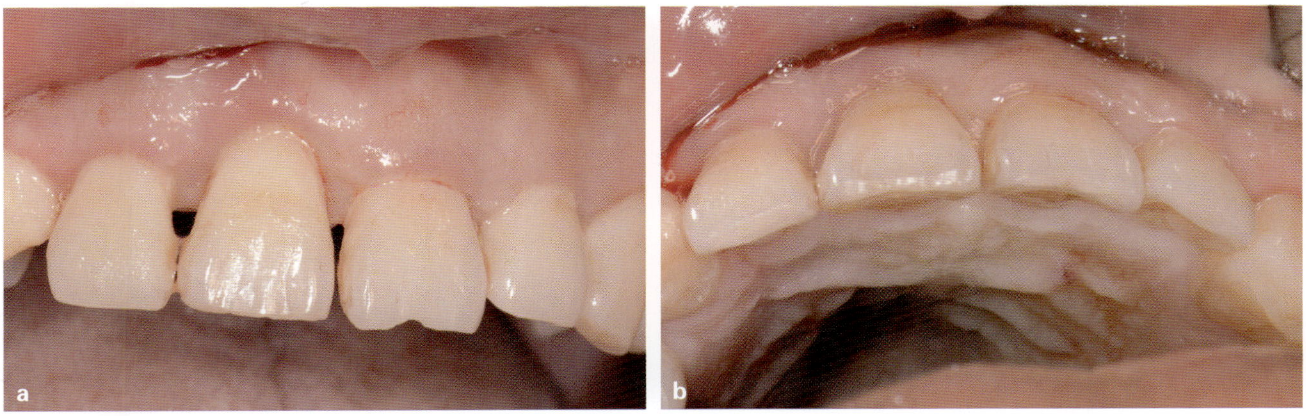

图6-2-7 手术当天口内照片

a. 唇面观；b. 殆面观

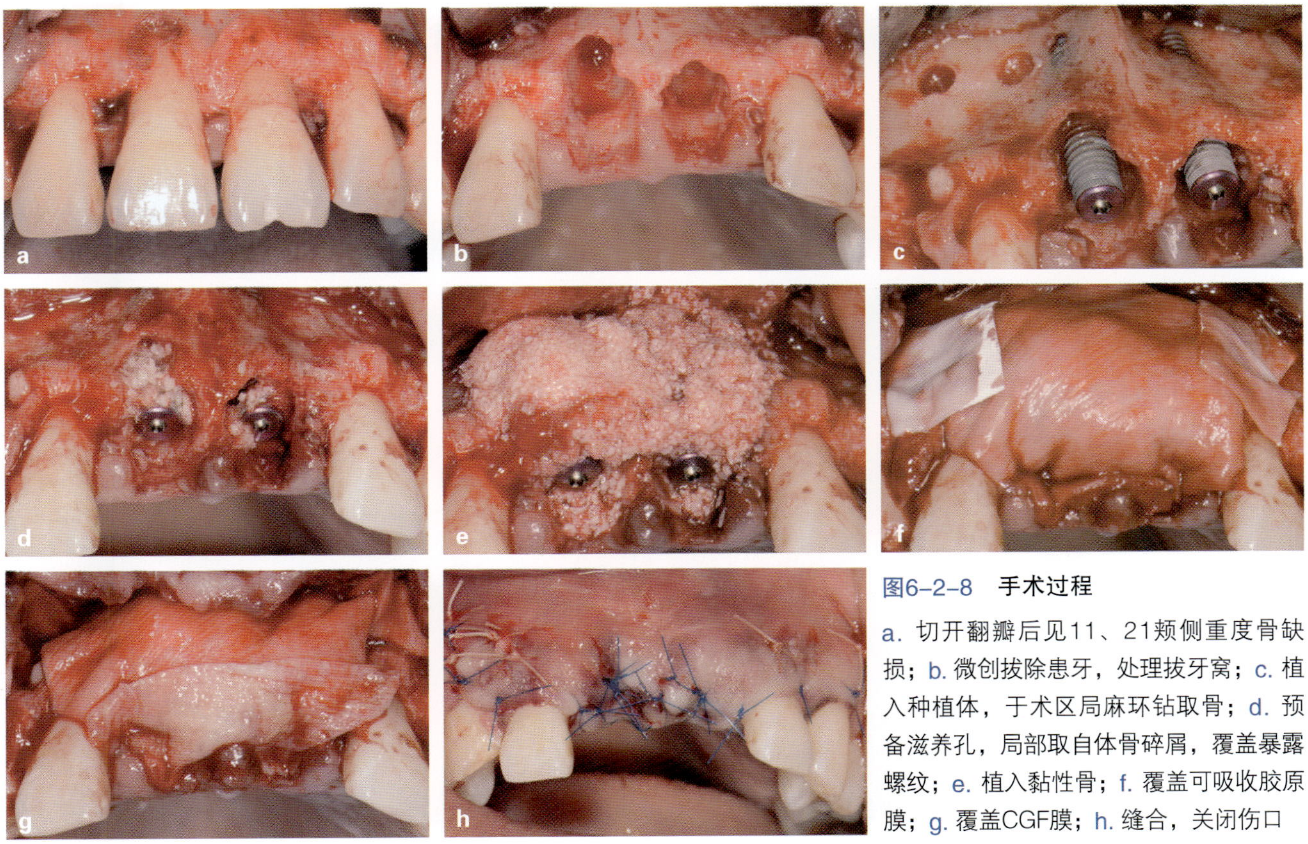

图6-2-8 手术过程

a. 切开翻瓣后见11、21颊侧重度骨缺损；b. 微创拔除患牙，处理拔牙窝；c. 植入种植体，于术区局麻环钻取骨；d. 预备滋养孔，局部取自体骨碎屑，覆盖暴露螺纹；e. 植入黏性骨；f. 覆盖可吸收胶原膜；g. 覆盖CGF膜；h. 缝合，关闭伤口

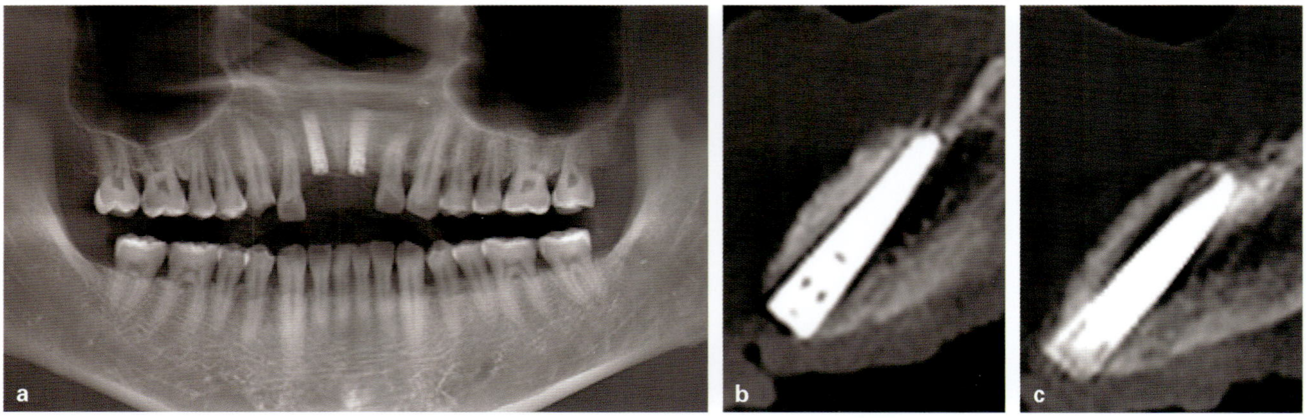

图6-2-9 术后6个月复查

a. 曲面体层片；b. 11位点CBCT；c. 21位点CBCT

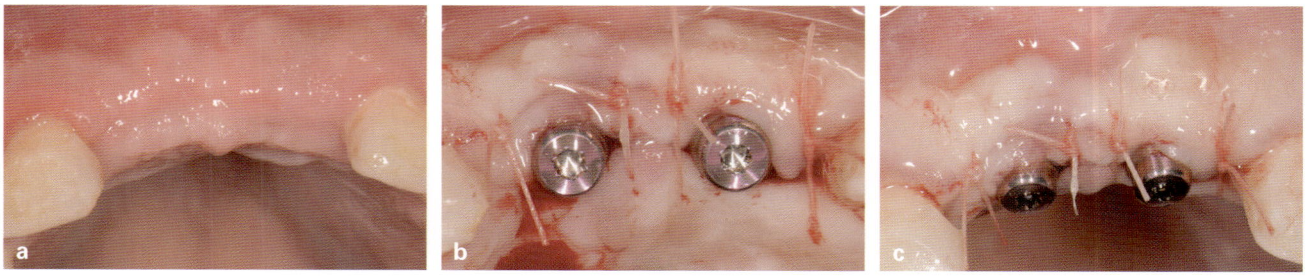

图6-2-10 二期手术

a. 二期术前口内照片；b，c. 更换愈合基台后

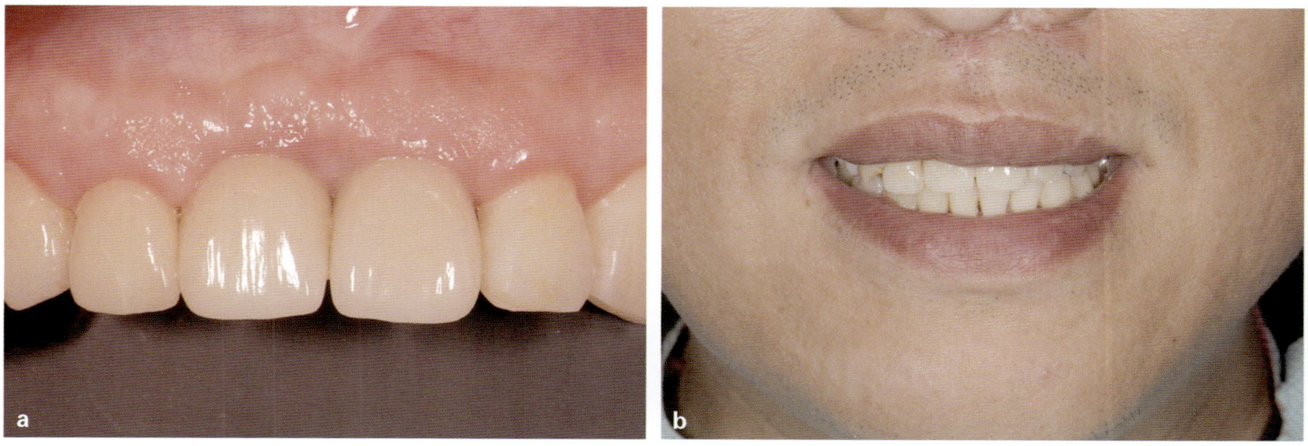

图6-2-11 二期术后4周

a，b. 修复完成后

总结

CGF在引导骨再生方面的研究，乔静等[15]报道了在牙周骨缺损中使用CGF提高植骨材料的临床效果；2020年，使用CGF混合骨胶原用于GBR的回顾性研究提示，这一方法促进了种植体周骨再生，缩短了愈合时间[16]。在CGF联合植骨材料与单独使用植骨材料用于牙周骨缺损的Meta分析中发现，CGF联合植骨材料较单纯使用植骨材料有更好的成骨效果[17]。

对于有大面积骨缺损的情况，植骨材料的稳定性是植骨成功的关键，使用液态CGF制备的含生长因子的黏性骨，可以稳定植骨材料，有塑形作用；使用CGF附着胶原膜覆盖植骨区，可增加植骨区的封闭性，促进软组织愈合。因此，CGF联合植骨材料用于大范围骨缺损的GBR手术中，可促进成骨，获得良好的临床效果。

参考文献

[1] Brügger OE, Bornstein MM, Kuchler U, et al. Implant therapy in a surgical specialty clinic: an analysis of patients, indications, surgical procedures, risk factors, and early failures[J]. Int J Oral Maxillofac Implants, 2015, 30(1):151–160.

[2] Iasella JM, Greenwell H, Miller RL, et al. Ridge preservation with freeze-dried bone allograft and a collagen membrane compared to extraction alone for implant site development: a clinical and histologic study in humans[J]. J Periodontol, 2003, 74(7):990–999.

[3] Heberer S, Al-Chawaf B, Jablonski C, et al. Healing of ungrafted and grafted extraction sockets after 12 weeks: a prospective clinical study[J]. Int J Oral Maxillofac Implants, 2011, 26(2):385–392.

[4] Barone A, Cornelini R, Ciaglia R, et al. Implant placement in fresh extraction sockets and simultaneous osteotome sinus floor elevation: a case series[J]. Int J Periodontics Restorative Dent, 2008, 28(3):283–289.

[5] Choo T, Marino V, Bartold PM. Effect of PDGF-BB and beta-tricalcium phosphate (β-TCP) on bone formation around dental implants: a pilot study in sheep[J]. Clin Oral Implants Res, 2013, 24(2):158–166.

[6] Grandi G, Heitz C, Santos L, et al. Comparative histomorphometric analysis between alpha-Tcp cement and beta-Tcp/Ha granules in the bone repair of rat calvaria[J]. Mater Res, 2011, 14(1):11–16.

[7] Canellas JVDS, Ritto FG, Figueredo CMDS, et al. Histomorphometric evaluation of different grafting materials used for alveolar ridge preservation: a systematic review and network meta-analysis[J]. Int J Oral Maxillofac Surg, 2020, 49(6):797–810.

[8] Calasans-Maia M, Resende R, Fernandes G, et al. A randomized controlled clinical trial to evaluate a new xenograft for alveolar socket preservation[J]. Clin Oral Implants Res, 2014, 25(10):1125–1130.

[9] Machtei EE, Mayer Y, Horwitz J, et al. Prospective randomized controlled clinical trial to compare hard tissue changes following socket preservation using alloplasts, xenografts vs no grafting: Clinical and histological findings[J]. Clin Implant Dent Relat Res, 2019, 21(1):14–20.

[10] Milani S, Dal Pozzo L, Rasperini G, et al. Deproteinized bovine bone remodeling pattern in alveolar socket: a clinical immunohistological evaluation[J]. Clin Oral Implants Res, 2016, 27(3):295–302.

[11] Vance GS, Greenwell H, Miller RL, et al. Comparison of an allograft in an experimental putty carrier and a bovine-derived xenograft used in ridge preservation: a clinical and histologic study in humans[J]. Int J Oral Maxillofac Implants, 2004, 19(4):491–497.

[12] Ramaglia L, Saviano R, Matarese G, et al. Histologic evaluation of soft and hard tissue healing following alveolar ridge preservation with deproteinized bovine bone mineral covered with xenogenic collagen matrix[J]. Int J Periodontics Restorative Dent, 2018, 38(5):737–745.

[13] Ma F, Lin Y, Sun F, et al. The impact of autologous concentrated growth factors on the alveolar ridge preservation after posterior tooth extraction: A prospective, randomized controlled clinical trial[J]. Clin Implant Dent Relat Res, 2021, 23(4):579–592.
[14] Qiao J, Duan J, Zhang Y, et al. The effect of concentrated growth factors in the treatment of periodontal intrabony defects[J]. Future Sci OA, 2016, 2(4):FS136.
[15] Dai Y, Han XH, Hu LH, et al. Efficacy of concentrated growth factors combined with mineralized collagen on quality of life and bone reconstruction of guided bone regeneration[J]. Regen Biomater, 2020, 7(3):313–320.
[16] De Santana RB, De Mattos CM, Francischone CE, et al. Superficial topography and porosity of an absorbable barrier membrane impacts soft tissue response in guided bone regeneration[J]. J Periodontol, 2010, 81(6):926–933.
[17] De Angelis N, Felice P, Pellegrino G, et al. Guided bone regeneration with and without a bone substitute at single post-extractive implants: 1-year post-loading results from a pragmatic multicentre randomised controlled trial[J]. Eur J Oral Implantol, 2011, 4(4):313–325.
[18] Wang HL, Boyapati L. "Pass"principles for predictable bone regeneration[J]. Implant Dent, 2006, 15(1):8–17.
[19] Khojasteh A, Motamedian SR, Sharifzadeh N, et al. The influence of initial alveolar ridge defect morphology on the outcome of implants in augmented atrophic posterior mandible: an exploratory retrospective study[J]. Clin Oral Implants Res, 2017, 28(10):208–217.
[20] Yao M, Hu J, Jiang L, et al. Efficacy of concentrated growth factor combined with grafting materials vs. grafting materials alone for the treatment of periodontal intrabony defects: a systematic review and meta-analysis[J]. Ann Transl Med, 2023, 11(4):184.

第3节

血小板浓缩物在外置法植骨术中的应用

在过去的几十年中，种植修复已经成为修复缺失牙的常见方式[1]。种植体周有充足的骨组织包绕，对于种植体的长期成功和稳定至关重要。当由于重度牙周炎、外伤、牙拔除术等各种原因导致骨量不足时，可以通过引导骨再生、上颌窦底提升、牵引成骨、外置法植骨等多种骨增量手段恢复骨量。其中，自体骨由于具有骨引导、骨诱导和自身成骨能力，以及极佳的生物相容性和低免疫原性，被认为是骨移植材料的金标准[2]。Khoury等[3]提出通过皮质骨片技术（split bone block，SBB）能有效进行三维牙槽嵴重建，10年的骨吸收率仅8.3%，植入的356颗种植体仅4颗在观察期内出现了失败。对于重度骨缺损病例，SBB是一项高度可预期的骨增量技术。

但是自体骨移植也存在一些缺点，如与取骨相关的手术并发症：术后肿胀不适、疼痛、渗血、血肿、神经暂时性损伤；可用骨量有限；长期骨吸收等[4]。这些缺点限制了自体骨移植的应用。而联合应用来自患者血液的富含血小板的血液浓缩物，包括PRP、PRF和CGF，可以减轻自体骨移植的术后反应。血小板是生长因子和细胞因子的储存库，有助于促进伤口愈合[5]。血小板被激活后，在纤维蛋白基质中建立网络，释放生长因子，促进愈合机制，从而降低术后反应，实现组织再生[6-7]。其中，CGF是一种富含CD34+干细胞、多种生长因子以及小部分血浆的新型血小板浓缩物。CGF是通过在专门设计的离心机中以交替的不同离心速度离心血液样品制作而成，能够分离出比PRF或PRP更大且密度更高的纤维蛋白基质[8]，因此在促进组织愈合方面具有较好的应用前景。

本病例上颌前牙区为刃状牙槽嵴，利用自体皮质骨片技术行完善骨改建，联合CGF覆盖于植骨区表面，促进了伤口的愈合，并在一定程度上减轻了患者的术后反应，从而提升围术期患者的舒适度。

病例6–5

» 患者基本信息

性别：女。

年龄：36岁。

主诉：左上前牙缺失1年余。

现病史：患者左上前牙残根1年多前于外院拔除。现无不适，要求种植修复。

既往史：无特殊。

家族史：无特殊。

全身情况：无特殊。

» 检查情况

口内检查：21缺失，近远中距及龈殆距离正常。龈缘退缩约2mm（与对侧同名牙对比），殆面观牙槽嵴丰满度不足。牙列中线与面部中线协调。11、22牙冠预备体，叩（–），不松动，牙龈无红肿。11–22临时固定桥修复。12轻度扭转。口腔卫生好，全口PD 2～3mm，AL 0～1mm，BI 1～2。覆殆覆盖基本正常（图6–3–1）。

影像学检查：CBCT示21局部牙槽嵴水平骨宽度仅2mm，腭侧可见宽大切牙管，牙槽嵴高度可，未见明显垂直向吸收。根据ITI指南，该位点骨缺损类型为Ⅱ型[9]。

外斜线区可用骨量充足，保持与下颌神经管安全距离至少2mm，测量可得：可用骨厚度5mm，高度14mm（图6–3–2）。

» 诊断

上颌牙列缺损。

» 治疗计划

①21自体骨移植。

②3个月后种植。

③3个月后临时修复体软组织塑形。

④永久修复。

由于21水平骨宽度仅2mm，骨宽度严重不足，且下颌骨外斜线区骨量充足，故计划于外斜线取骨，采用皮质骨片技术（split bone block，SBB）行骨改建。植骨后3个月利用种植机器人完成种植手术。

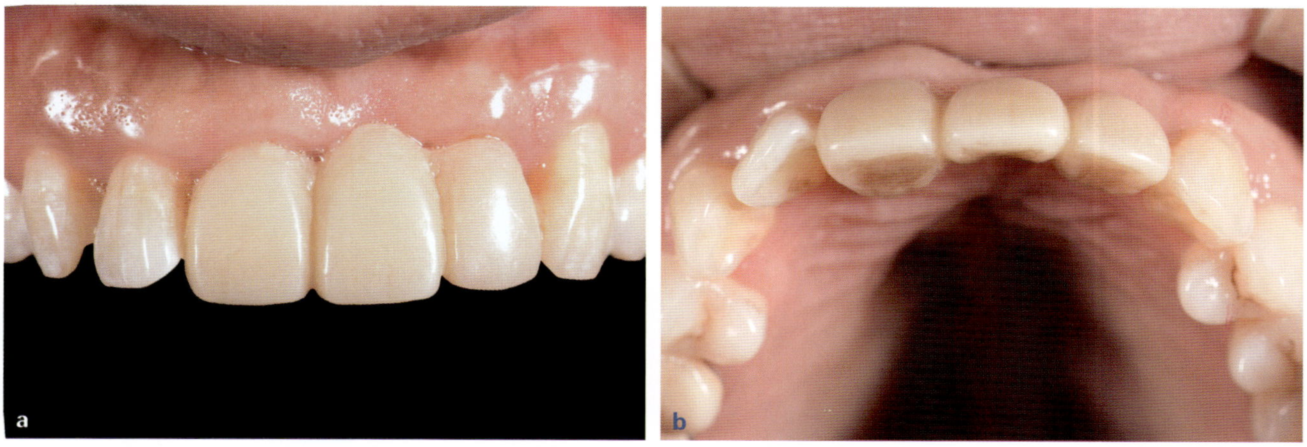

图6–3–1　术前检查口内照片

a. 唇面观21龈缘退缩；b. 殆面观21丰满度不足

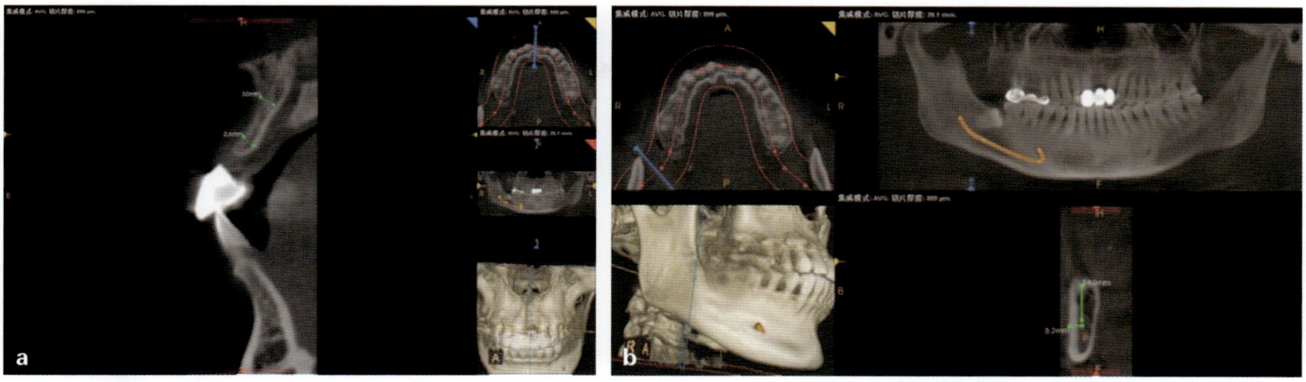

图6-3-2　术前检查CBCT

a. 水平骨宽度2～3mm，剩余牙槽嵴高度尚可，腭侧可见粗大切牙管；b. 外斜线区可用骨量充足

» 治疗过程

于21牙槽嵴顶略偏唇侧做水平切口、12–23唇侧做沟内切口、23唇侧远中轴角做垂直松弛切口、22舌侧远中轴角做垂直松弛切口，分别翻唇腭全厚黏骨膜瓣。牙槽嵴顶水平骨宽度仅2mm，唇侧可及凹形骨面。15C刀片于前庭沟根方3～5mm处行骨膜切开减张，用骨膜剥离子进一步钝性分离，检查唇侧瓣能轻松跨越切口线3～5mm，提示减张量充足（图6–3–3）。

于下颌骨右侧外斜线区获取18mm×5mm×3mm大小骨块，将骨块进一步制备成1mm厚薄层骨片和颗粒状骨。利用2枚钛钉将骨片固定于21牙槽嵴唇侧，形成植骨区外轮廓，并在骨片与受区之间严密填塞自体骨颗粒。重建后牙槽嵴宽度达8mm（图6–3–4）。

制备CGF膜，采集患者静脉血15mL，依次注入真空负压采血管内（2支），将其放置于低速离心机转筒中，随后实施CGF的制备程序。离心速度3500r/min，离心时间13分钟。离心后清晰可见采血管为3层结构，顶层、中层、底层分别为血清、CGF凝胶层和红细胞与血小板。在无菌状态下分离CGF凝胶，通过模具轻轻压出液体成分，CGF膜制作完成（图6–3–5）。将提取的CGF膜覆盖于植骨区表面后，水平褥式缝合+间断缝合关闭伤口。术后即刻可见唇侧丰满度获得恢复（图6–3–6）。

植骨术后3个月，口内照片示21龈缘形态、Z点与邻牙协调、统一，唇侧丰满度也获得较好恢复（图6–3–7）。CBCT示新生骨量充足，皮质骨片未见明显吸收。进行机器人种植术前设计和辅助配件的加工：将CBCT数据和口扫数据导入设计软件（DentalNavi，YakeRobot Technology Ltd）进行三维重建和配准，以修复为导向设计种植体三维位置，设计种植体型号为Straumann BLT 3.3mm×12mm，确保种植体延长线从未来修复体舌隆突穿出，平分近远中间隙，保留唇侧骨厚度2mm，植入深度为理想龈缘根方4mm。设计相应手术附件并使用3D打印技术进行制作（图6–3–8）。

消毒铺巾后，手术定位板于口内就位，通过蛇形探针完成种植手术机器人口内配准。必兰局部浸润麻醉下，于唇系带侧旁行纵行切口，翻瓣，暴露2枚钛钉，手柄反旋取出钛钉。骨片与基骨骨结合良好，未见松动。可吸收线间断缝合关闭伤口（图6–3–9，图6–3–10）。

随后进入机器人引导种植手术程序。机械臂自

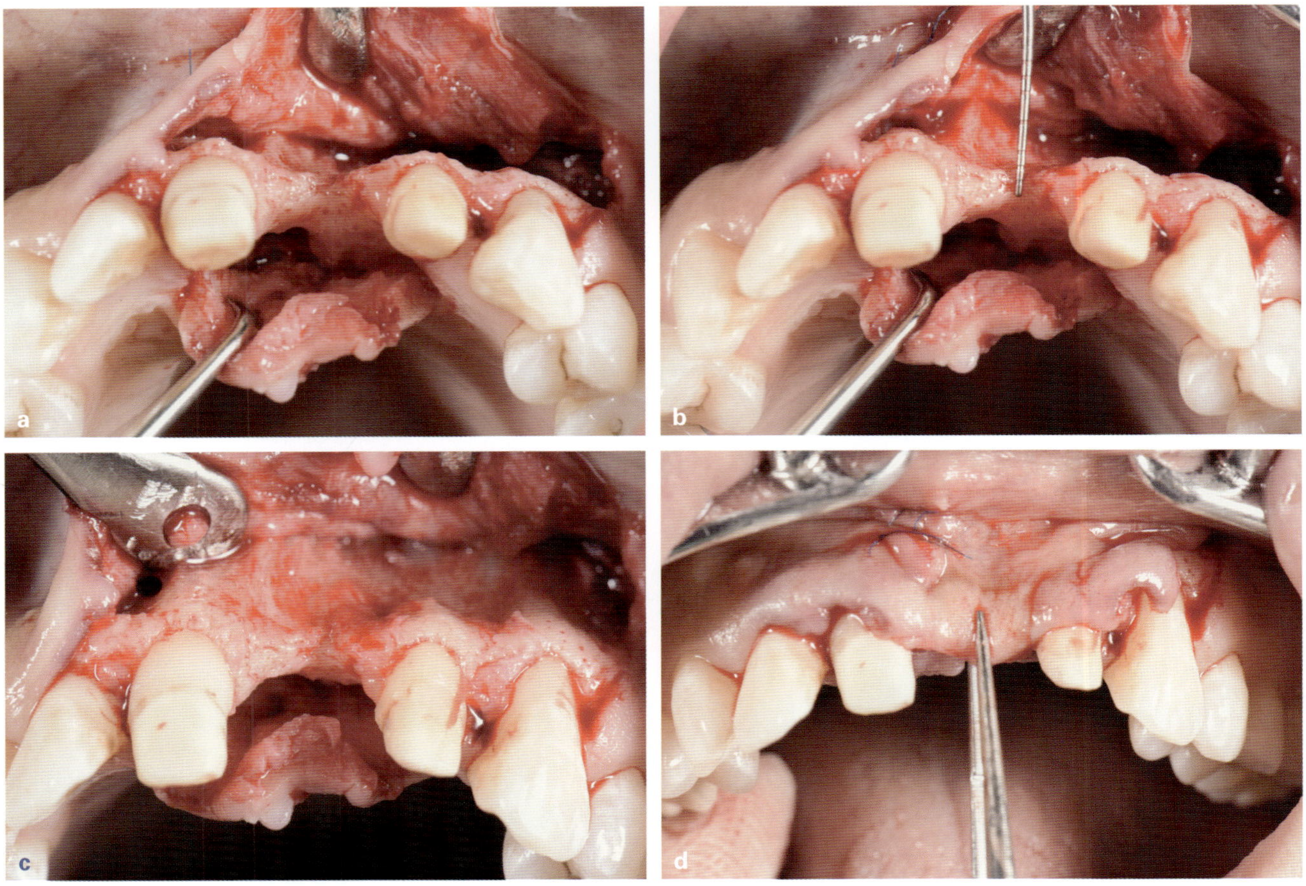

图6-3-3　**翻瓣**

a. 翻全厚黏骨膜瓣；b. 剩余骨宽度2mm；c. 唇侧骨面呈凹形；d. 过量减张

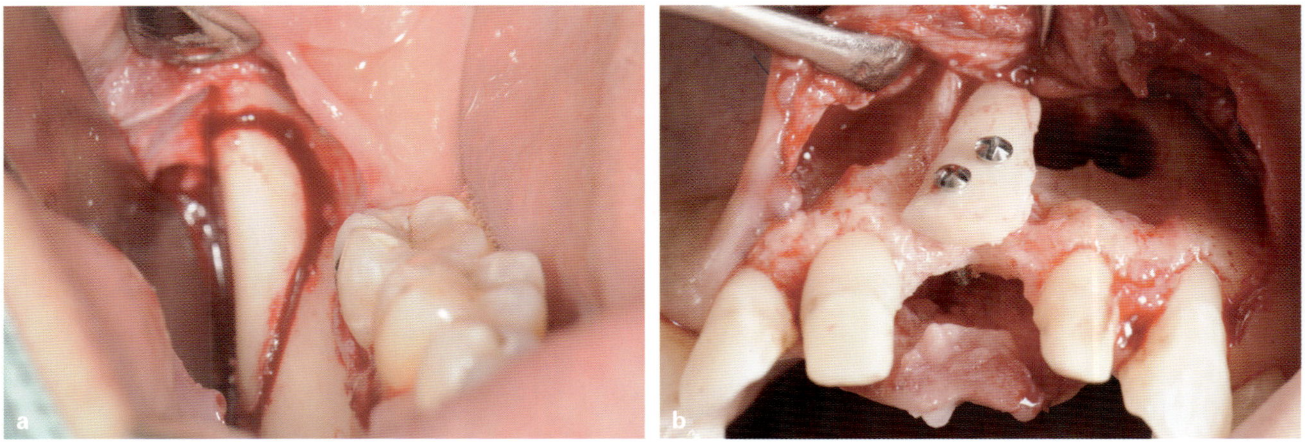

图6-3-4　**取骨**

a. 外斜线取骨块；b. 2枚钛钉固定于受区；c. 殆面观骨片恢复唇侧丰满度；d. 获取的自体骨颗粒；e. 骨片与受区间严密填塞植骨颗粒；f. 重建后骨宽度达8mm

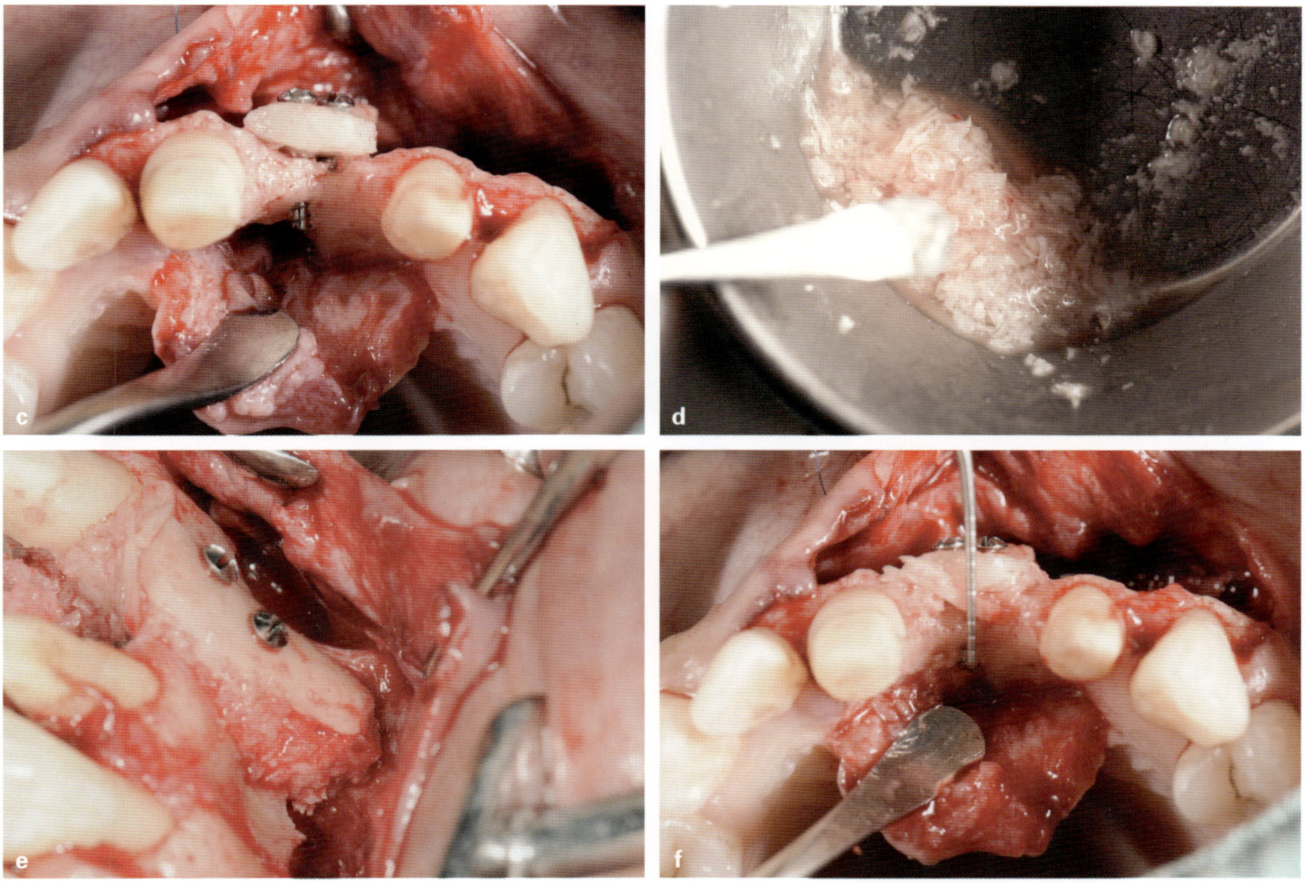

图6-3-4（续）

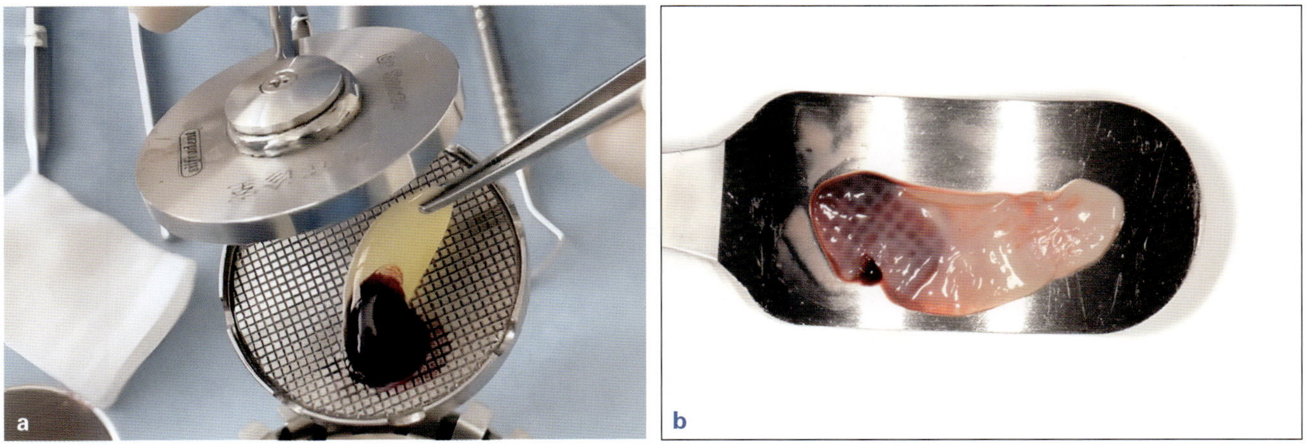

图6-3-5　**制备CGF膜**

a. 离心后获得的CGF凝胶；b. 制作完成的CGF膜

主沿预设路径进入口腔，并逐级扩孔。在机械臂窝洞预备过程中，医生可通过屏幕实时监测钻针备洞的位置、深度、角度，以及预备窝洞与计划位置之间的偏差，以及钻针受到的力反馈大小。指示杆显示预备的窝洞三维位置理想，并且指示杆插入窝洞过程感受到阻力较大，提示新生骨骨质较好，机械臂引导颈部成形、攻丝及种植体植入。种植体植入后，手动测试种植体终末扭矩20Ncm，上3mm高窄直径愈合基台，略低于唇侧龈缘，半埋入愈合（图6-3-11～图6-3-13）。

CBCT示21种植体唇侧可见自体骨影像，种植体三维位置良好。术后CBCT与术前计划相拟合，

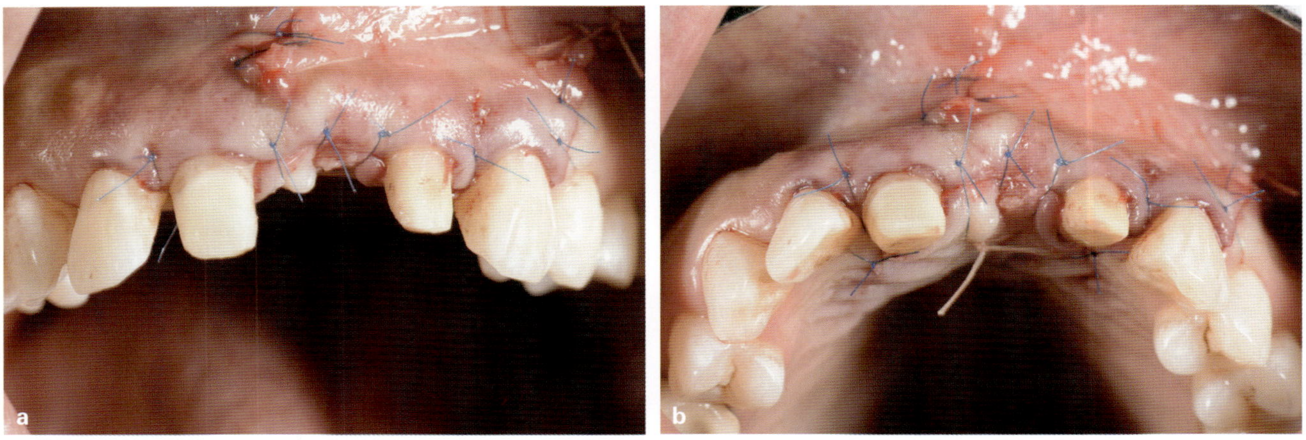

图6-3-6 缝合

a. 严密缝合关闭伤口；b. 殆面观丰满度恢复

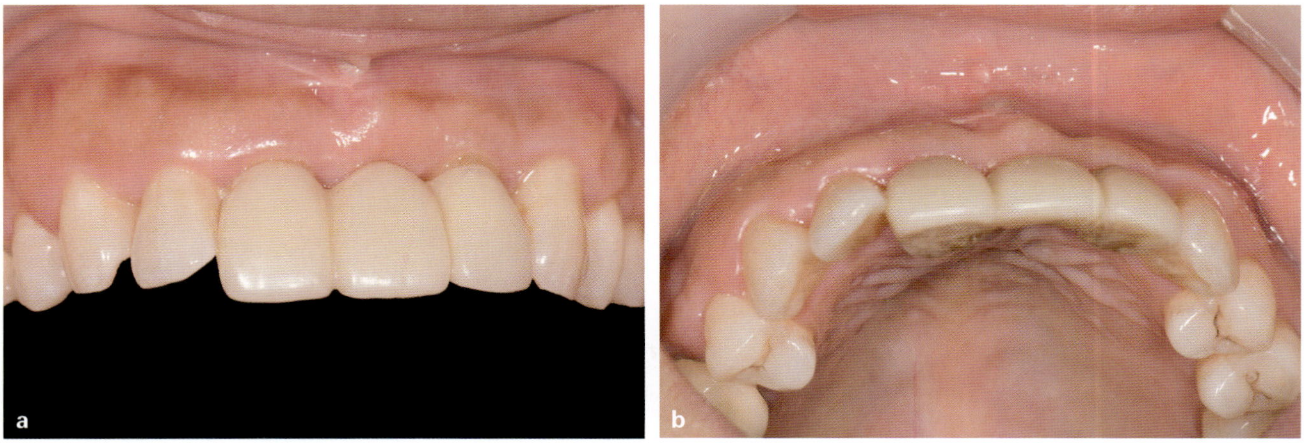

图6-3-7 植骨后3个月口内照片

a. 21龈缘形态、Z点与邻牙协调、统一；b. 21唇侧丰满度与邻牙协调、统一

进行精确度验证，可见实际种植体（红色曲线）与虚拟种植体（绿色曲线）相比略偏近中、腭侧，植入深度略浅。植入点误差为0.542mm，末端点误差为0.559mm，角度误差为0.248°（图6-3-14，图6-3-15）。更进一步把位点误差拆分为水平误差和深度误差，植入点的唇舌向误差、近远中向误差和深度误差分别为0.214mm、0.427mm、0.257mm；末端点的唇舌向误差、近远中向误差和深度误差分别为0.177mm、0.463mm、0.257mm。种植后4个月完成永久修复（图6-3-16）。

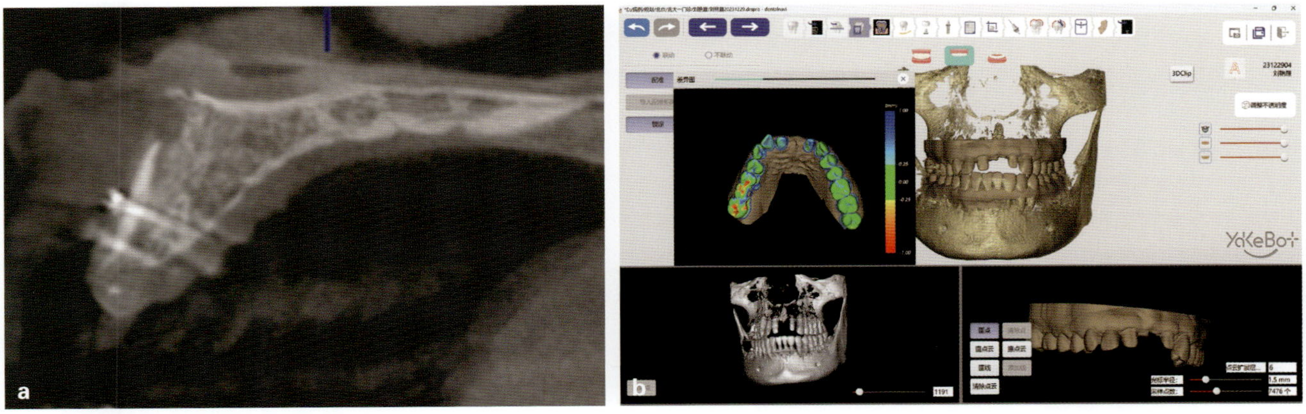

图6-3-8　植骨后3个月CBCT及个性化设计

a. 植骨后3个月CBCT示新生骨量充足，皮质骨片未见明显吸收；b. 个性化设计虚拟修复体及以修复为导向的种植体三维位置

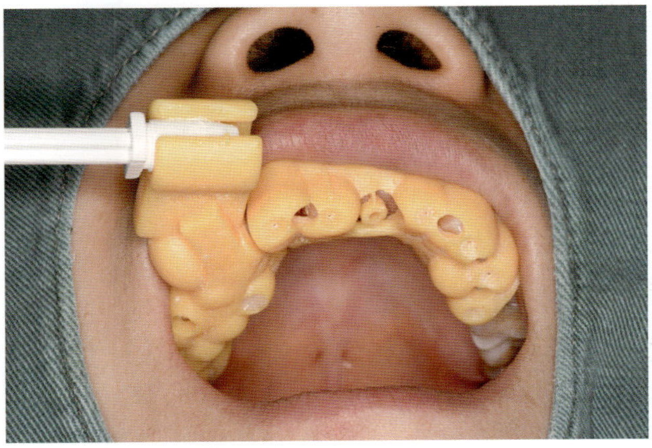

图6-3-9　手术定位板就位

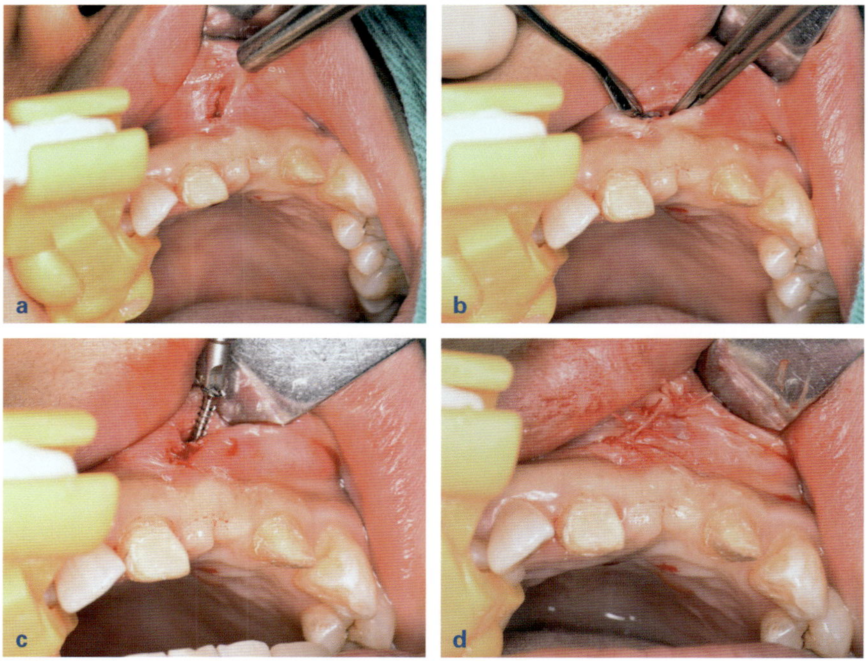

图6-3-10　**取出钛钉**

a. 于唇系带侧旁做纵向切口；b. 局部翻瓣暴露钛钉；c. 取出钛钉；d. 可吸收线间断缝合关闭伤口

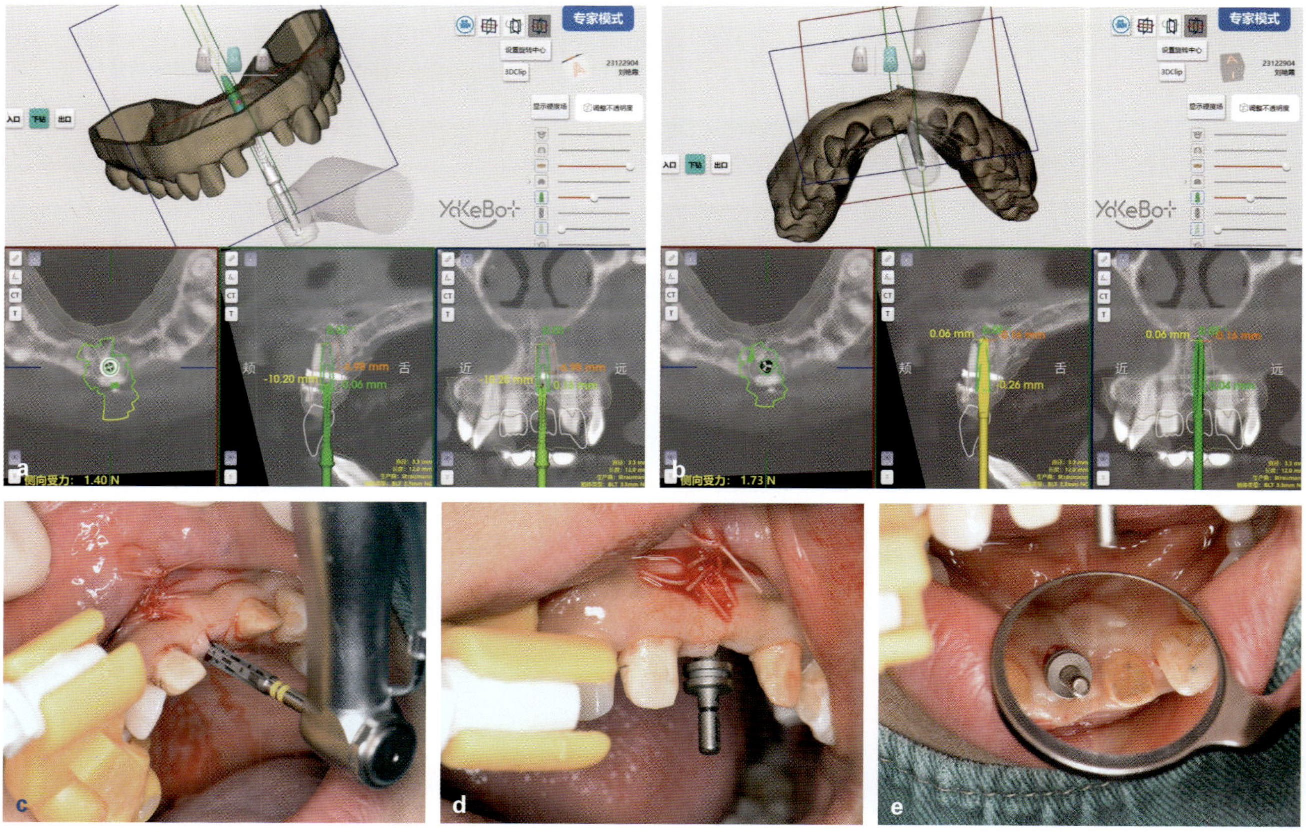

图6-3-11　**机器人引导种植1**

a. 机械臂引导先锋钻预备；b. 机械臂引导二级钻预备；c. 口内照片：机械臂引导二级钻预备；d. 指示杆核对种植窝洞三维位置；e. 指示杆指示唇腭向位置理想

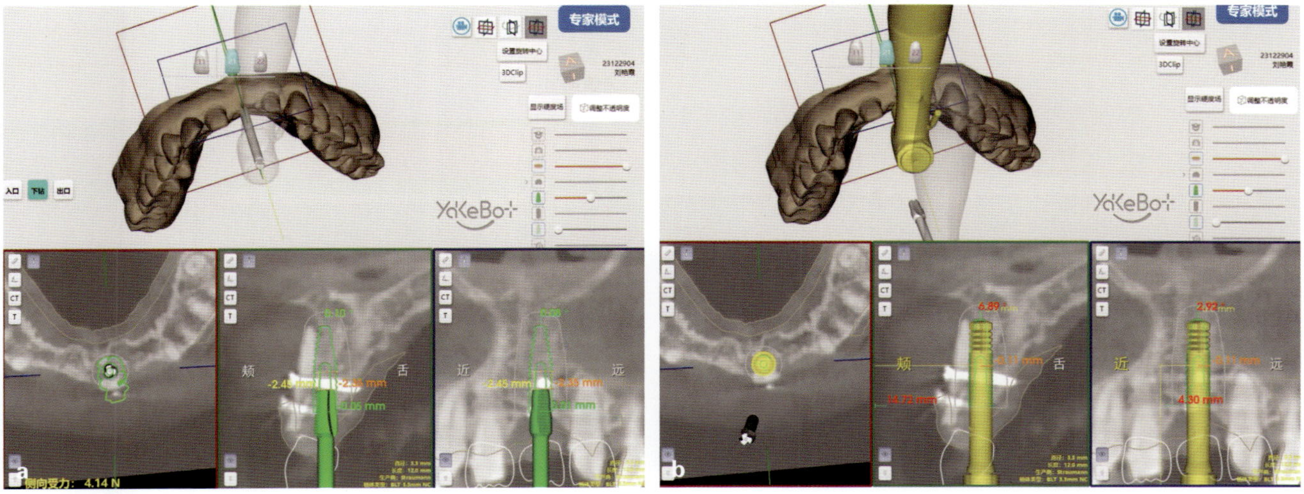

图6-3-12　机器人引导种植2

a. 机械臂引导颈部成形；b. 机械臂引导攻丝

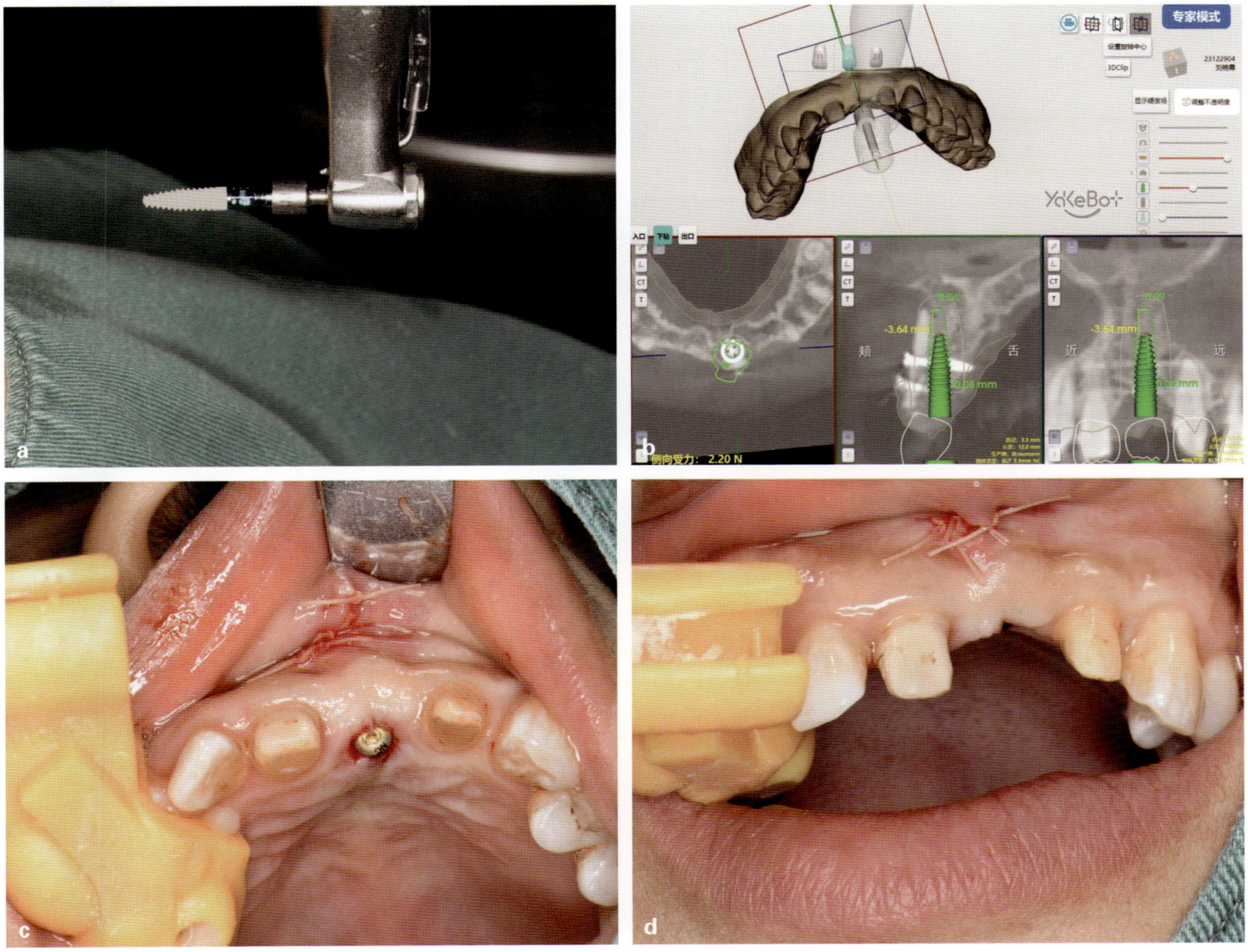

图6-3-13　机器人引导种植3

a. 机械臂手机与种植体相连接；b. 机械臂引导种植体植入；c. 上3mm高愈合基台；d. 半埋入愈合

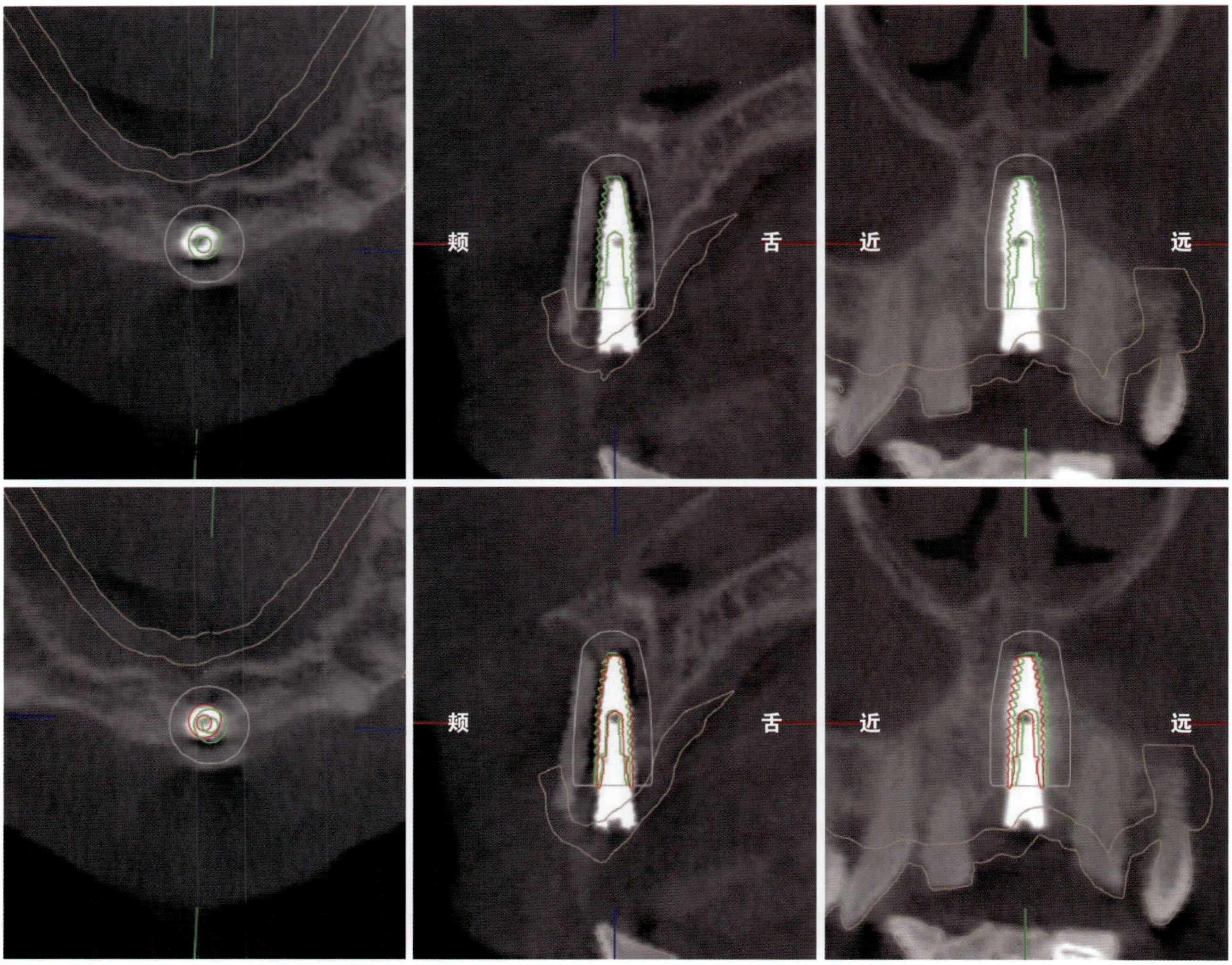

图6-3-14　虚拟种植体与实际种植体相拟合

21	误差信息
①植入点误差	0.542mm
②末端点误差	0.559mm
③种植体角度误差	0.248°
④植入点水平误差	舌0.214mm；近0.427mm
⑤末端点水平误差	舌0.177mm；近0.463mm
⑥植入点深度误差	浅0.257mm
⑦末端点深度误差	浅0.257mm

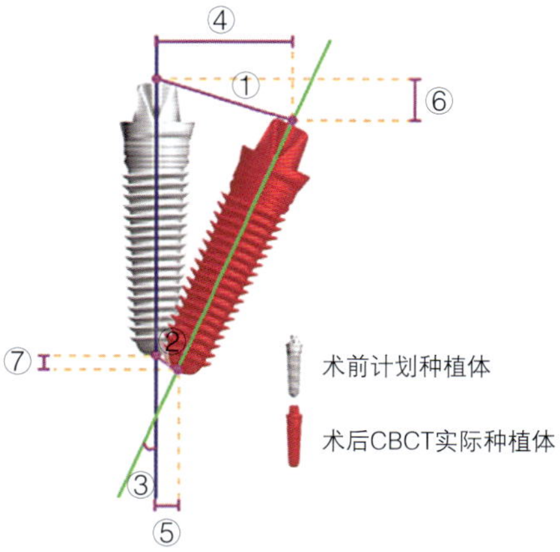

图6-3-15　术后精确度验证

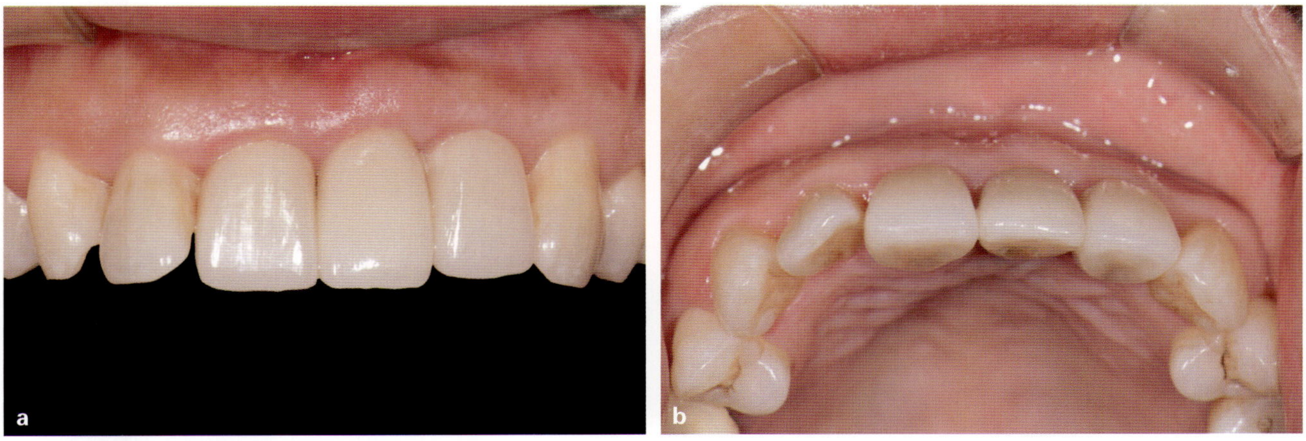

图6-3-16 永久修复口内照片

a. 正面观；b. 殆面观

总结

CGF为第3代血小板浓缩物，是一种可以改善组织再生质量的生物活性材料，由Sacco在2006年提出[10]。CGF作为新一代的纤维蛋白基质，具有高浓度的生长因子：PDGF、TGF-β、IGF、EGF、FGF及BMPs，这些生长因子是调节组织再生的关键，能促进细胞的增殖、分化和迁移，胞外基质的合成和血管的生成，从而加快伤口愈合过程，缩短疼痛时间[11]。此外，其纤维蛋白网能够为成纤维细胞和血管内皮细胞提供支架作用，并能一定程度上阻止软组织和上皮细胞向植骨区内迁移。而血小板除了能有效止血和控制炎症反应外，在组织矿化和软组织的修复中也具有至关重要的作用[12]。

综上所述，CGF具有较高的组织再生能力和多种推荐的使用场景[13]。由于CGF取自患者的新鲜静脉血，其应用不会增加不良反应，不失为一种安全、简单的临床治疗手段。对患者而言，是一种高效且经济可行的治疗方式。

根据临床需要，CGF可以被制成多种形态。最常用的包括作为凝块、压成膜或者剪碎与其他植骨材料混合。CGF凝块可以持续释放生长因子长达14天[14]，用于促进伤口愈合。一项采用Landry愈合指数和VAS疼痛评分作为主要结局变量的综述结果显示，应用CGF在术后第2周和第3周时对伤口愈合的促进作用不明显，但能在术后第1天和第7天显著减轻术后疼痛[15]。

理想的三维位置对种植修复体长期稳定至关重要[16]。错误的三维位置可能引发美学及生物学并发症，如种植体位置偏唇侧可能导致龈缘退缩，种植体植入过浅、穿龈角过大，可能影响口腔卫生维护[17]。与自由手手术相比，计算机辅助种植手术系统（computer assisted implant surgery system，CAIS）能显著提高种植手术的精确性[18-19]，从而降低损伤重要解剖结构（如下颌神经管、上颌窦底等）的风险[20-22]，以及降低机械并发症的发生[23]。本病例中使用机器人完成种植手术，整体位点误差小于0.6mm，角度误差小于3°。一项关于静态导板种植精度的Meta分析结果显示，植入点偏差、根尖偏差和角度偏差分别是1.2mm、1.4mm和3.5°[24]；而另一篇探讨动态导航精度的Meta分析显示，植入点偏差、根尖偏差和角度偏差分别是1.11mm、1.45mm和4.2°[25]，误差均高于本病例。分析原因可能由于种植机器人的手术视野较好，通过屏幕可以实现实时监控，并且机械臂的稳定性较高，可以更好地避免人为误差。

本病例植骨后3个月CBCT示唇侧新生骨骨密度较高，高于腭侧基骨的骨密度。种植术后的拟合片结果显示，种植体的实际位置较术前计划略偏腭侧，可能由于唇侧新生骨骨密度大，骨阻力较腭侧壁更高导致。机械臂逐级扩孔后，指示杆插入窝洞的阻力较大，可能原因包括：新生骨骨质较好，骨密度较高；机械臂备洞的稳定性较高，更易实现直线运动，不易侧滑或偏斜。在机械臂完成逐级扩孔、颈部成形、全程攻丝后植入种植体，种植体的终末扭矩仍达到了20Ncm，初期稳定性良好。虽然本病例未采集新生骨组织进行组织学分析，但是从影像学表现，以及种植体的初期稳定性可初步判断新生骨骨质较好，这也体现出与CGF配合使用的自体骨移植具有较快的成骨速度和较高的成骨质量。

参考文献

[1] Brånemark P, Adell R, Albrektsson T, et al. Osseointegrated titanium fixtures in the treatment of edentulousness[J]. Biomaterials, 1983, 4(1):25–28.

[2] Jensen J, Sindet-Pedersen S. Autogenous mandibular bone grafts and osseointegrated implants for reconstruction of the severely atrophied maxilla: A preliminary report[J]. J Oral Maxillofac Surg, 1991, 49(12):1277–1287.

[3] Khoury F, Hanser T. Three-dimensional vertical alveolar ridge augmentation in the posterior maxilla: A 10-year clinical study[J]. Int J Oral Maxillofac Implants, 2019, 34(2):471–480.

[4] Dohan Ehrenfest DM, Bielecki T, Del Corso M, et al. Shedding light in the controversial terminology for platelet-rich products: Platelet-rich plasma (PRP), platelet-rich fibrin (PRF), platelet-leukocyte gel (PLG), preparation rich in growth factors (PRGF), classification and commercialism[J]. J Biomed Mater Res A, 2010, 95(4):1280–1282.

[5] Eskan MA, Greenwell H, Hill M, et al. Platelet-rich plasma-assisted guided bone regeneration for ridge augmentation: A randomized, controlled clinical trial[J]. J Periodontol, 2014, 85(5):661–668.

[6] Dohan Ehrenfest DM, Bielecki T, Mishra A, et al. In search of a consensus terminology in the field of platelet concentrates for surgical use: Platelet-rich plasma (PRP), platelet-rich fibrin (PRF), fibrin gel polymerization and leukocytes[J]. Curr Pharm Biotechnol, 2012, 13(7):1131–1137.

[7] Simonpieri A, Del Corso M, Vervelle A, et al. Current knowledge and perspectives for the use of platelet-rich plasma (PRP) and platelet-rich fibrin (PRF) in oral and maxillofacial surgery part 2: Bone graft, implant and reconstructive surgery[J]. Curr Pharm Biotechnol, 2012, 13(7):1231–1256.

[8] Mehta M. Concentrated growth factor: A review[J]. Int J Dent Oral Sci, 2020, 7:799–803.

[9] Cordaro L, Terheyden H. ITI Treatment Guide Volume 7: Ridge Augmentation Procedures in Implant Patients[M]. Berlin: Quintessence Publishing Co Ltd, 2014.

[10] Sacco L. Lecture[R]. International academy of implant prosthesis and osteoconnection, 2006:112–116.

[11] Rodella LF, Favero G, Boninsegna R, et al. Growth factors, CD34 positive cells, and fibrin network analysis in concentrated growth factors fraction[J]. Microsc Res Tech, 2011, 74(8):772–777.

[12] Plachokova AS, Nikolidakis D, Mulder J, et al. Effect of platelet-rich plasma on bone regeneration in dentistry: A systematic review[J]. Clin Oral Implant Res, 2008, 19(6):539–545.

[13] Sohn DS, Huang B, Kim J, et al. Utilization of autologous concentrated growth factors (CGF) enriched bone graft matrix (sticky bone) and CGF-enriched fibrin membrane in implant dentistry[J]. J Implant Adv Clin Dent, 2015, 7(10):11–29.

[14] Lei L, Yu Y, Han J, et al. Quantification of growth factors in advanced platelet-rich fibrin and concentrated growth factors and their clinical efficacy as adjunctive to the GTR procedure in periodontal intrabony defects[J]. J Periodontol, 2020, 91(4):462–472.

[15] Chen L, Cheng J, Cai Y, et al. Efficacy of concentrated growth factor (CGF) in the surgical treatment of oral diseases: A systematic review and meta-analysis[J]. BMC Oral Health, 2023, 23(1):712.

[16] 刘峰. 美学区种植——从设计理念到临床实战[M]. 北京: 人民卫生出版社, 2020.

[17] Chackartchi T, Romanos GE, Sculean A. Soft tissue-related complications and management around dental implants[J]. Periodontol 2000, 2019, 81(1):124–138.

[18] Wang M, Rausch-Fan X, Zhan Y, et al. Comparison of implant placement accuracy in healed and fresh extraction sockets between static and dynamic computer-assisted implant surgery navigation systems: A model-based evaluation[J]. Materials (Basel), 2022, 15(8):2806.

[19] Benjamin LS. The evolution of multiplanar diagnostic imaging: predictable transfer of preoperative analysis to the surgical site[J]. J Oral Implantol, 2002, 28(3):135–144.

[20] Wang M, Eitan M, Zhan Y, et al. Digital workflow for prosthetically driven implant navigation surgery in a fully edentulous patient: A case report[J]. Int J Comput Dent, 2021, 24(3):303–315.

[21] Gaggl A, Schultes G, Kärcher H. Navigational precision of drilling tools preventing damage to the mandibular canal[J]. J Craniomaxillofac Surg, 2001, 29(5):271–275.

[22] Ng FC, Ho KH, Wexler A. Computer-assisted navigational surgery enhances safety in dental implantology[J]. Ann Acad Med Singap, 2005, 34(5):383–388.

[23] Ewers R, Schicho K, Undt G, et al. Basic research and 12 years of clinical experience in computer-assisted navigation technology: A review[J]. Int J Oral Maxillofac Surg, 2005, 34(1):1–8.

[24] Tahmaseb A, Wu V, Wismeijer D, et al. The accuracy of static computer-aided implant surgery: A systematic review and meta-analysis[J]. Clin Oral Implants Res, 2018, 29(Suppl 16):416–435.

[25] Wei SM, Zhu Y, Wei JX, et al. Accuracy of dynamic navigation in implant surgery: A systematic review and meta-analysis[J]. Clin Oral Implants Res, 2021, 32(4):383–393.

第4节 血小板浓缩物在上颌窦底提升术中的应用

上颌后牙区结构特殊，先天骨量不足、骨质松软；而上颌后牙缺失后，上颌窦气化和牙槽骨的吸收改建进一步导致上颌后牙区可用骨量不足，影响后期种植修复治疗[1]。上颌窦底提升术是在上颌后牙区进行种植手术常用的骨增量方法，根据进入上颌窦的入路分为经牙槽嵴顶上颌窦底提升术（简称上颌窦底内提升术）与侧壁开窗上颌窦底提升术（简称上颌窦底外提升术）[2-3]。在手术过程中，通过将上颌窦底黏骨膜自窦底与周围骨壁分离，形成一个隔离的空间，植入骨增量材料以增加窦底骨高度。

临床中，多种来源的骨增量材料被用于维持窦底成骨空间[4]，包括自体骨、同种异体骨、异种骨、合成材料等。理想的上颌窦底骨增量材料除了在骨再生初期具备引导新骨形成的能力外，还需具备骨改建能力，即材料发生吸收，为新生骨提供生长空间。现有的材料存在吸收速率差异大、成骨相对缓慢、延长愈合等缺陷[5]。因此，发掘具备增强或诱导骨增量材料的成骨能力、加快组织愈合且生物相容性良好的生物材料具有重要临床意义。

在上颌窦底提升术中联合使用自体血小板浓缩物（autologous platelet concentrates，APC）已经成为近年来的研究热点[6]。APC包含PRP、PRF及CGF等。多项临床研究显示，相比于上颌窦底单独充填骨增量材料，添加APC的骨增量材料能够获得更多的新骨形成和垂直骨量[7-9]。一项Meta分析显示，APC与骨增量材料联合使用，在窦底新骨形成、骨增量材料吸收、垂直骨高度和骨密度方面具备一定的积极作用，但在窦底结缔组织、骨-材料接触率、垂直骨吸收、种植体稳定系数上与单独使用骨增量材料充填相比无显著差异[10]。

CGF作为第3代血小板浓缩物，具有更宽、更致密及更丰富的纤维蛋白基质[11]。CGF是多种生长因子的浓缩，如PDGF、IGF-1、VEGF和TGF-β等，同时其独特的三维网状结构有助于生长因子的缓慢持续释放，CGF可能具有更高的促进软组织愈合及骨再生的能力，并降低术后反应的发生率[12]。有研究将自体骨与CGF混合，置于提升的上颌窦底黏膜下作为填充物，发现CGF组在新骨形成量、新骨骨密度和成骨时间上都明显优于对照组[13-14]。同时，很多研究也证实CGF也有一定促进黏膜愈合的作用[15]。

CGF在上颌窦底提升术中的应用形式

（一）黏性骨

2010年，便有学者将骨替代材料与CGF的纤维蛋白层混合，得到一个胶状、可塑性的骨移植物，并称为黏性骨[16]。其制作方法见本书第3章第4节。黏性骨的特点包括：可塑性强；较颗粒状骨粉抗压性强，能减少移植骨块的微观和宏观位移；纤维蛋白网络包裹血小板和白细胞释放的生长因子能够促进骨再生和软组织的形成；生物安全性高；同时，纤维蛋白的网络连接可减少软组织向黏性骨中生长。

其次，在上颌窦底提升术中使用黏性骨，可一定程度上缩短术中骨粉充填的操作时间，提高手术效率。

（二）CGF膜

上颌窦黏膜穿孔是上颌窦底提升术最常见的并发症，其在侧壁开窗上颌窦底提升术中平均发生率为20%[17]。临床上常使用胶原膜垫入上颌窦底黏膜与骨增量材料间，预防并修补未被肉眼观察到的微小穿孔，同时包裹骨增量材料防止其位移。根据CGF促进软组织愈合及新骨形成的特性及其韧性，使用CGF压制成CGF膜，在临床中可替代胶原膜垫入上颌窦底黏膜与骨增量材料间，既可有效缓冲骨粉颗粒及种植体尖端对抬升的上颌窦膜的压力，又可预防上颌窦底膜穿孔；同时，CGF膜中富含免疫因子，具有良好的抗感染作用；其内含丰富的生长因子，即使出现小的上颌窦底膜穿孔，CGF膜也能发挥封闭作用，并促进上颌窦底膜的愈合。对比商品胶原膜，CGF取材于患者自身，更经济、便捷。目前临床已观察到使用CGF膜替代可吸收胶原膜患者术后骨增量及种植效果良好，但其有效性有待进一步系统研究证实。

（三）单独使用CGF

由于上颌窦底黏膜本身具有一定的成骨潜能，ITI共识认为，当上颌窦底提升术提升高度为2～3mm时，种植体支撑上颌窦黏骨膜，使其下方创造出充满血凝块的空间，可以获得骨高度的增加。但当增加的骨高度超过3mm时，不使用骨移植材料，上颌窦内形成的新骨主要位于上颌窦底侧，种植体尖端仅有黏膜覆盖，缺乏新生骨包绕。因此，当上颌窦底提升术骨增量＜3mm时，可考虑在窦底空间填充CGF，以促进组织愈合和新骨形成[18]。

病例6-6

侧壁开窗上颌窦底提升术（本病例此处仅讨论25缺失处上颌窦底提升术）。

» 患者基本信息

性别：女。

年龄：42岁。

主诉：双侧上后牙缺失6个月余。

现病史：患者约6个月前双侧上后牙缺失，影响咀嚼。要求种植修复。

既往史：无特殊。

家族史：无特殊。

全身情况：无特殊。

» 检查情况

口外检查：面部基本对称，无肿胀。颌面无畸形，肌肉无疼痛。颞下颌关节无疼痛，左右对称，张口度三指半，张口型无偏斜。

口内检查：13、14、15、25缺失（图6-4-1a，b）。25近远中间隙较小，余咬合间隙无异常。口腔卫生好，全口PD2～3mm，BI 1～2。

影像学检查：CBCT示25牙槽嵴顶距上颌窦底2～4mm，对应处可见上颌窦壁分隔影像。上颌窦内较清亮（图6-4-1c，d）。

» 诊断

上颌牙列缺损。

» 治疗计划

①25上颌窦底外提升术+引导骨再生术。

②6～9个月后种植。

③3个月后永久修复。

由于25牙槽嵴顶距上颌窦底剩余骨量仅2～4mm，根据上颌窦底提升专家共识，选择侧壁开窗上颌窦底提升。同时，25颊侧骨凹陷，考虑在上颌窦底提升术同期行颊侧引导骨再生术。

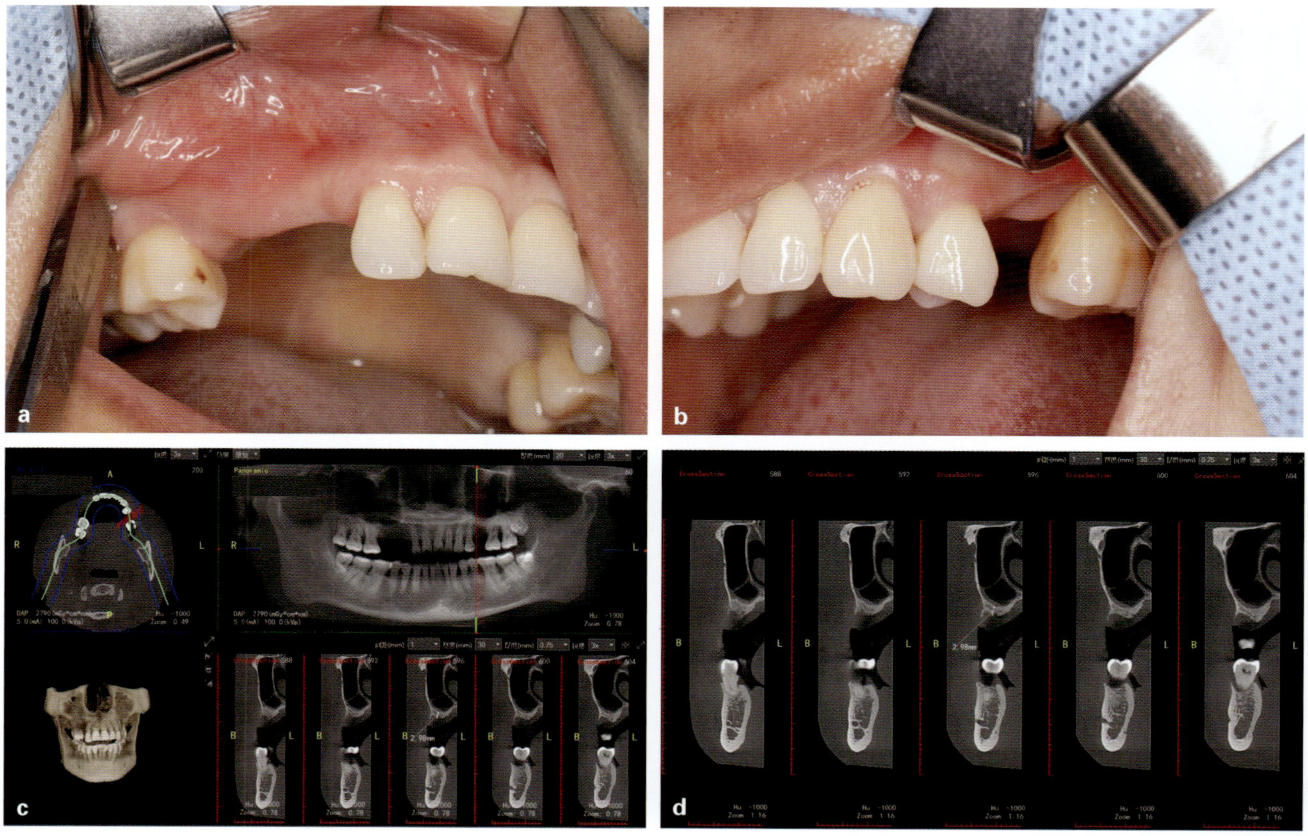

图6-4-1　术前检查口内照片

a. 右侧观；b. 左侧观；c，d. CBCT

» 治疗过程

常规消毒铺巾，局麻，25牙槽嵴顶水平切口，附加近中邻牙的颊侧垂直切口，全层翻起黏骨膜瓣，充分显露上颌窦前外侧骨壁。骨窗形态应满足下缘位于种植位点上颌窦底上方2～3mm处，上缘参考拟提升的高度。近年来，有学者提出“小骨窗”的设计，以手术器械能进入窦内剥离黏膜为最低标准，高度为4～5mm。较小的骨窗保留了更多的自体骨壁，但同时增加了技术敏感性和操作难度，本病例采用“小骨窗”设计。开窗后，使用剥离器械充分剥离黏骨膜，抬起黏骨膜后无张力。此时应采用捏鼻鼓气试验检查黏骨膜的完整性。在充分抬起的上颌窦底黏骨膜下垫入CGF膜。随后，植入制备好的黏性骨，使用器械压住CGF膜一侧，避免填塞时完全卷入上颌窦内。轻轻压实骨粉。在25颊侧骨凹陷处植入黏性骨。覆盖可吸收胶原膜，表面覆盖CGF膜，颊侧瓣减张后拉拢缝合（图6-4-2）。

术后CBCT示上颌窦底骨增量充分，骨充填影像良好（图6-4-3）。

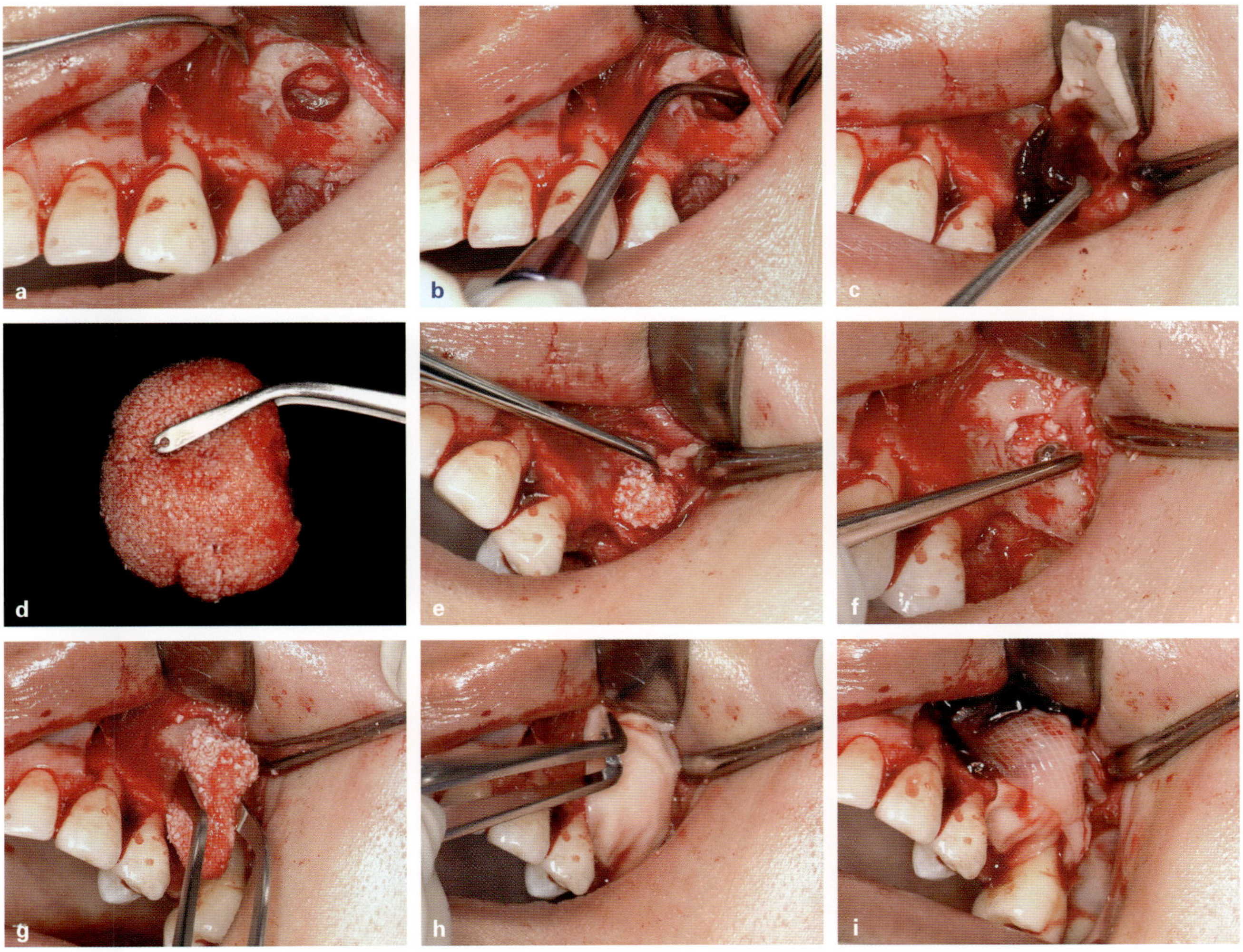

图6-4-2　手术过程

a. “小骨窗”设计口内照片；b. 开窗后，使用剥离器械充分剥离黏骨膜，抬起黏骨膜后无张力；c. 在充分抬起的上颌窦底黏骨膜下垫入CGF膜；d. 制备好的黏性骨；e. 使用器械压住CGF膜一侧，避免填塞时完全卷入上颌窦内；f. 轻轻压实骨粉；g. 在25颊侧骨凹陷处植入黏性骨；h. 覆盖可吸收胶原膜；i. 表面覆盖CGF膜

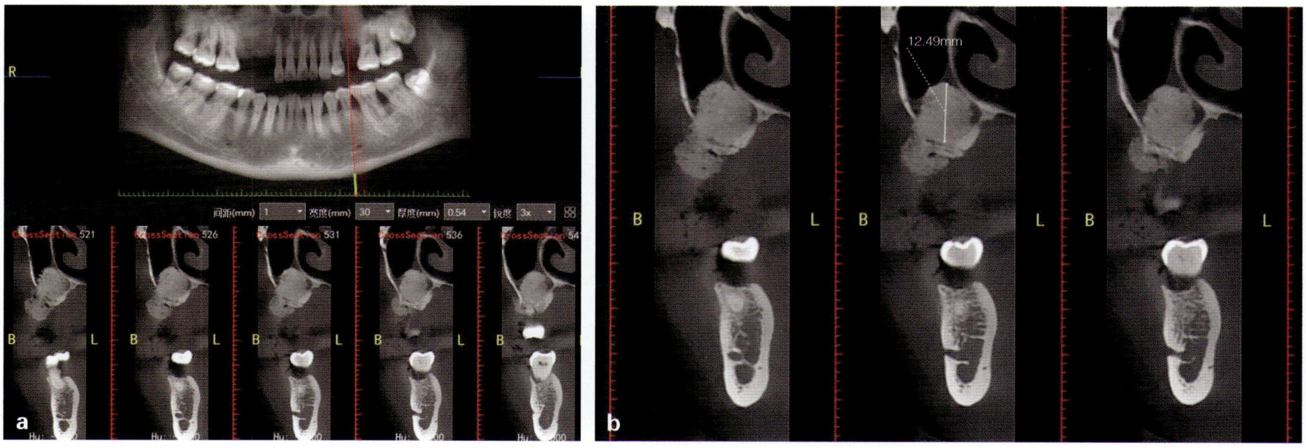

图6-4-3　术后CBCT

a，b. 上颌窦底骨增量充分，骨充填影像良好

病例6-7

经牙槽嵴顶上颌窦底提升术（本病例仅讨论16缺失处上颌窦底提升术）。

» 患者基本信息

性别：女。

年龄：62岁。

主诉：双侧上下后牙缺失6个月余。

现病史：患者约6个月前双侧上下后牙缺失，影响咀嚼。要求种植修复。

既往史：无特殊。

家族史：无特殊。

全身情况：无特殊。

» 检查情况

口外检查：面部基本对称，无肿胀。颌面无畸形，肌肉无疼痛。颞下颌关节无疼痛，左右对称，张口度三横指半，张口型无偏斜。

口内检查：16、17缺失；对颌45、46、47缺失，缺牙间隙无异常（图6-4-4a）。口腔卫生好，全口PD 1～4mm，BI 1～2。

影像学检查：CBCT示16牙槽嵴顶距上颌窦底7～8mm，局部牙槽骨密度偏低，上颌窦内较清亮（图6-4-4b）。

» 诊断

上颌牙列缺损。

» 治疗计划

①16上颌窦底内提升术+同期种植术。

②6个月后永久修复。

由于患者为老年女性，对颌第二磨牙也缺失，考虑种植恢复至上下颌第一磨牙。由于16牙槽嵴顶距上颌窦底剩余骨量7～8mm，根据上颌窦底提升专家共识，选择经牙槽嵴顶上颌窦底提升术+同期植入种植体。

» 治疗过程

常规消毒铺巾，局麻。牙槽嵴顶水平切口，全程翻起黏骨膜瓣，充分显露牙槽嵴顶。采用骨凿法进行上颌窦底提升。预备种植窝至上颌窦底，用与种植窝直径一致的圆柱状骨凿冲击上颌窦底剩余骨板，使其骨折，检查窦底黏膜完整性并探查黏膜弹性。在种植窝洞内先垫入CGF膜，少量分次植入骨粉并进行推压和敲击，抬起窦底黏骨膜至所需高度，同期植入种植体（图6-4-5）。

术后CBCT示种植体尖端可见骨包绕影像（图6-4-6）。

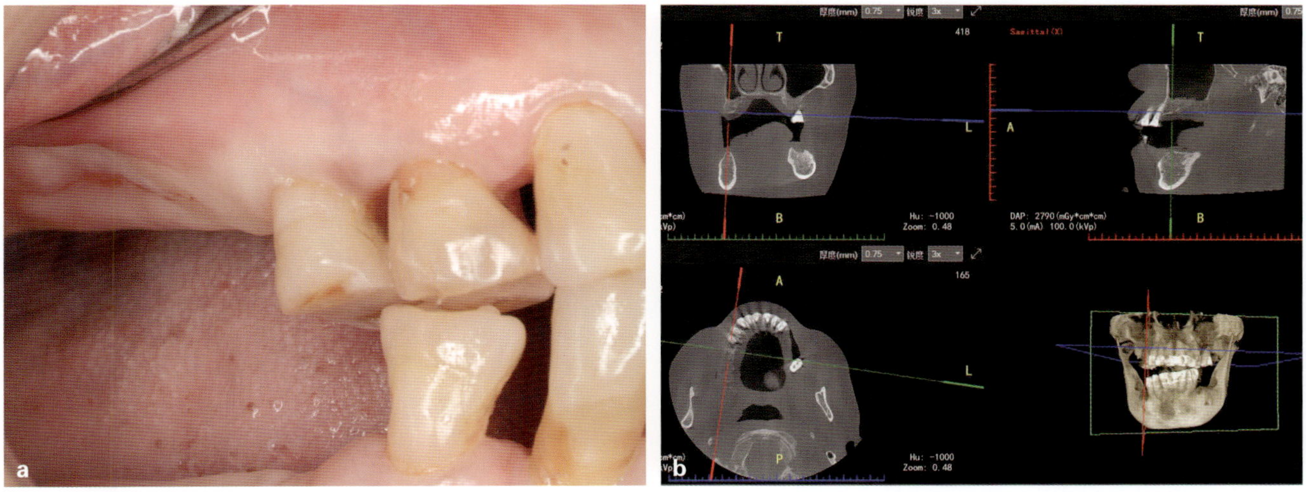

图6-4-4　**术前检查**

a. 口内照片；b. CBCT

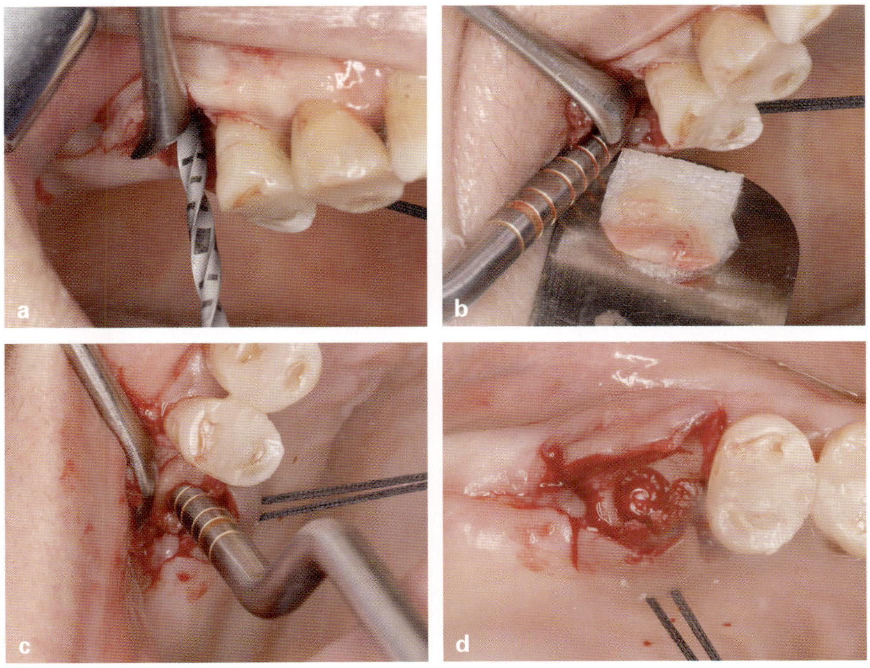

图6-4-5　**手术过程**

a. 预备种植窝至上颌窦底；b. 在种植窝洞内先垫入CGF膜；c. 少量分次植入骨粉并进行窦底提升；d. 术后殆面观

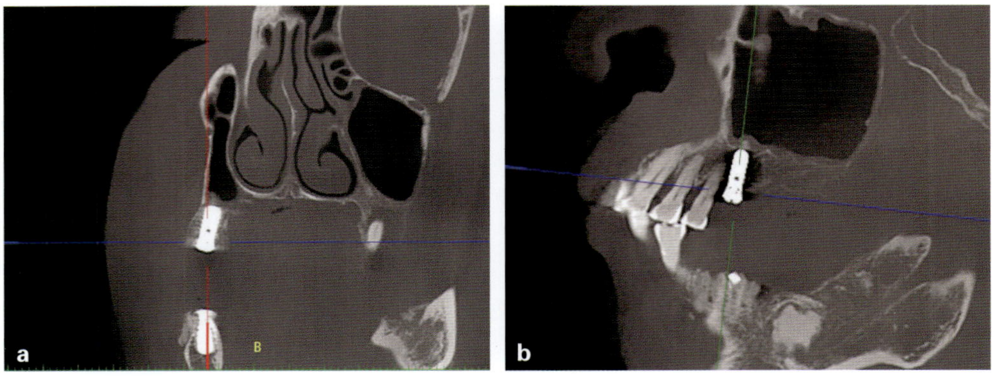

图6-4-6 术后CBCT

a，b. 种植体尖端可见骨包绕影像

参考文献

[1] Esposito M, Grusovin MG, Rees J, et al. Interventions for replacing missing teeth: Augmentation procedures of the maxillary sinus[J]. Cochrane Database Syst Rev, 2014, 2014(5):CD008397.

[2] Sieron HL, Sommer F, Hoffmann TK, et al. Function and physiology of the maxillary sinus[J]. HNO, 2020, 68(8):566-572.

[3] 陈浚. 徐光宙. 上颌窦底提升技术的研究现状[J]. 中国口腔颌面外科杂志, 2023, 21(3):291-300.

[4] 中华口腔医学会口腔种植专业委员会. 上颌窦底提升骨增量材料的专家共识: 骨代用品[J]. 中国口腔种植学杂志, 2023, 28(1):3-8.

[5] Sanz-Sánchez I, Sanz-Martín I, Ortiz-Vigón A, et al. Complications in bone-grafting procedures: classification and management[J]. Periodontol 2000, 2022, 88(1):86-102.

[6] 侯可贵, 宋文鹏, 马兆峰. 2012—2021血小板浓缩物在口腔种植领域应用的文献计量学分析[J]. 口腔颌面修复学杂志, 2023, 24(2):114-121.

[7] Pichotano EC, de Molon RS, de Souza RV, et al. Evaluation of L-PRF combined with deproteinized bovine bone mineral for early implant placement after maxillary sinus augmentation: A randomized clinical trial[J]. Clin Implant Dent Relat Res, 2019, 21(2):253-262.

[8] de Almeida Barros Mourão CF, Lourenço ES, Nascimento J, et al. Does the association of blood-derived growth factors to nanostructured carbonated hydroxyapatite contributes to the maxillary sinus floor elevation? A randomized clinical trial[J]. Clin Oral Investig, 2019, 23(1):369-379.

[9] Attia S, Narberhaus C, Schaaf H, et al. Long-term influence of platelet-rich plasma [PRP] on dental implants after maxillary augmentation: Retrospective clinical and radiological outcomes of a randomized controlled clinical trial[J]. J Clin Med, 2020, 9(2):355.

[10] 赵瑞敏, 龚佳明, 李健学, 等. 自体血小板浓缩物对上颌窦底提升的临床效果影响: 基于随机对照试验的Meta分析[J]. 中国口腔种植学杂志, 2023, 28(4):270-278.

[11] Chen JG, Wan YY, Lin Y, et al. Considerations for clinical use of concentrated growth factor in maxillofacial regenerative medicine[J]. J Craniofac Surg, 2021, 32(4):1316-1321.

[12] Adalı E, Yüce MO, Günbay T, et al. Does concentrated growth factor used with allografts in maxillary sinus lifting have adjunctive benefits?[J]. J Oral Maxillofac Surg, 2021, 79(1):98-108.

[13] Sohn DS, Heo JU, Kwak DH, et al. Bone regeneration in the maxillary sinus using an autologous fibrin-rich block with concentrated growth factors alone[J]. Implant Dent, 2011, 20(5):389-395.

[14] Huang L, Zou R, He J, et al. Comparing osteogenic effects between concentrated growth factors and the acellular dermal matrix[J]. Braz Oral Res, 2018, 32:e29.

[15] Leonida A, Favero G, Caccianiga P, et al. Concentrated growth factors (CGF) combined with melatonin in guided bone regeneration (GBR): A case report[J]. Diagnostics[Basel], 2022, 12(5):1257.

[16] Sohn DS, Huang B, Kim J, et al. Utilization of autologous concentrated growth factors (CGF) nenriched bone graft matrix (sticky bone) and CGF-enriched fibrin membrane in implant dentistry[J]. J Implant Advanced Clin Dent, 2015, 7:11-29.

[17] Pjetursson BE, Tan WC, Zwahlen M, et al. A systematic review of the success of sinus floor elevation and survival of implants inserted in combination with sinus floor elevation[J]. J Clin Periodontol, 2008, 35(8 Suppl):216-240.

[18] 许舒宇, 范震, 王佐林. 上颌窦底提升术成骨机制与临床术式选择[J]. 口腔颌面外科杂志, 2023, 33(2):63-70.

第5节 血小板浓缩物在种植体周软组织增量中的应用

种植修复的成功不仅需要成功的骨结合作为基础，同时还需要种植体周健康的软组织作为保障。2020年，Avila-Ortiz等[1]学者提出了种植体周表型的概念。种植体周表型包含种植体周软组织和骨组织两部分，其中，软组织包括了角化黏膜宽度（keratinized mucosa width，KMW）、黏膜厚度（mucosa thickness，MT）和骨嵴上软组织高度（supracrestal tissue height，STH）3个部分（图6-5-1）。足够高度和宽度的种植体周软组织能够形成良好的软组织封闭，减少早期边缘骨吸收；在长期功能状态下，种植体周软组织能够抵抗机械刺激及微生物的入侵，降低种植体周炎的发生率。此外，种植体周软组织的质量更是影响种植修复美学效果的重要因素。

一、角化黏膜宽度

角化黏膜是指种植体周黏膜边缘延伸至膜龈联合处的软组织，包括游离黏膜和附着黏膜。角化黏膜表面覆盖有正角化的复层鳞状上皮，与种植体或基台接触的一面则包含靠冠方的结合上皮和龈沟上皮，以及靠近根方的与种植体表面直接接触的结缔组织[2]。角化黏膜宽度（KMW）是指从黏膜边缘到膜龈联合的冠根向距离，其宽度取决于膜龈联合的位置，以及种植位点牙槽骨的吸收程度。Avila-Ortiz等[1]提出将角化黏膜宽度分为角化黏膜宽度不足（＜2mm）和角化黏膜宽度充足（≥2mm），以进一步研究临床情况下满足最佳种植体周健康、功能和美学所需的角化黏膜宽度。

虽然2017年国际牙周病新分类研讨会[3]指出，角化黏膜宽度与种植体周黏膜炎的关系仍有待进一步研究证实；但仍有大量的研究表明，种植体周缺乏足够的角化黏膜，可导致菌斑积聚，难以实现种植修复体周围良好的口腔卫生维护[4-6]。足够的角化黏膜会降低种植体周黏膜炎的感染风险，并减少炎症的严重程度。并且，由于角化黏膜表面覆盖着角化上皮，下方为不易移动的结缔组织，这种特性使其可以抵抗口腔卫生维护过程中的摩擦力，为患者提供更舒适的感觉[7]。与角化黏膜宽度≥2mm的种植位点相比，角化黏膜宽度不足的患者在刷牙时可能会感到疼痛和不适[8]。最后，适量的角化黏膜可以在一定程度上抵抗肌肉或系带的牵拉作用，当角化黏膜宽度不足时，可能导致黏膜退缩风险增加，影响种植修复的美学效果[9]。

在增宽角化黏膜的方法中，常采用根向复位瓣（apically positioned flap，APF）技术联合或不联合移植物；其中，联合游离龈移植（free gingival

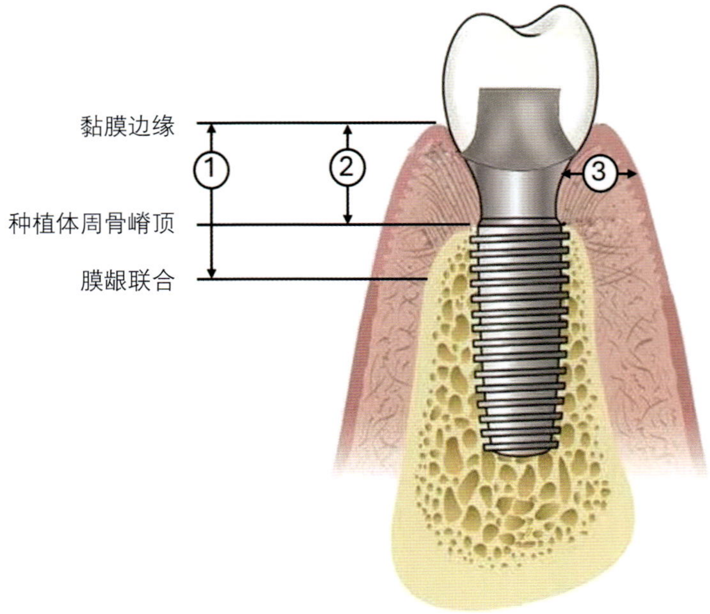

图6-5-1 ①角化黏膜宽度；②骨嵴上软组织高度；③黏膜厚度

graft，FGG）可获得较为满意的角化黏膜增宽[10]。但FGG的使用存在局限性，包括供区创面疼痛麻木、受植区易形成瘢痕样纹理而影响美学效果，且个体可利用的自体软组织量有限等问题。

二、黏膜厚度

黏膜厚度（MT）是种植体周软组织水平向的厚度，其测量值可能会随位点的不同而呈现较大差异，如种植体的颊侧/舌侧，或相对于黏膜边缘的不同距离处。既往研究和书籍中“黏膜厚度”常常与“骨嵴上软组织高度”相混淆。Avila-Ortiz等[1]强调MT专指种植体周水平向的软组织厚度。MT的定性判断可通过探诊进行，通过牙周探针透过黏膜显示的轮廓状态以判断黏膜的薄厚，若透过牙龈可看到探针的轮廓则定义为薄型，反之则为厚型[11]。MT的定量测量则包括使用根管锉、超声、锥形束CT（cone beam CT，CBCT）及术中翻瓣直接测量等。

黏膜厚度可分为厚MT（≥2mm）和薄MT（<2mm）两类。种植体周软组织的厚度，尤其是最冠方的厚度，可能与种植体周的炎症程度、黏膜退缩和边缘骨丧失相关。有长期随访结果表明，种植体周黏膜较厚的部位远期边缘骨丧失明显更少[12]。除健康维护外，从美学效果考量，种植体周足够的黏

膜厚度可部分弥补种植体的颊侧骨缺损，有利于形成协调的种植体唇侧丰满度，也是减少软组织退缩，防止修复基台颜色透影及种植体金属色暴露的关键因素[13]。

通常使用双层技术（bilaminar techniques）联合自体移植物或替代移植物进行种植体周黏膜的增厚。常用的自体移植物是结缔组织移植物（connective tissue graft，CTG），也可获得最稳定及最多的黏膜厚度增量。术后随访发现，增加黏膜厚度可显著改善边缘骨丧失，且可减少黏膜退缩，有利于龈乳头充满，并改善种植体周软组织轮廓[14]。但CTG的使用同样增加了第二术区，给患者造成创伤；且由于解剖等因素的限制，获取CTG的质量存在较大差异。

三、骨嵴上软组织高度

骨嵴上软组织由种植体周的沟内上皮、结合上皮和骨嵴上结缔组织3个部分组成。其高度是种植体周软组织的垂直测量值，是从黏膜边缘到骨嵴顶的垂直距离，可在环绕种植体一周的范围内（包括邻面）进行测量。多项研究显示，STH的平均值为3.5mm[15]。Avila-Ortiz等[1]根据当前的研究证据并考虑到前后牙的解剖差异，将STH的分界值定为3mm，即＜3mm为短STH，≥3mm为长STH。

既往研究显示，STH主要与种植体边缘骨丧失相关[16]。STH过短（＜2mm），种植体边缘骨丧失显著增加；STH过长（≥4.5mm），种植体周探诊深度增加，导致种植体周菌斑控制困难、炎症增加、边缘骨吸收增加[17]。同时，STH与种植体美学效果密切相关，合适的STH可以有效提高种植修复的红色美学评分。

STH受到很多相关因素的影响，包括种植体植入深度、平台连接方式、基台高度等。当STH过短时，可采用自体组织移植或使用异种组织等增加STH。通过种植同期在种植体平台上放置CTG，在薄黏膜组，软组织厚度可获得显著增加[18]；或在种植手术同期放置愈合帽，缝合时将其覆盖，利用“帐篷效应”也可以产生少量的软组织增量[19]。但现有研究较少，有待进一步深入探讨。

四、软组织移植时机

（一）种植术前

在种植一期手术前对软组织不足或角化龈宽度不足的患者进行软组织增量，可简化后续治疗步骤。种植术前软组织增量主要是通过APF结合自体软组织或软组织替代物移植，以改善角化龈宽度。

（二）种植治疗过程中

在种植一期手术后，修复完成前也可根据患者临床实际情况进行软组织增量手术，手术时应注意不要干扰种植体的骨结合。有学者报道，在美学区进行黏膜增厚的最佳手术时间点是种植二期手术前4～6周[20]。

（三）种植修复后

种植体周软组织开裂或缺乏是种植修复后的常见并发症之一，为改善种植体周软组织质量，可以进行软组织增量手术。但需要注意，此时操作常需要拆除原有修复体、制作临时修复体、进行手术操作、重新制作最终修复体等多个步骤，成本较高，且手术技术敏感性较高，预后效果也不明确。

五、CGF在种植体周软组织增量中的应用

CGF内含有大量的生长因子，这些生长因子在调节伤口愈合和组织修复过程中发挥着重要作用。由于CGF具备促进软组织愈合的作用，在软组织增量的手术中是否可将CGF与自体组织移植物共同使用，甚至替代自体组织移植物使用，以达到促进愈合、改善手术效果的目的，目前的研究尚在探索阶段，效果尚不明确。Al-Diasty等[21]发现使用PRF可以增加种植体周角化黏膜宽度，且手术时间短，患者术后不适较少，但增宽效果不如FGG组。另一项研究则报道，比较钛预备富血小板纤维蛋白（titanium-prepared platelet-rich fibrin，T-PRF）与CTG的软组织增量效果，术后3个月CTG组在颊侧中央和膜龈联合上方1mm处增加的KTW和黏膜厚度明显大于T-PRF组[22]。而在一项改善薄龈型患者STH的研究中发现，A-PRF膜可使STH增厚（1.17 ± 0.15）mm[23]。综上所述，在种植体周软组织增量手术中，单独使用CGF此类生物制剂对比使用软组织移植物，其效果有待进一步验证。但联合使用CGF可能在促进组织愈合、降低患者术后疼痛等方面达到改善手术效果的目的。

病例6-8

CGF在前庭沟加深术中的应用。

» 患者基本信息

性别：女。

年龄：19岁。

主诉：左上前牙种植术后6个月余。

现病史：患者约6个月前完成左上前牙种植+引导骨再生术。现无不适，要求进一步治疗。

既往史：无特殊。

家族史：无特殊。

全身情况：无特殊。

» 检查情况

口内检查：21、22、23缺失，缺牙区近远中间隙明显变小，颊侧前庭沟变浅，唇侧丰满度不足（图6-5-2）。口腔卫生好，全口PD 2～3mm，AL 0～1mm，BI 1～2。

» 诊断

上颌牙列缺损。

» 治疗计划

种植二期手术+前庭沟加深术。

左上前牙缺失区在前期种植体植入时，曾进行颊侧黏骨膜瓣冠向复位操作，导致局部前庭沟变浅，角化黏膜宽度减少。故考虑在种植二期手术同期进行前庭沟加深术改善。

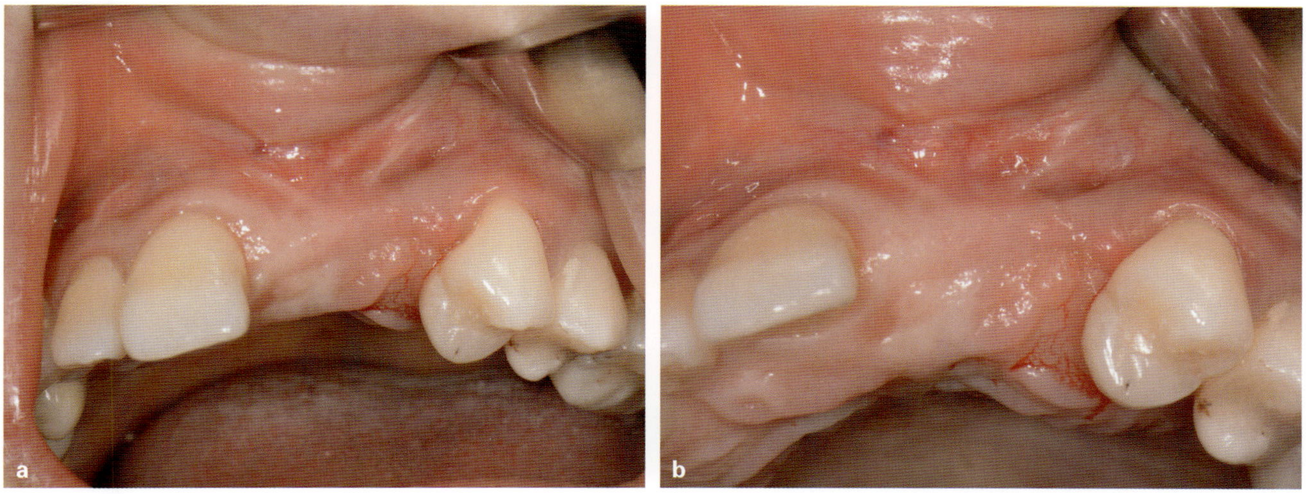

图6-5-2　术前检查

a. 唇面观；b. 𬌗面观

» 治疗过程

常规消毒铺巾，局麻。先行左上前牙种植二期手术，牙槽嵴顶切开，暴露种植体，更换愈合基台，缝合。再沿膜龈联合做水平切口，切口要放在角化黏膜上，注意不要切透骨膜；沿切口向根方将黏膜做半厚瓣，保留骨膜和部分结缔组织在骨面上，将半厚瓣推向根方。将瓣的边缘缝合固定于根方的骨膜上形成一个受区创面。本病例中，考虑颊侧角化黏膜宽度尚可（＞2mm），为减少患者创伤，未使用游离龈移植，仅使用CGF膜。将CGF膜与受区的结缔组织紧贴，缝合固定于受区。术后1个月，见种植体颊侧黏膜愈合良好，前庭沟宽度明显增加，颊侧组织丰满度也得到改善（图6-5-3）。

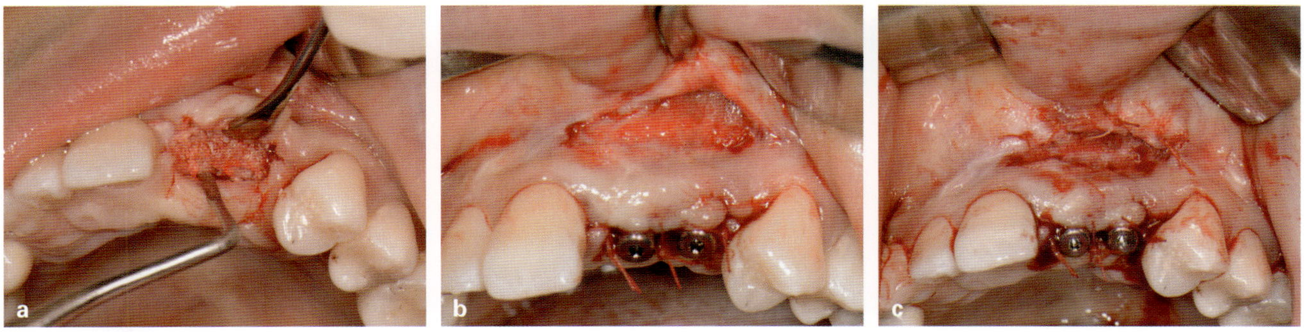

图6-5-3　手术过程

a. 行左上前牙种植二期手术，牙槽嵴顶切开；b. 完成二期手术后，在根方膜龈联合冠方的角化组织上做水平切口，沿水平切口向根方制备半厚瓣，保留骨膜和部分结缔组织在骨面上，将半厚瓣推向根方；c. 将瓣的边缘缝合固定于根方的骨膜上，形成一个受区创面；d. 使用CGF膜；e. 将CGF膜与受区的结缔组织紧贴；f. 缝合固定CGF膜于受区；g，h. 术后1个月，见种植体颊侧黏膜愈合良好，前庭沟宽度明显增加，颊侧组织丰满度也得到改善

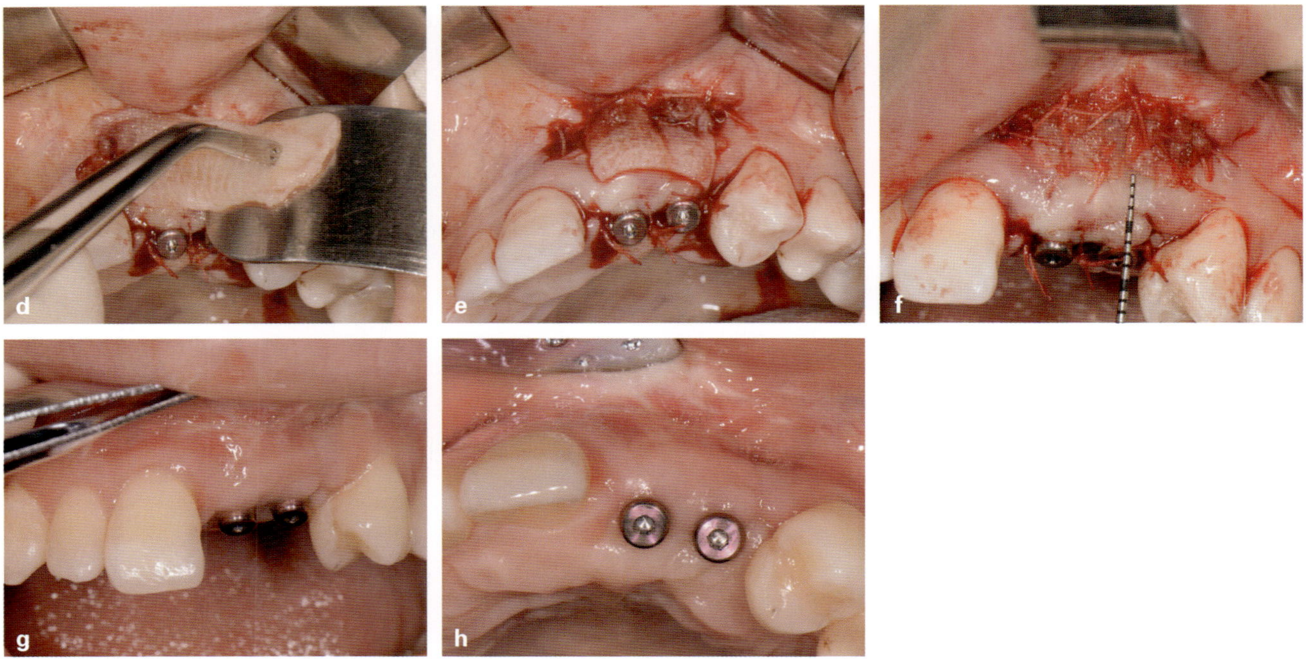

图6-5-3（续）

病例6-9

CGF在种植体周黏膜增厚中的应用。

» 患者基本信息

性别：女。

年龄：36岁。

主诉：右上前牙种植术后6个月余。

现病史：患者约6个月前完成右上前牙即刻种植。现无不适，要求进一步治疗。

既往史：无特殊。

家族史：无特殊。

全身情况：无特殊。

» 检查情况

口内检查：11缺失，近远中距较宽，龈殆距离正常；殆面观牙槽嵴丰满度不足（图6-5-4a，b）。口腔卫生好，全口PD 2～3mm，AL 0～1mm，BI 1～2。

影像学检查：11唇侧骨组织厚度较充足（图6-5-4c）。

» 诊断

上颌牙列缺损。

» 治疗计划

11唇侧软组织增厚。

11种植体颊侧的骨量是充足的。因此术前分析考虑，仅利用软组织增量来改善组织丰满度。

» 治疗过程

手术在局麻下进行，沿11愈合基台边缘及12、21龈缘做沟内切口，用刀片平行于骨面在切口下方3～5mm进行锐性分离，制备唇侧半厚瓣，注意不要离断11近远中龈乳头。利用隧道器械再向根方行钝性分离制备半厚瓣至超越膜龈联合。钝性分离时，器械应该平行紧贴骨膜表面。分离要逐渐深入、松解，应避免一次进入过深导致黏膜穿孔。由于本病例唇侧黏膜丰满度欠缺量较少，患者术前颊侧角化黏膜量充足，考虑仅使用CGF膜进行软组织增量。该手术中，我们分别将2～3块CGF膜放入半厚瓣中，填塞压实，在近龈缘处进行适当缝合固定。术后2周，软组织愈合良好，根方丰满度得到有效恢复（图6-5-5）。

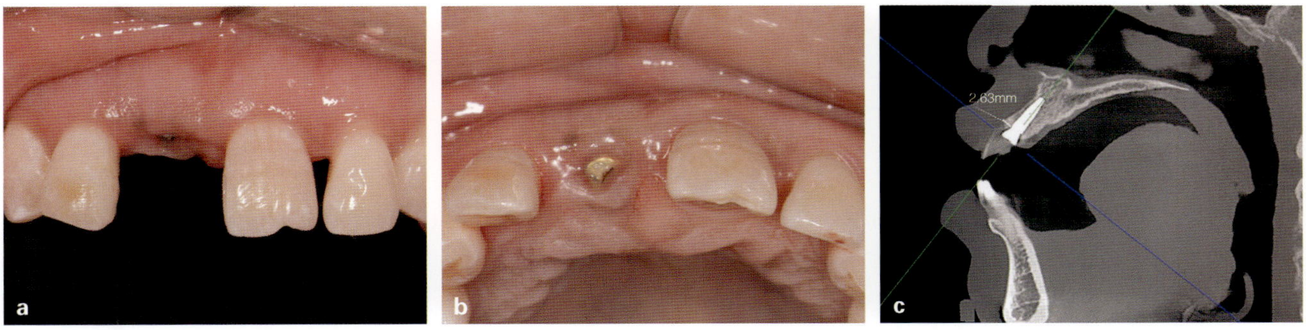

图6-5-4　**术前检查**

a，b. 口内照片；c. CBCT

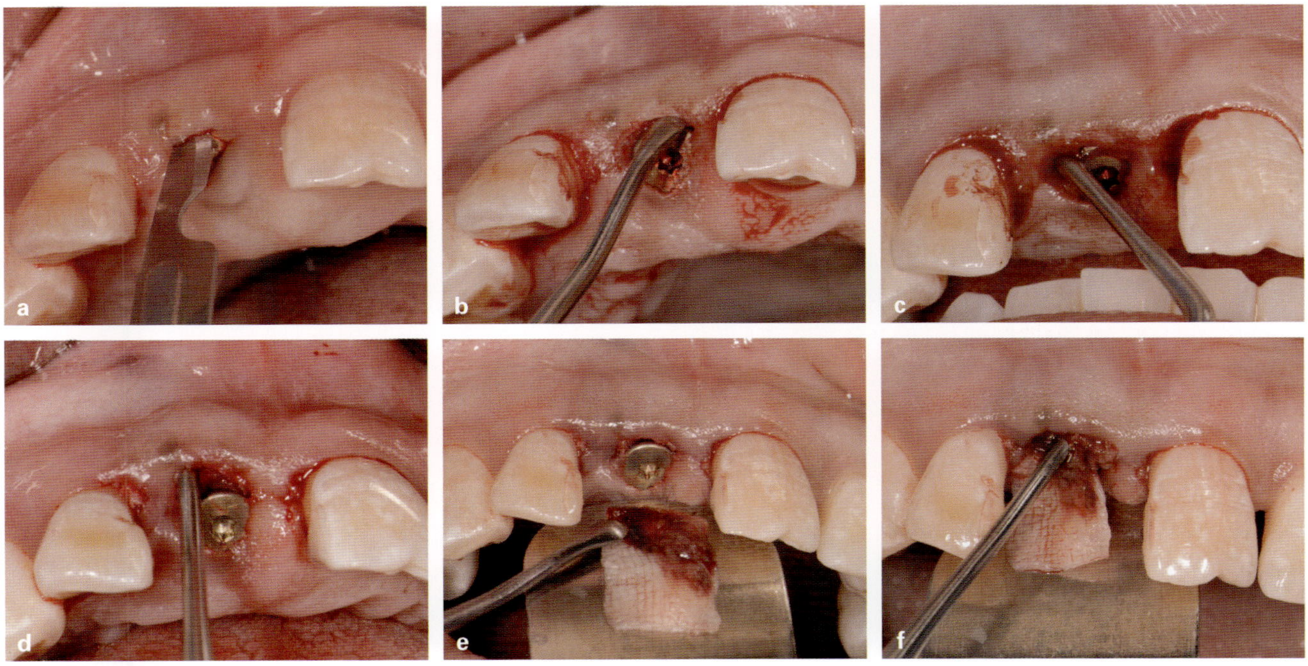

图6-5-5　**手术过程**

a. 沿11愈合基台边缘及12、21龈缘做沟内切口，用刀片平行于骨面在切口下方3～5mm进行锐性分离，制备唇侧半厚瓣；b～d. 利用隧道器械向根方行钝性分离制备半厚瓣至超越膜龈联合；e. 使用CGF膜进行软组织增厚；f. 分别将2～3块CGF膜放入半厚瓣中；g. 缝合固定；h，i. 术后2周，软组织愈合良好，根方丰满度得到一定的恢复

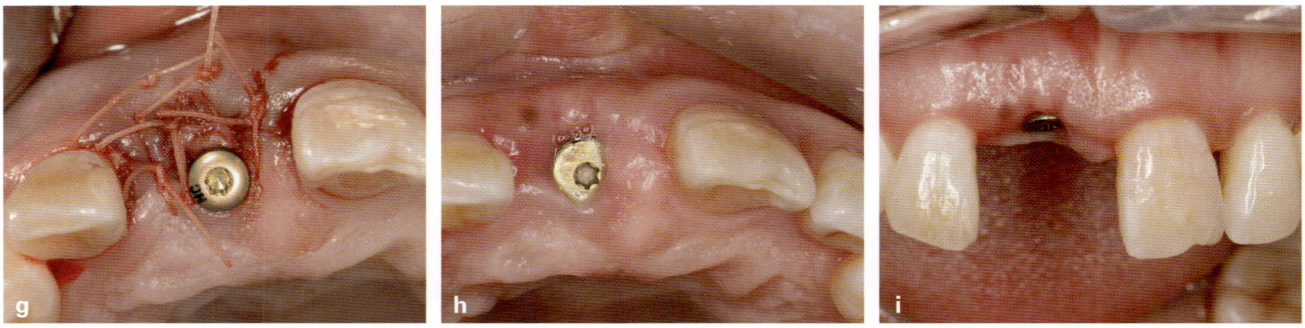

图6-5-5（续）

参考文献

[1] Avila-Ortiz G, Gonzalez-Martin O, Couso-Queiruga E, et al. The peri-implant phenotype[J]. J Periodontol, 2020, 91(3):283-288.

[2] Moon IS, Berglundh T, Abrahamsson I, et al. The barrier between the keratinized mucosa and the dental implant. An experimental study in the dog[J]. J Clin Periodontol, 1999, 26(10):658-663.

[3] Heitz-Mayfield LJA, Salvi GE. Peri-implant mucositis[J]. J Clin Periodontol, 2018, 45(Suppl 20):S237-S245.

[4] Mameno T, Wada M, Otsuki M, et al. Risk indicators for marginal bone resorption around implants in function for at least 4 years: A retrospective longitudinal study[J]. J Periodontol, 2020, 91(1):37-45.

[5] Pranskunas M, Poskevicius L, Juodzbalys G, et al. Influence of peri-implant soft tissue condition and plaque accumulation on peri-implantitis: A systematic review[J]. J Oral Maxillofac Res, 2016, 7(3):e2.

[6] Adibrad M, Shahabuei M, Sahabi M. Significance of the width of keratinized mucosa on the health status of the supporting tissue around implants supporting overdentures[J]. J Oral Implantol, 2009, 35(5):232-237.

[7] Bouri A Jr, Bissada N, Al-Zahrani MS, et al. Width of keratinized gingiva and the health status of the supporting tissues around dental implants[J]. Int J Oral Maxillofac Implants, 2008, 23(2):323-326.

[8] Wennstrom JL, Derks J. Is there a need for keratinized mucosa around implants to maintain health and tissue stability?[J]. Clin Oral Implants Res, 2012, 23(Suppl 6):136-146.

[9] Schwarz F, Becker J, Civale S, et al. Influence of the width of keratinized tissue on the development and resolution of experimental peri-implant mucositis lesions in humans[J]. Clin Oral Implants Res, 2018, 29(6):576-582.

[10] Basegmez C, Ersanli S, Demirel K, et al. The comparison of two techniques to increase the amount of peri-implant attached mucosa: free gingival grafts versus vestibuloplasty. One-year results from a randomised controlled trial[J]. Eur J Oral Implantol, 2012, 5(2):139-145.

[11] De Rouck T, Eghbali R, Collys K, et al. The gingival biotype revisited: Transparency of the periodontal probe through the gingival margin as a method to discriminate thin from thick gingiva[J]. J Clin Periodontol, 2009, 36(5):428-433.

[12] Akcali A, Trullenque-Eriksson A, Sun C, et al. What is the effect of soft tissue thickness on crestal bone loss around dental implants? A systematic review[J]. Clin Oral Implants Res, 2017, 28(9):1046-1053.

[13] Gonzalez-Martin O, Lee E, Weisgold A, et al. Contour management of implant restorations for optimal emergence profiles: Guidelines for immediate and delayed provisional restorations[J]. Int J Periodontics Restorative Dent, 2020, 40(1):61-70.

[14] Bienz SP, Jung RE, Sapata VM, et al. Volumetric changes and peri-implant health at implant sites with or without soft tissue grafting in the esthetic zone, a retrospective case-control study with a 5-year follow-up[J]. Clin Oral Implants Res, 2017, 28(11):1459-1465.

[15] Tomasi C, Tessarolo F, Caola I, et al. Morphogenesis of peri-implant mucosa revisited: an experimental study in humans[J]. Clin Oral Implants Res, 2014, 25(9):997-1003.

[16] Suárez-López Del Amo F, Lin GH, Monje A, et al. Influence of soft tissue thickness on peri-implant marginal bone loss: A systematic review and meta-analysis[J]. J Periodontol, 2016, 87(6):690-699.

[17] Chan D, Pelekos G, Ho D, et al. The depth of the implant mucosal tunnel modifies the development and resolution of experimental peri-implant mucositis: A case-control study[J]. J Clin Periodontol, 2019, 46(2):248-255.

[18] Papapetros D, Karagiannis V, Konstantinidis A, et al. Interim tissue changes following connective tissue grafting and two-

stage implant placement. A randomized clinical trial[J]. J Clin Periodontol, 2019, 46(9):958–968.

[19] Verardi S, Orsini M, Lombardi T, et al. Comparison between two different techniques for peri–implant soft tissue augmentation: Porcine dermal matrix graft versus tenting screw[J]. J Periodontol, 2020, 91(8):1011–1017.

[20] Thoma DS, Muhlemann S, Jung RE. Critical soft–tissue dimensions with dental implants and treatment concepts[J]. Periodontol 2000, 2014, 66(1):106–118.

[21] Al–Diasty Z, El–Meadawy S, Salem AS, et al. Onlay platelet–rich fibrin membrane versus free gingival graft in increasing the width of keratinized mucosa around dental implants: A split–mouth randomized clinical study[J]. J Adv Periodontol Implant Dent, 2022, 14(2):53–61.

[22] Ustaoglu G, Paksoy T, Gumus KC. Titanium–prepared platelet–rich fibrin versus connective tissue graft on peri–implant soft tissue thickening and keratinized mucosa width: A randomized, controlled trial[J]. J Oral Maxillofac Surg, 2020, 78(7):1112–1123.

[23] 朱秋艳. 影响嵴顶区软组织厚度的相关因素分析及临床干预研究[D]: [硕士学位论文]. 昆明: 昆明医科大学, 2023.

第6节

血小板浓缩物在重度骨缺损患者个性化钛网骨增量中的应用

以修复为导向是口腔种植手术的前提，而口腔种植手术的前提是有充足的骨量。骨缺损患者的种植治疗通常需要进行额外的骨增量手术[1]。各种植骨材料在植入骨缺损部位后，多种细胞因子通过一系列复杂的相互作用完成骨再生的级联反应，最终形成新骨。各种细胞生长因子在改善局部成骨微环境、促进新骨形成及加速创口愈合方面起着重要的作用[2]。第3代血小板浓缩物——CGF是一种自体血浆提取生物材料，富含多种生长因子以及细胞成分，参与血管和骨组织的形成，广泛应用于骨再生领域。本病例描述了CGF在应用个性化钛网行骨增量中的临床应用效果。

病例6-10

» 患者基本信息

性别：女。

年龄：56岁。

主诉：口内多颗牙缺失3个月至3年。

现病史：患者自述口内多颗牙拔除3个月至3年，曾行活动义齿修复，现活动义齿无法戴用，影响美观及咀嚼，要求行种植修复。

既往史：无特殊。

家族史：无特殊。

全身情况：无特殊。

» 检查情况

口外检查：颌面部左右对称，唇丰满度较差，上唇长度适中，面部比例协调。下颌运动正常。侧面观呈直面型。颞下颌关节无疼痛、弹响，开口度正常（图6-6-1）。

口内检查：11-17、21、22、24-27、31-37、41-46缺失，上颌前部缺牙区呈刃状牙槽嵴，无尖锐骨尖、骨突等，无压痛，表面黏膜无红肿、破溃。咬合关系丧失。上下唇系带附着正常，与面部中线一致；腭穹隆正常；舌体轻度肥大，舌运动正常，无习惯性后缩；唾液黏稠中度，唾液量正常，口干不明显。23牙体缺损，无明显松动（图6-6-2）。

影像学检查：CBCT示上颌前部牙槽嵴呈刃状，可用骨宽度2～3mm（图6-6-3）。

» 诊断

①上下颌牙列缺损。

②23牙体缺损。

» 治疗计划

①拔除23，上颌行种植体支持的固定修复，上颌前部需行单独骨增量，延期种植。

②下颌缺失牙种植修复。

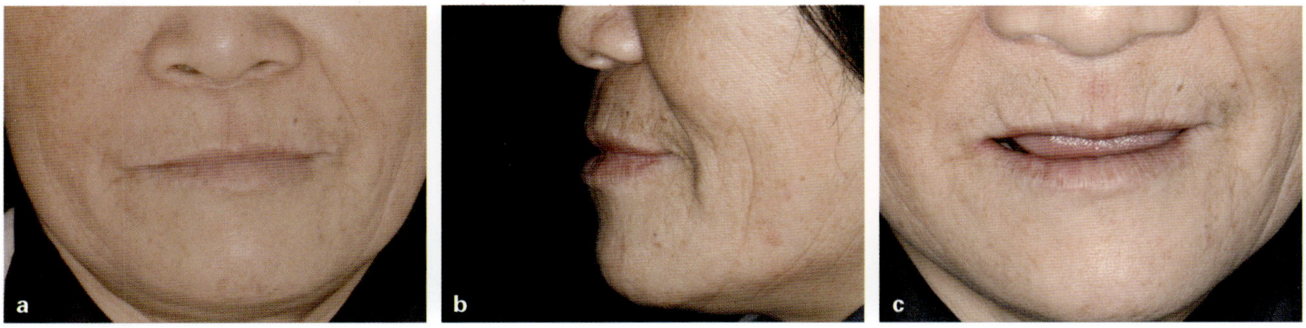

图6-6-1　口外检查

a. 正面观；b. 侧面观；c. 微笑正面观

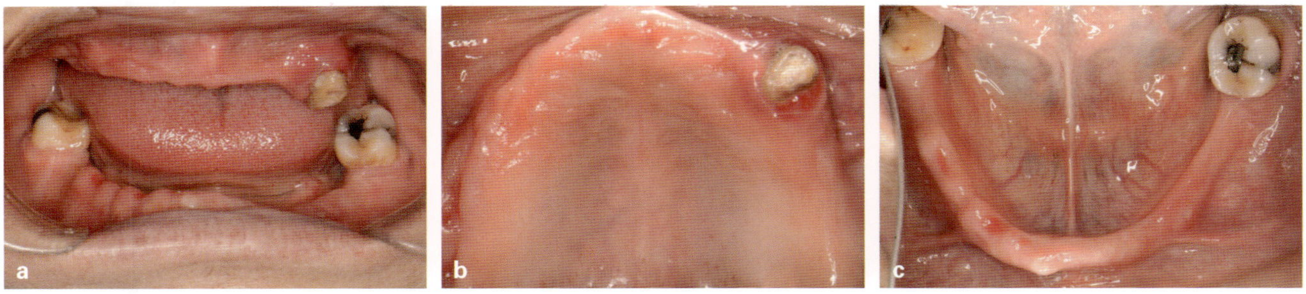

图6-6-2　口内检查

a. 正面观；b. 上颌殆面观；c. 下颌殆面观

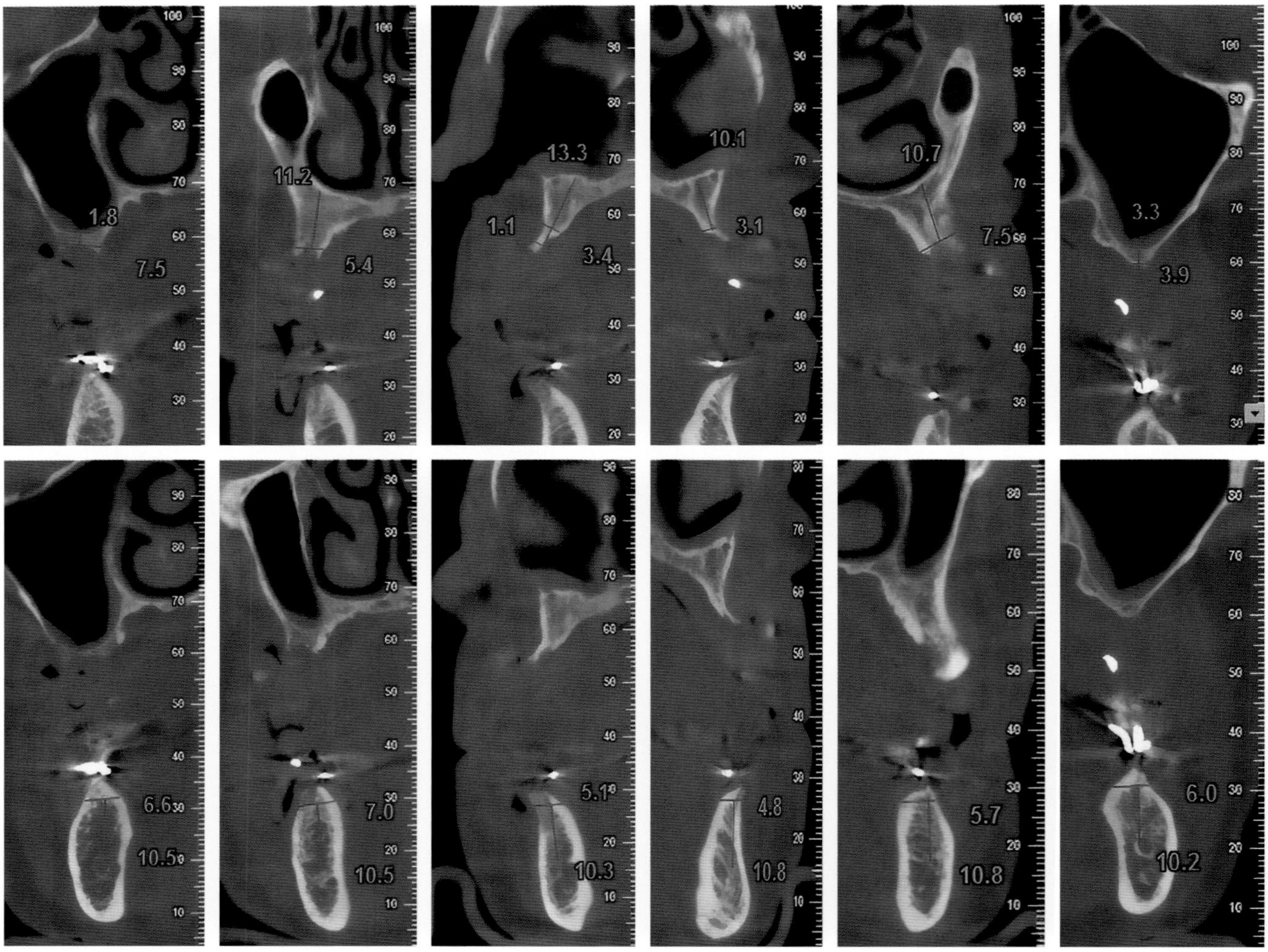

图6-6-3　拟种植位点CBCT影像学检查

» 治疗过程

制作放射导板，以修复为导向进行虚拟种植体设计，根据骨缺损情况虚拟骨增量，设计3D打印个性化钛网（图6-6-4）。

患者知情同意后，消毒，于11-16、21-26区行阿替卡因肾上腺素局部浸润麻醉，微创拔除23残根。于牙槽嵴顶做横行切口，剥离术区黏骨膜，充分显露术野，可见上颌前部牙槽嵴顶菲薄，唇侧倒凹明显。计算机辅助导板引导下于15、25植入种植体各1颗，植入扭矩为20Ncm，旋入覆盖螺丝。11-13、21-23行单独骨增量术。抽取患者静脉血30mL，离心后制作CGF备用。植骨术区小球钻预备出血孔，可见血供丰富，试戴钛网就位后使用固位钉固定，将制备后的一部分CGF剪碎，与Bio-Oss骨

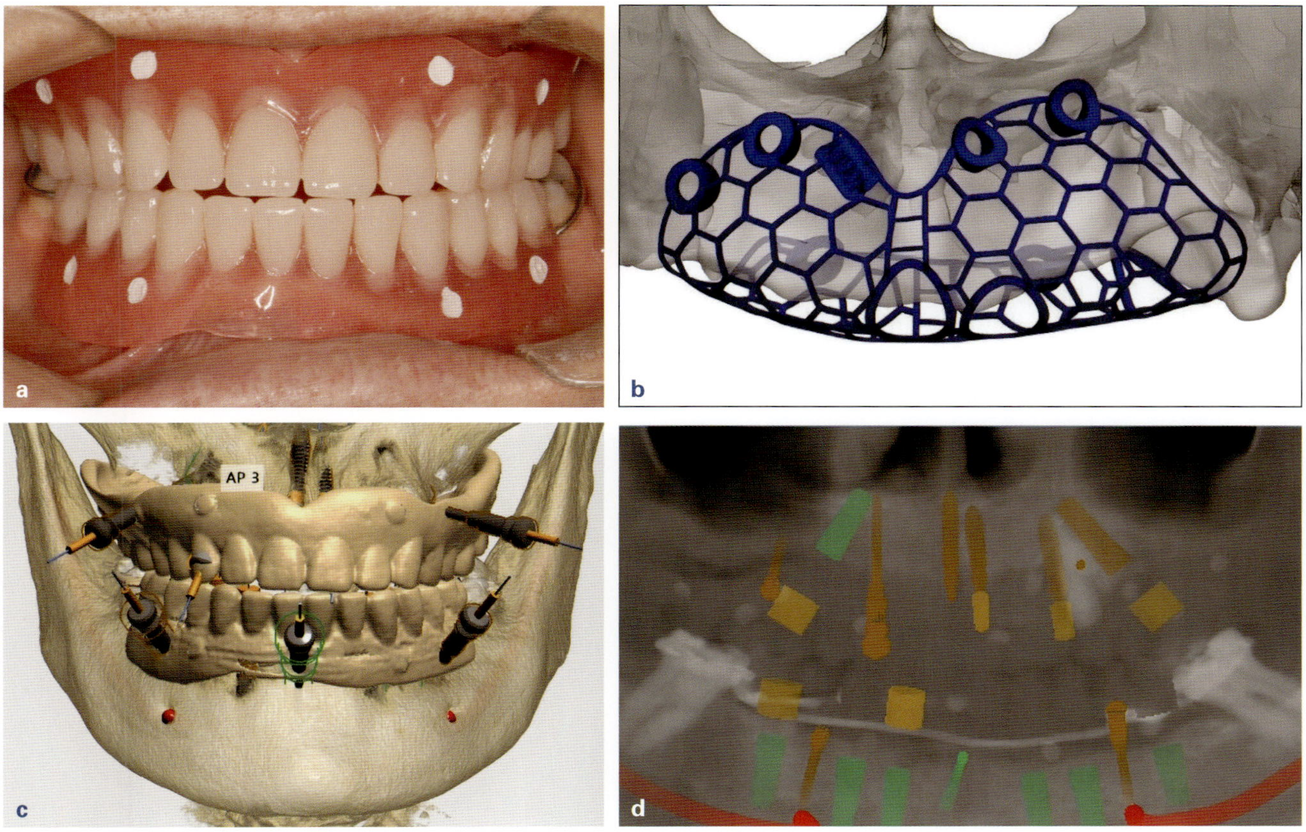

图6-6-4 **术前设计**

a. 制作放射导板；b. 3D个性化钛网；c，d. 虚拟种植体规划

粉充分混匀，填入钛网下方及钛网表面，覆盖双层Bio-Gide膜。将另一部分CGF压制成膜覆盖于最上层，充分减张后缝合创口。术后14天拆线，创口愈合良好（图6-6-5）。

于36-46区域行阿替卡因肾上腺素局部浸润麻醉，动态导航引导下完成33、34、36、43、44、46位点种植体的植入（图6-6-6）。

上颌植骨术后6个月，在计算机辅助导板引导下完成12、13、22、23位点的种植体植入，二期手术同期行软组织增量（图6-6-7）。

上颌种植术后4个月，完成上部结构临时修复（图6-6-8）。

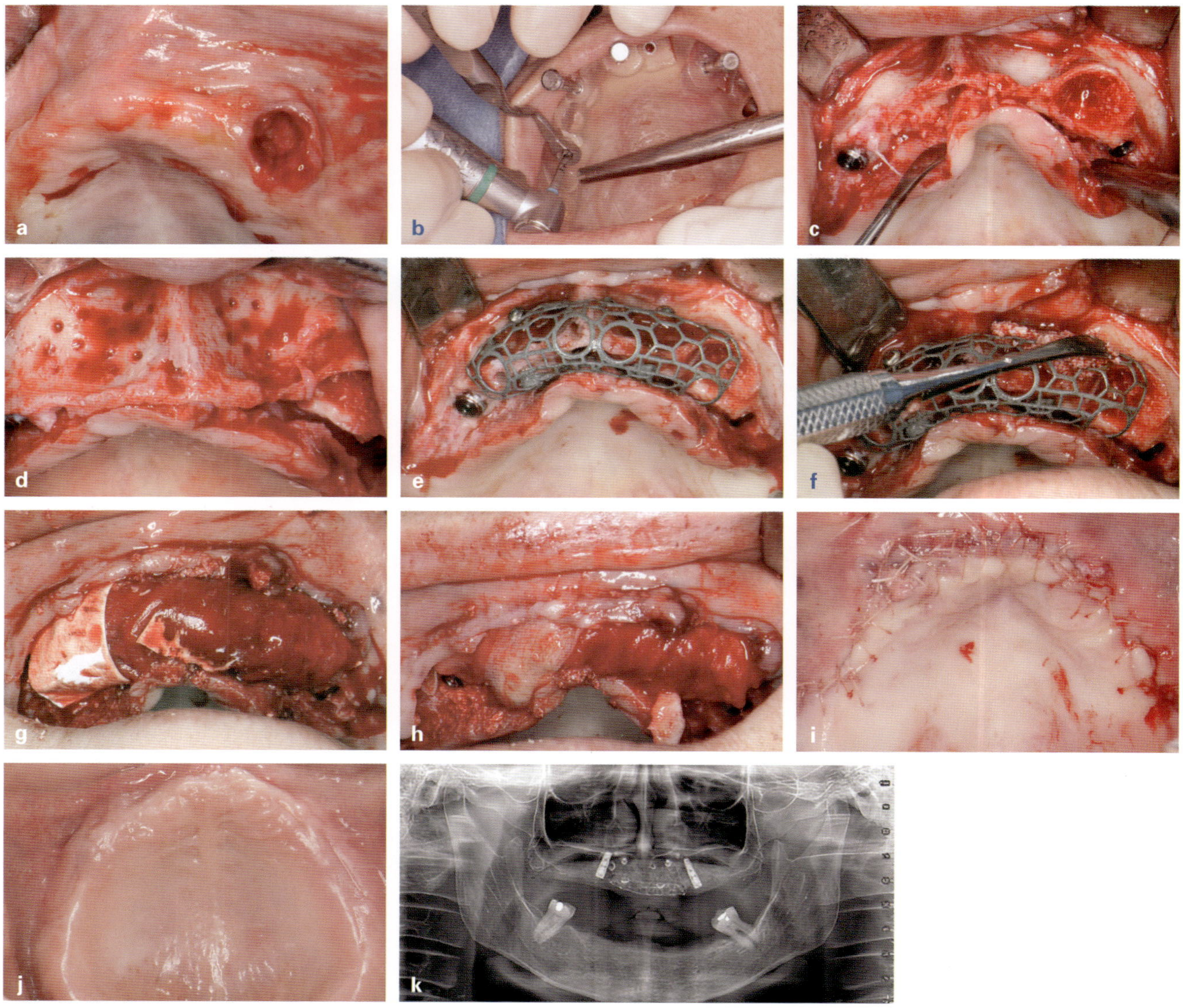

图6-6-5　15、25种植及骨增量过程

a. 微创拔除23残根；b. 计算机辅助导板引导下于15、25植入种植体各1颗；c，d. 植骨术区小球钻预备出血孔；e. 试戴钛网就位后使用固位钉固定；f. 将制备后的一部分CGF剪碎，与Bio-Oss骨粉充分混匀，填入钛网下方及钛网表面；g. 覆盖双层Bio-Gide膜；h. 将另一部分CGF压制成膜覆盖于最上层；i. 充分减张后缝合创口；j，k. 术后14天拆线复查

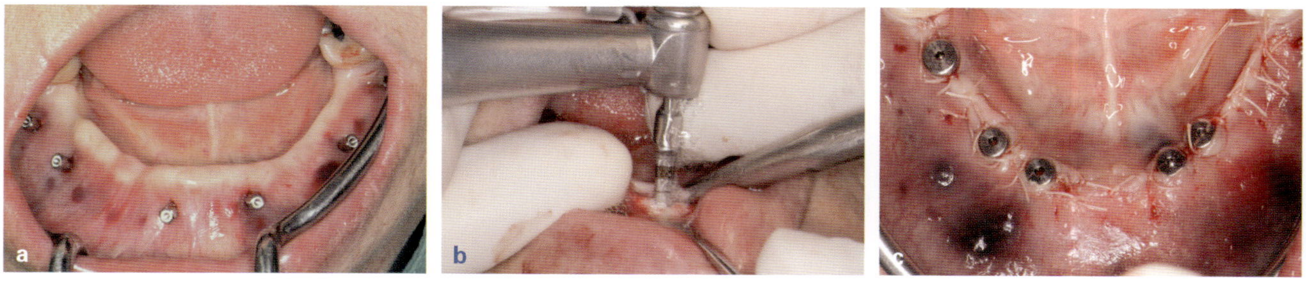

图6-6-6　下颌种植手术

a，b. 动态导航引导下完成种植体的植入；c. 缝合创口

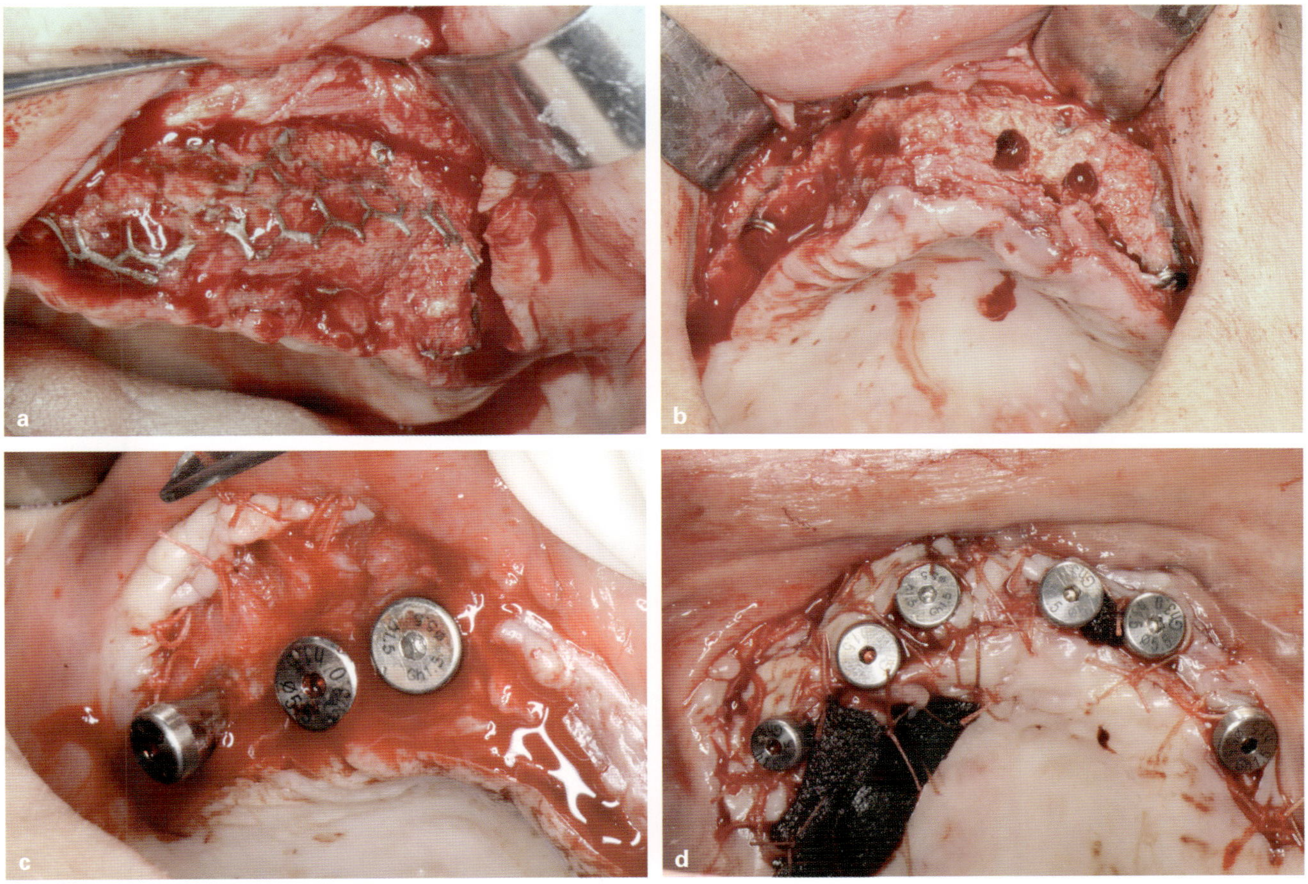

图6-6-7 上颌前部种植手术过程

a～c. 上颌植骨术后6个月，在计算机辅助导板引导下完成种植体植入，二期手术同期行软组织增量；d. 缝合创口

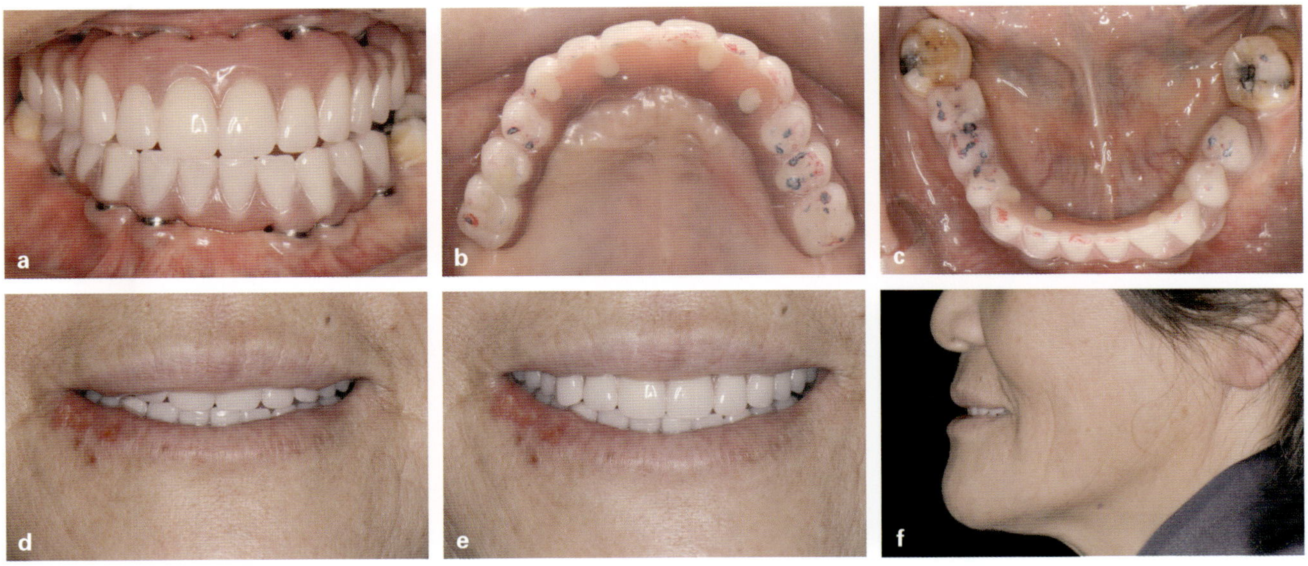

图6-6-8 临时修复

a～c. 口内照片；d～f. 口外照片

讨论

1. CGF在口腔骨再生中的应用

CGF是第3代血小板浓缩物，通过特定的离心程序从患者的静脉血中提取出来。与前两代血小板浓缩物相比，CGF具有更多的生长因子以及更持久的生长因子释放时间，操作方法也相对简单，目前已广泛应用于口腔骨组织再生领域[3]。CGF含有大量新骨形成所必需的生长因子，不仅能促进组织生长、缩短愈合时间、减轻患者的术后反应并促进新骨形成，同时由于其富含免疫细胞，能够有效地产生抗炎作用，降低术后感染风险[4]。因此，在有条件的情况下，可在口腔骨组织再生术中使用CGF。目前，关于CGF的使用方式，第一种是将其铺在创口内，加速创口愈合；第二种是与骨粉联合使用，促进成骨；第三种是与上颌窦底提升术一起使用，不仅可以预防上颌窦黏膜穿孔，而且可以促进上颌窦内成骨和预防上颌窦感染[5]。

2. CGF在个性化钛网骨增量术中的应用

本病例将CGF应用于患者13-23钛网骨增量术，基于以下几点考虑：①与可吸收膜相比较，钛网有良好的机械性能和空间维持能力[6]，但是其在一定程度上阻碍了植骨材料与牙龈的血供交换。CGF中富含VEGF与纤维蛋白，能够有效促进植骨材料早期血管化，为新生骨组织提供氧气和营养物质，从而提高了移植材料成活率。②虽然有研究表明个性化钛网暴露率低于传统钛网，但钛网暴露仍然是应用个性化钛网最常见的并发症，因此应预防或尽量减少钛网暴露[7]。将CGF放置于切口以及软组织较薄处，不仅能有效缓冲外部压力对钛网表面软组织血供的影响，而且CGF中丰富的TGF、PDGF、EGF等活性成分可有效促进软组织愈合，最终降低钛网的暴露率。③本病例中骨缺损范围较大，采用低替代率骨粉成骨效果难以预测，术中与CGF联用，CGF中含有的成骨相关生长因子与BMP-2蛋白可促进干细胞的成骨分化与骨基质的钙化，为植骨材料的存活与新骨的形成提供保障[2]。

综上所述，CGF的应用能加速软组织愈合，提高成骨效果的可预测性，更重要的是可以减少钛网暴露。另外，CGF的应用虽然能够减少钛网暴露，但术前软组织评估、切口的设计与减张、抗生素的使用，以及术后详细的医嘱同样重要[8]。

参考文献

[1] Chiapasco M, Casentini P. Horizontal bone-augmentation procedures in implant dentistry: prosthetically guided regeneration[J]. Periodontol, 2018, 77(1):213-240.

[2] Bi Z, Shi X, Liao S, et al. Strategies of immobilizing BMP-2 with 3D-printed scaffolds to improve osteogenesis[J]. Regen Med, 2023, 18(5):425-441.

[3] 雷晨, 吴奇蓉, 汤春波. 浓缩生长因子在种植与牙周领域应用的研究及进展[J]. 中国口腔种植学杂志, 2021, 26(02):135-140.

[4] Qiao J, An N, Ouyang X. Quantification of growth factors in different platelet concentrates[J]. Platelets, 2017, 28(8):774-778.

[5] 王娜, 曲哲, 周宏志, 等. CGF在上颌窦外提升术中的临床应用效果评价[J]. 口腔医学研究, 2018, 34(02):186-189.

[6] Sumida T, Otawa N, Kamata YU, et al. Custom-made titanium devices as membranes for bone augmentation in implant treatment: Clinical application and the comparison with conventional titanium mesh[J]. J Cranio-Maxillofac Surg, 2015, 43(10):2183-2188.

[7] Torres J, Tamimi F, Alkhraisat MH, et al. Platelet-rich plasma may prevent titanium-mesh exposure in alveolar ridge augmentation with anorganic bovine bone[J]. J Clin Periodontol, 2010, 37(10):943-951.

[8] 宿玉成, 刘倩, 任斌. 钛网支撑的引导骨再生的专家共识[J]. 中国口腔种植学杂志, 2024, 29(02):95-100.

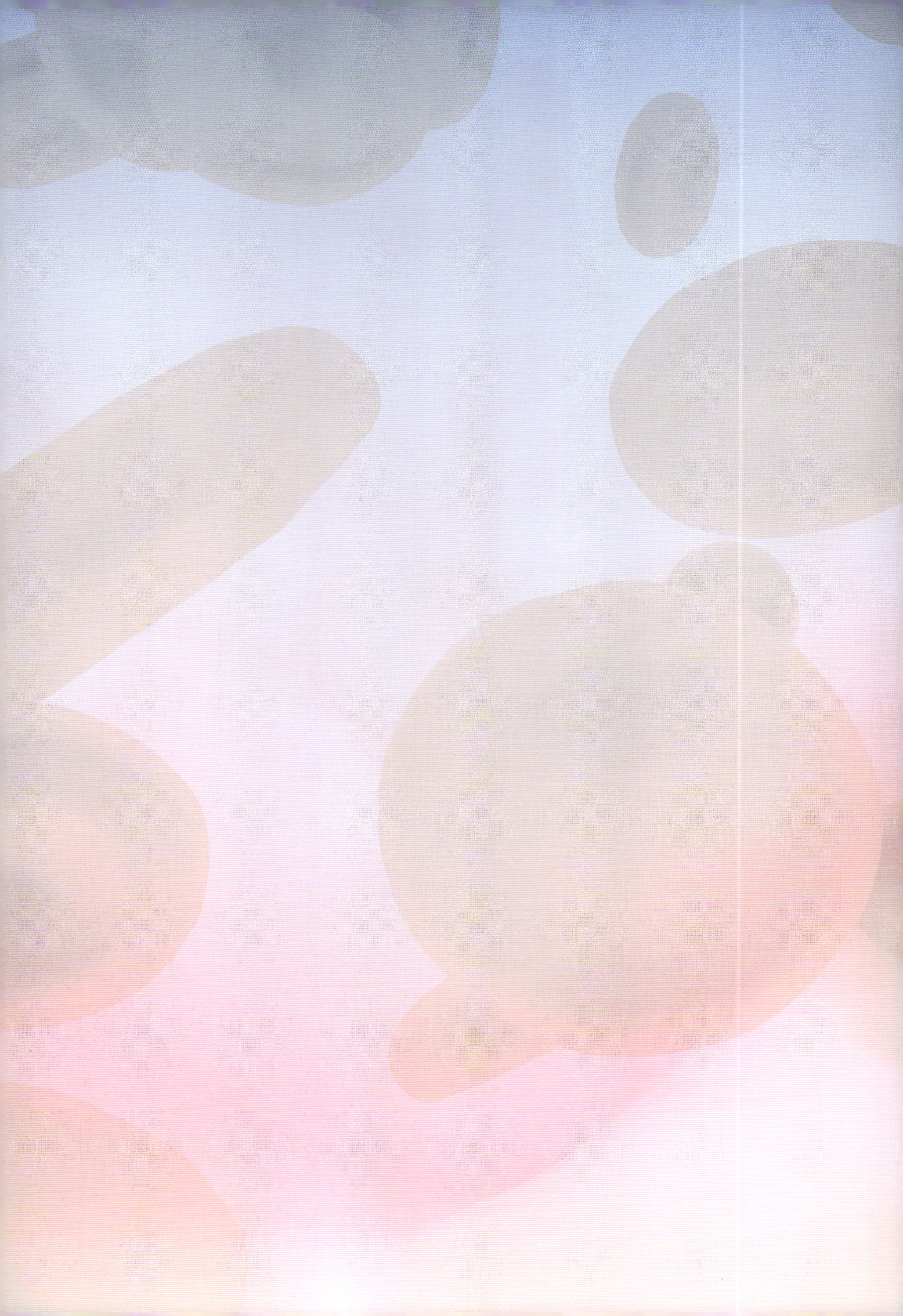

PLATELET CONCENTRATES AND THE REGENERATION OF DENTAL PULP AND APICAL PERIODONTAL TISSUES

第7章

血小板浓缩物与牙髓、根尖周组织再生

第1节

血小板浓缩物在牙髓再生中的应用

一、引言

牙髓是一种被高度矿化的牙本质硬组织所包裹的疏松结缔组织，是牙齿中唯一的软组织，由成纤维细胞、成牙本质细胞、免疫细胞、神经、血管、细胞外基质、组织液和其他细胞成分组成，在维持牙稳态方面发挥着关键作用，包括参与牙的发育形成、提供营养支持以及感觉功能等[1]。牙髓和根尖周病变通常由龋齿、创伤或牙齿发育异常所引起，是口腔临床中的常见疾病。根管治疗（root canal treatment，RCT）是治疗牙根发育完成的成熟恒牙牙髓疾病的标准治疗技术，长期的研究和临床应用已证实其具有卓越的临床效果[2-3]。而根尖诱导成形术则是治疗牙髓坏死的年轻恒牙的传统治疗方式。牙髓治疗的目的在于消除牙髓和根尖周的炎症或感染并保存牙齿。然而，上述这些治疗技术会去除牙髓和部分牙本质组织，从而削弱牙本质的强度、免疫反应和本体感觉功能，导致根管再感染和牙齿折断的风险增加。因此，如何重建有活力的牙髓并恢复牙齿的生物学功能成为当代牙髓病学的重要目标。

再生性牙髓学的治疗策略主要包括干细胞移植技术、细胞归巢技术和再生性牙髓治疗（regenerative endodontic procedures，REPs）[4]。虽然干细胞移植已在临床上成功实现了牙髓组织的再生，但仅有再生性牙髓治疗（REPs）在临床实践中得到了广泛应用。REPs是一种结合组织工程概念的生物学方法，用于治疗被诊断为牙髓坏死的年轻恒牙，旨在替代包括牙本质和牙髓-牙本质复合体在内的受损结构，不仅能实现根尖病变的愈合、症状和体征的消除，还能促进牙根的持续发育和加强牙本质，以预防牙根折裂。其最终目标是再生具有功能的牙髓-牙本质复合体，并恢复免疫能力和正常的伤害性感受（即痛感）。

再生性牙髓治疗的概念最早由Nygaard-Ostby[5]于20世纪60年代提出。2001年，Iwaya等学者[6]通过牙髓再血管化治疗成功诱导了一颗患有根尖周炎的年轻恒牙的牙根继续发育，并恢复了牙髓对电活力测试的阳性反应。2004年，Banchs和Trope[7]报道了一例使用改良牙髓再血管化治疗方案的年轻恒牙根尖周炎病例。在治疗过程中，根管消毒后，他们在根管内诱导形成血凝块，以作为新组织生长的基质，并进行严密的冠部封闭，以防止细菌侵入牙髓腔。在后续的定期随访中，该患牙无症状，牙根继续发育，且牙齿对冷感觉测试呈阳性反应。这些病例报告为再生性牙髓学的临床应用提供了有力证据。

二、血小板浓缩物在再生性牙髓治疗中应用的生物学基础

在过去的几十年里，组织工程的进步改变了人们对医疗治疗的认知，并推动了再生医学的蓬勃发展。牙髓组织工程的研究为REPs的发展和推广提供了坚实的生物学基础，其中主要涉及3个关键要素：干细胞、生长因子和支架。其中，支架是组织工程中引导干细胞定位、调节细胞增殖、分化和代谢的关键因素。理想支架的标准包括良好的化学和物理稳定性、生物相容性、黏附性、可控降解性和机械强度。此外，作为人工载体，支架应含有促进细胞增殖和分化的生长因子。血凝块、自体血小板浓缩物和合成生物材料均可作为REPs的支架。血凝块和自体血小板浓缩物是REPs中最常用的支架。

在大多数REPs病例中，诱导血凝块作为支架是一种相对直接和简单的方法。它能使细胞表面的整合素黏附到纤维成分上，并选择性地吸附细胞，提供生长因子以促进组织再生。然而，有时血凝块不易获取，且缺乏一些理想支架的特性，如易于递送、良好的机械性能、可控的生物降解性以及结合生长因子的能力。此外，血凝块含有许多造血细胞，这些细胞在死亡时会将有毒的细胞内酶释放到微环境中，损害干细胞的存活。

另一种创建支架的方法是使用自体血小板浓缩物，包括PRP、PRF和CGF[8]。这些自体支架在体外操作需求最少，易于制备。它们由三维纤维蛋白基质和丰富的生物活性分子组成，并且能够随着时间的推移而降解。很多REPs病例使用这些自体支架取得了成功。研究表明，PRP或PRF在促进REPs中牙根的持续发育方面可能优于血凝块诱导[9]。CGF不含牛凝血酶和抗凝剂，克服了PRP和PRF在制备方面的缺点以及成本高昂的问题，并且由于其释放的生长因子可促进细胞增殖和分化，作为支持再生细胞组织和血管化的三维网络的一部分，被认为是一种理想的生物材料。CGF作为最新一代浓缩血小板制剂，在成分和疗效方面均优于以往制剂。尤其是在炎症微环境中，CGF可调节牙源性干细胞的生物学行为，是一种具有治疗效果的生物活性材料，在有限的病例中已成功用于REPs。但是需要注意的是，目前仍然缺乏确凿证据证明在REPs中使用血小板浓缩物可以改善牙髓-牙本质复合体的再生。

在临床应用中，它们也存在一些缺点[8]，例如需要使用特殊设备收集静脉血，且在制备过程中难以控制生长因子的类型和浓度。此外，它们缺乏时间降解控制和足够的机械强度来支持冠部修复，并且制备血小板浓缩物的成本仍然较高，这些不足都限制了它们的应用。

总体而言，血凝块更常被建议作为牙髓坏死年轻恒牙REPs的支架，但在出血诱导不成功的情况下，自体血小板浓缩物可作为一种理想的替代选择。

三、使用血小板浓缩物的再生性牙髓治疗的适用范围

（一）使用血小板浓缩物的REPs适用范围与标准REPs相同，主要适用于符合以下标准的病例

- 无论是否存在根尖周病变，牙根未完全形成的牙髓坏死的年轻恒牙。
- 最终修复不需要桩核修复。
- 患者/家长依从性好。
- 患者对治疗中使用的药物或抗生素无过敏反应。

（二）下列情况不适宜采用REPs治疗

- 脱位后即刻再植的牙齿。
- 牙冠不能安放橡皮障进行严密隔离的牙齿。
- 牙冠组织大量缺损需要桩核修复的牙齿。
- 有牙髓-牙周联合病变的牙齿。

（三）临床医生进行病例选择时需要考虑以下因素

1. 全身健康状况

在制订治疗计划时，应首先考虑患者的全身健康状况。推荐使用美国麻醉医师协会（American Society of Anesthesiologists，ASA）健康评估分类系统对患者的全身健康状况进行评估。ASA 1级和ASA 2级的患者可考虑进行REPs治疗。

（1）ASA 1级：健康（无急慢性疾病），年龄对应的体重指数（BMI）的百分位数正常。

（2）ASA 2级：无症状的先天性心脏病，控制良好的心律失常，未发作的哮喘，控制良好的癫痫、非胰岛素依赖型糖尿病，年龄对应的体重指数仅百分位数异常，轻度/中度阻塞性睡眠呼吸暂停，处于缓解期的肿瘤状态，轻度受限的自闭症。

控制不佳的免疫疾病患者，如糖尿病控制不佳或长期使用激素药物的患者，其根管感染难以控制，不建议进行REPs治疗[8]。高血压控制不佳、近期（＜3个月）有心肌梗死、脑血管意外或冠状动脉疾病发病的患者，也不建议进行REPs治疗。

（3）在以下情况下应慎重选择进行REPs

1）有心理健康问题、牙科恐惧症或过度焦虑的患者。

2）不能配合多次就诊和更长时间随访的患者。

2. 年龄

年龄是报告病例中考虑REPs的另一个重要的全身因素。研究表明，REPs可在9～18岁的任何年龄实施，但9～13岁的患者比14～18岁的患者更适合进行REPs[10-11]。这可能是因为年轻患者具有更强的愈合能力或干细胞再生潜力。研究表明，MSCs的增殖和分化潜力随着年龄的增长而降低[12-13]。另一个与年龄相关的重要因素是牙根发育的阶段。根尖乳头有丰富的MSCs来源，开放粗大的根尖孔允许组织向内生长到根管空间内。

3. 牙根形态

研究结果提示，病例选择中还应考虑牙根形态[14]。根据临床和放射学结果，即使是根尖孔直径小于1mm的牙齿，在REPs后也可以实现根尖周病损愈合和牙根继续发育，而根尖孔直径在0.5～1.0mm的牙齿临床成功率最高，为95.65%[15]。

根据学者Cvek[16]的分类，牙根发育可以分为5期。在牙髓坏死的情况下，对于处于第1期（牙根形成少于1/2，根尖开放）、第2期（牙根形成1/2，根尖开放）和第3期（牙根形成2/3，根尖开放）的年轻恒牙，推荐优先选择REPs治疗。对于牙根发育达到第4期（牙根发育接近完成，根尖开放）的牙齿，根尖诱导成形术和REPs均可作为治疗选择，前提是牙根有足够的厚度和强度。而对于处于第5期（牙根发育完成，根尖闭合）的患牙，建议进行根管治疗。

四、临床流程

（一）术前准备[8]

1. 患者和家长知情同意

为了相互理解、支持和合作，医生应向患者、家长或法定监护人告知有关牙齿病情的详细信息，以及REPs和其他治疗替代方案。知情告知主要包括以下内容：

- 患牙现在的病情及其对治疗效果的影响。
- 治疗时间、就诊频率和随访周期。
- 治疗中可能用到的材料和器械，如麻醉剂、抗生素等。
- 治疗的效果包括持续疼痛、根尖周病变未能愈合或加重，以及牙根发育停滞的可能性。
- 必要时可行的替代治疗方案，如根尖诱导成形术、根尖屏障术，甚至拔牙。
- 可能的并发症，如疼痛、根管钙化、牙齿变色，以及不同并发症的治疗对策。
- 治疗的费用、自付比例等。

上述信息经医患双方讨论，并且患方完全理解后，应在开始治疗前签署知情同意书。

2．诊室、设备、器械及试剂准备

推荐在独立诊室中进行REPs，以保证环境整洁、空气干净。术前应对治疗室进行严格消毒杀菌。建议应在诊室配备专用的无菌操作台，以便临时配制相关试剂。

术前应消毒手术椅和操作台，根据诊疗条件和治疗需要，应提前预备下列器械（图7–1–1）和试剂：高速手机、钻针、根管扩锉针、冲洗空针、根管超声治疗仪、无菌纸尖、无菌棉球、MTA、玻璃离子水门汀、1.5%～3%次氯酸钠、生理盐水、17%乙二胺四乙酸（ethylenediaminetetraacetic acid，EDTA）、氢氧化钙糊剂、环丙沙星、甲硝唑、米诺环素或克林霉素、阿莫西林、头孢克洛。

（二）治疗步骤

本书所述治疗步骤参考美国牙髓病学会（AAE）2021版中所述的步骤[17]。为了保证信息和知识的及时更新，建议读者定期登录浏览AAE官方网站获取最新版本的指南推荐。以下是治疗中的一些关键步骤：

- 对根管壁的器械预备应尽可能少。
- 使用根管冲洗剂进行根管消毒。
- 使用诊间药物进行根管消毒。
- 将自体血小板浓缩物注入根管内。
- 用生物陶瓷材料覆盖并封闭血小板浓缩物。
- 有效严密的冠部封闭。

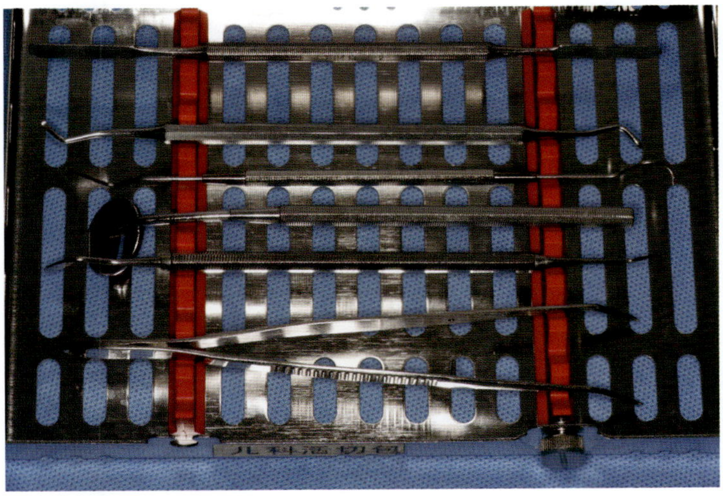

图7–1–1 血管再生术中所用无菌器械包

1. 初诊

（1）对患牙进行局麻，使用橡皮障技术对患牙进行严密隔离，开髓建立髓腔入路（图7–1–2）。

（2）用20mL次氯酸钠（NaOCl）对根管进行充分、温和的冲洗。建议使用较低浓度的NaOCl（1.5%～3%次氯酸钠，20mL/根管，5分钟），然后用不少于NaOCl剂量的生理盐水或17%EDTA（20mL/根管，5分钟）进行冲洗。冲洗针头勿超出距离牙根末端约1mm处，以尽量减少对根尖组织中干细胞的细胞毒性。推荐使用末端封闭侧方开口的根管冲洗器或负压根管冲洗系统（图7–1–3）。

（3）用纸尖吸干根管。放置氢氧化钙或低浓度的三联抗生素糊剂。如果使用三联抗生素糊剂：①考虑用牙本质粘接剂密封髓腔，以尽量减少染色风险；②将环丙沙星、甲硝唑、米诺环素以1：1：1的比例混合至最终浓度为1～5mg/mL。三联抗生素糊剂可导致牙齿变色。使用不含米诺环素的双联抗生素糊剂或使用其他抗生素（如克林霉素、阿莫西林、头孢克洛）替代米诺环素作为根管消毒剂的另一种选择。目前不推荐使用更高浓度的抗生素糊剂。

（4）通过注射器将消毒糊剂输送到根管系统中。

（5）如果使用三联抗生素糊剂，确保其应低于釉牙骨质界，以最大限度减少牙冠染色。用3～4mm的临时修复材料对冠部进行严密封闭。嘱患者1～4周后复诊（图7–1–4）。

2. 复诊（初诊后1～4周）

（1）评估患牙对治疗的反应。如果有持续感染的迹象/症状，考虑使用抗菌药物或其他抗菌药物对根管系统再次进行治疗，直到这些症状消失。

（2）用不含血管收缩剂的麻醉剂进行局麻，使用橡皮障技术对患牙进行严密隔离。

（3）用20mL 17% EDTA进行充分、温和的冲洗。

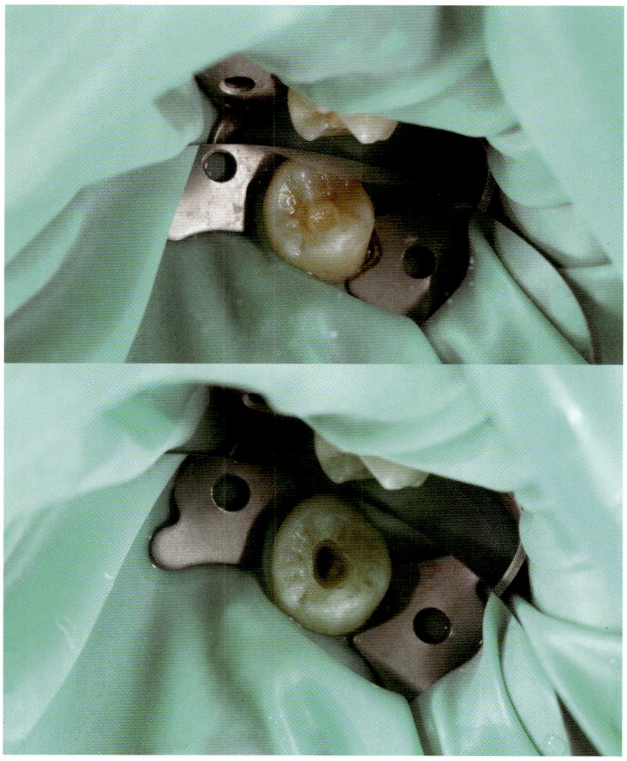

图7–1–2　使用橡皮障隔离患牙；开髓，建立髓腔入路

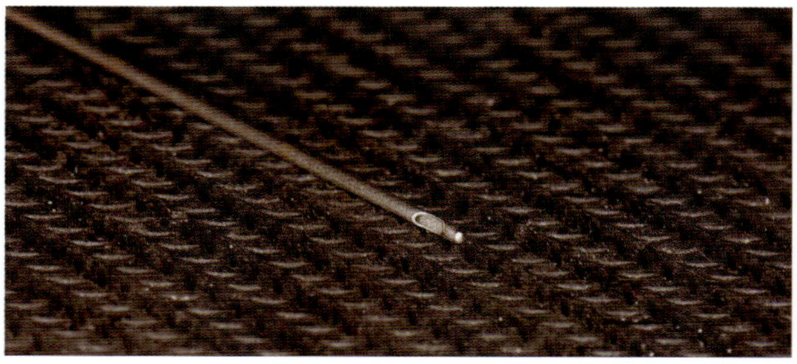

图7–1–3　根管冲洗时所用的末端封闭侧方开口的冲洗器

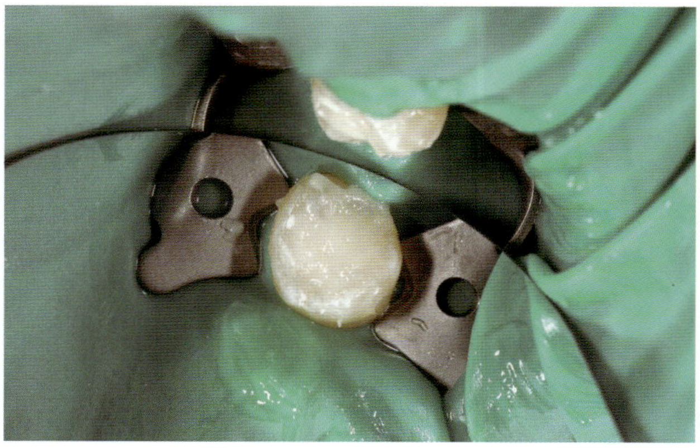

图7–1–4　使用临时修复材料对冠部进行严密封闭

（4）用纸尖吸干。

（5）将体外制备好的自体血小板浓缩物注入根管腔中（图7-1-5）。

（6）放置血小板浓缩物时，需在上方预留出至少3～4mm放置充填材料的空间。必要时，在浓缩物上方放置可吸收基质，支撑冠方充填材料，便于冠方充填材料的放置和严密封闭。在釉牙骨质界下方约2mm处，在可吸收基质上方放置白色MTA或生物陶瓷材料iRoot BP屏障材料。在屏障材料上轻柔地逐层放置3～4mm的充填材料，严密封闭冠部。调𬌗，打磨抛光。

3. 术后随访（6个月、12个月、24个月，此后5年内每年1次）

（1）临床和影像学检查

1）疼痛、软组织肿胀或窦道等症状和体征消失（通常在第1次和第2次就诊之间可以观察到）。

2）根尖周透射影区消退（通常在治疗后6～12个月可以观察到）。

3）牙根壁厚度增加（通常在牙根长度明显增加之前，可以观察到牙根壁厚度的增加。通常在治疗后12～24个月发生）。

4）牙根长度增加。

5）牙髓活力测试阳性反应。

6）建议在治疗结束2年后的5年内，每年随访1次。

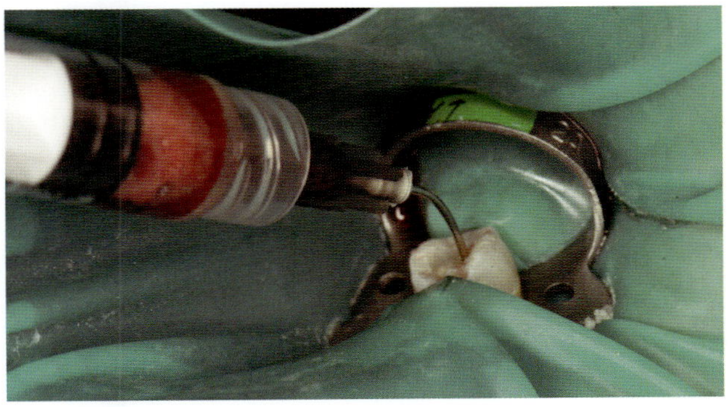

图7-1-5　血小板浓缩物注入根管腔中

7）建议在初诊评估和随访时使用CBCT进行检查。

（2）REPs成功的程度在很大程度上取决于达到初级、次级和三级目标的程度

1）初级目标：观察到症状消除和骨组织愈合的证据，影像学检查可见根尖周透射影面积减少或消失。

2）次级目标：牙根壁厚度增加和/或牙根长度增加（这是理想结果，但可能不是必需的）。

3）三级目标：对牙髓活力测试有阳性反应（如果实现这个目标，可能表明根管内有活髓组织形成）。

五、并发症及处理

与REPs相关的常见并发症有疼痛反应、牙齿变色和根管内钙化[8]。

（一）疼痛反应

治疗中或治疗后可能出现疼痛。治疗时疼痛多因操作或药剂对根尖周组织的机械与化学刺激，如根管预备和冲洗时工作长度控制不当。预防需在开始时确定并全程保持工作长度，冲洗时轻柔操作，冲洗针尖端距根尖周组织至少1mm。可使用3%甲哌卡因等渗透性好的药物局麻改善疼痛。根管残留感染或再感染可致诊间疼痛，治疗全程要用橡皮障隔离患牙，用次氯酸钠和EDTA充分冲洗并放置抗菌消毒药物，严密封闭冠方髓腔入路。若发生诊间急症或术后疼痛，检查后妥善处理，严重时及时引流与再次消毒，疼痛持续或加重可依情况考虑根尖诱导成形术或拔牙等替代治疗。使用CGF可在一定程度上减轻炎症反应，促进根尖周组织的愈合，从

而缓解疼痛，其含有的多种生长因子能刺激细胞增殖与分化，加速受损组织修复。

（二）牙齿变色

牙冠变色常见，影响患者满意度与生活质量。变色可源于消毒剂糊剂（如三联抗生素糊剂含米诺环素致变色）或屏障材料（含铁、铝、镁氧化物，尤其是氧化铋）。AAE建议用低浓度三联抗生素糊剂并置于釉牙骨质界以下，放糊剂前用牙本质粘接剂密封髓腔侧壁，或用克林霉素等替代米诺环素；盖髓材料可尝试去除氧化铋或用氧化锆替代[17]。REPs后变色的牙齿，内漂白损伤小，若不成功可采用瓷修复体等更积极但损伤大的手段。CGF对牙齿变色无直接改善作用，但因其促进组织修复，可间接维持牙齿健康状态，减少因其他后续治疗可能引发的牙齿进一步变色风险。

（三）根管内钙化

根管内钙化分为钙化屏障（沿牙根中部沉淀，X线片有剩余根管影像）和根管闭塞（根管腔完全闭塞）。其确切生理病理机制不明，虽不一定是疾病状态，但感染时过度钙化会使牙髓治疗复杂、增加根管定位难度。REPs后，根管内钙化无症状通常无需治疗，症状明显且无缓解时，可选择根管治疗、显微根尖手术、意向性牙齿再植术，最坏的情况考虑拔牙并进行修复治疗。目前尚无明确证据显示CGF会增加根管内钙化的发生。一些研究发现，CGF可以改善根管内的微环境，促进血管和神经再生[18]。在牙髓坏死的情况下，根管内的微环境是不利于组织修复的，容易出现矿化异常等情况。而CGF的应用可以通过刺激血管内皮细胞的增殖来促进血管再生，为组织提供营养，减少因局部缺血、缺氧等不良环境导致的钙化。

六、治疗失败的原因

据文献报道，REPs的治疗成功率高达83.3%～100%[19-21]。治疗失败的主要原因是治疗后感染控制不足和牙根吸收。

如前文中的适应证所述，接受REPs的牙齿通常是年轻恒牙，具有根管壁薄和根尖孔开放的特点。因此，在进行REPs的根管清洁时，化学消毒，而不是机械预备，始终是重点，以避免从根管壁过度去除牙本质，最大限度地减少牙根抗力降低和牙根断裂的风险。然而，减少机械预备可能会使细菌生物膜残留在牙本质小管中，导致根管系统持续感染。CGF含有多种生长因子和免疫调节因子，这些成分在一定程度上有助于控制感染。例如，PDGF和TGF-β可以刺激免疫细胞的活性，促进炎症细胞的趋化，从而增强机体对根管内残留细菌的清除能力。有临床研究观察到，在牙髓再生治疗过程中，相比于未使用CGF的组，使用CGF的组根管内的炎症反应得到了更好的控制[22]。这可能是因为CGF能够促进根尖周组织的愈合，减少细菌滋生的空间和营养来源，从而有效地控制感染。

牙根吸收是REPs失败的另一个主要原因[8,23]。这种情况通常易出现在外伤病例中。牙周组织的严重创伤会诱导炎症性牙根吸收，并可能对Hertwig上皮根鞘以及根尖乳头造成损害，从而影响再生性牙髓治疗的疗效。CGF能够刺激DPSCs和PDLSCs的增殖与分化，促进牙骨质和牙周膜组织的再生。从机制上来说，CGF中的生长因子可以调节成骨细胞和破骨细胞的平衡。它能够促进成骨细胞的活性，增加牙骨质的沉积，同时抑制破骨细胞的过度活化，减少牙根硬组织的吸收。

七、总结

血小板浓缩物在再生性牙髓治疗（REPs）中具有重要作用，主要包括以下方面：

（一）作为支架

在REPs中，诱导根管内出血的目的是形成血凝块作为支架，以促进组织再生。然而，当根管内出血量不足、血凝块诱导不成功时，血小板浓缩物可以作为一种理想的临床替代物。这些自体支架含有三维纤维蛋白基质和丰富的生物活性分子，可为细胞提供附着和生长的基质。

（二）促进组织再生

虽然目前仍然缺乏确凿证据证明血小板浓缩物可以改善牙髓-牙本质复合体的再生，但是它们在促进REPs中牙根的持续发育方面可能优于血凝块诱导。此外，CGF在促进根尖周病变愈合方面可能具有一定优势。

总体而言，诱导根尖出血及根管内血凝块形成更常被推荐作为牙髓坏死的年轻恒牙REPs的支架，但在出血诱导不成功的情况下，血小板浓缩物可作为优先考虑的替代选择。

病例7-1

左下后牙畸形中央尖折断致慢性根尖周炎1例。

» 患者基本信息

性别：女。

年龄：12岁。

主诉：左下后牙牙龈“鼓包”1周。

现病史：患者约3周前出现左下后牙偶发性自发疼痛，1周前开始出现左下后牙牙龈“鼓包”，疼痛缓解。未曾于外院治疗，未服用抗生素，否认患牙外伤史。

既往史：无特殊。

家族史：无特殊。

全身情况：无特殊。

» 检查情况

口内检查：35°中央尖折断，未探及明显露髓孔，叩痛（+），不松动，唇侧根尖区牙龈红肿，可见牙龈窦道（图7-1-6a）。

影像学检查：X线片示根尖区低密度影像，根尖孔呈喇叭口状，发育未完成（图7-1-6b）。

» 诊断

35慢性根尖周炎。

» 治疗计划

35牙髓血管再生术。治疗中每2周复诊1次。治疗结束后3个月、6个月、12个月复诊随访，此后5年内每年随访1次。

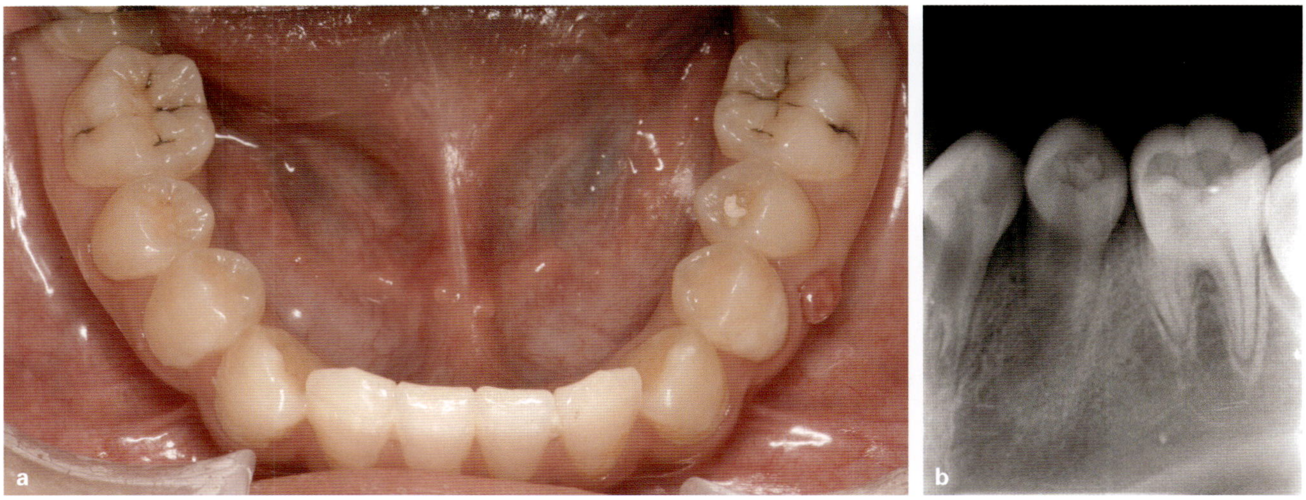

图7-1-6 **术前检查**

a. 术前照片；b. 术前X线片

» 治疗过程

初诊：35局麻下，橡皮障隔湿，开髓，建立髓腔入路，拔髓，牙髓呈腐败坏死状。3%次氯酸钠20mL冲洗5分钟，超声荡洗根管，无菌生理盐水20mL冲洗5分钟。纸尖擦干根管，放置氢氧化钙糊剂，玻璃离子水门汀封闭窝洞（图7-1-7）。

初诊后2周，第1次复诊：35橡皮障隔湿下，去除暂封材料，3%次氯酸钠20mL冲洗5分钟，超声荡洗根管，无菌生理盐水20mL冲洗5分钟。纸尖擦干根管，放置氢氧化钙糊剂，玻璃离子水门汀封闭窝洞。

初诊后4周，第2次复诊：采集静脉血，制备CGF备用（图7-1-8）。

35在不含肾上腺素的2%利多卡因局麻下，使用橡皮障隔湿，在根管显微镜下，去除暂封材料，超声荡洗根管，无菌生理盐水20mL冲洗5分钟。确保根管内药物清除干净，无菌纸尖擦干根管。将制备好的CGF注入根管内（图7-1-9）。

在上方覆盖生物活性材料，冠方使用严密封闭。术后定期随访（图7-1-10）。

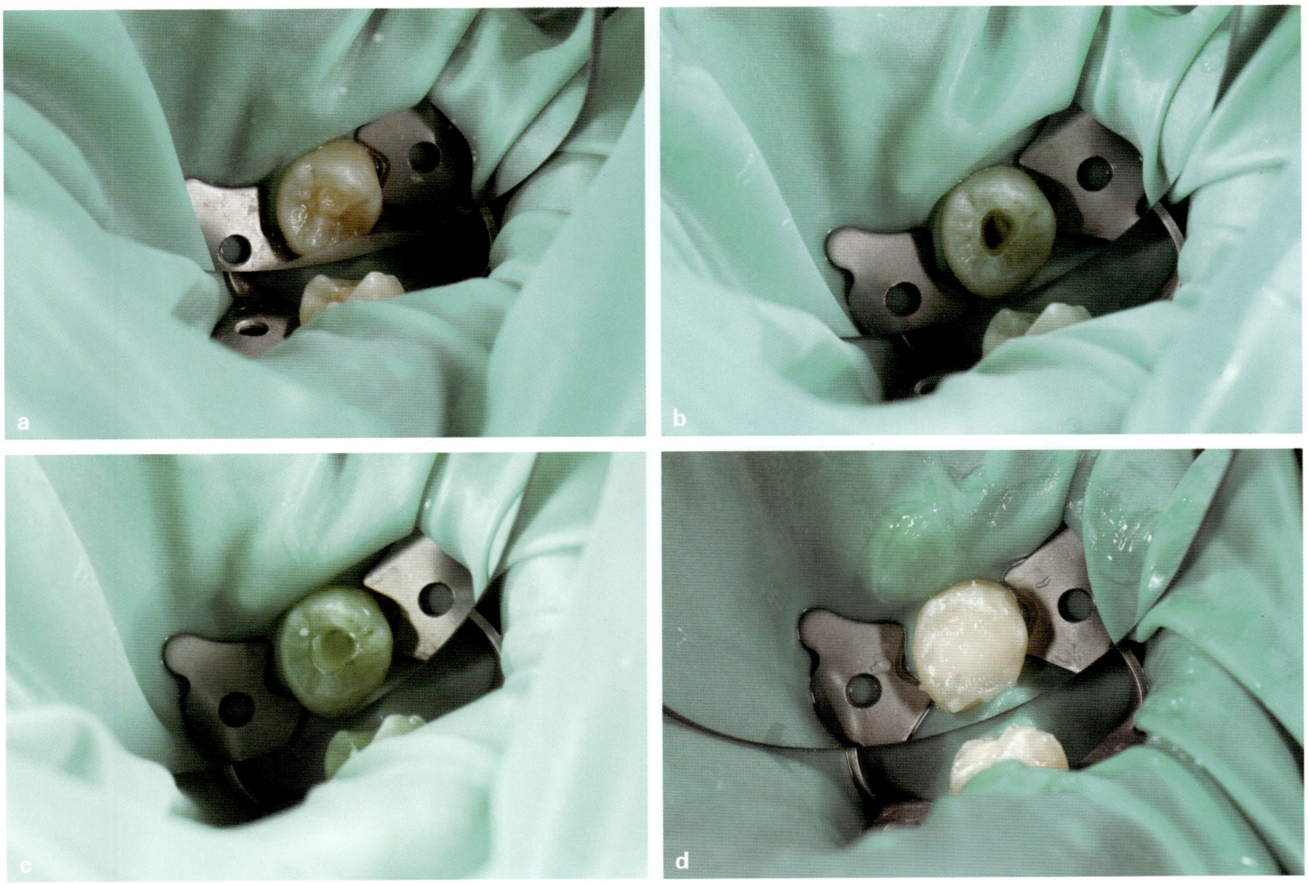

图7-1-7　初诊

a. 橡皮障隔湿；b ~ d. 开髓，建立髓腔入路，拔髓，冲洗根管并用纸尖擦干，放置氢氧化钙糊剂，玻璃离子水门汀封闭窝洞

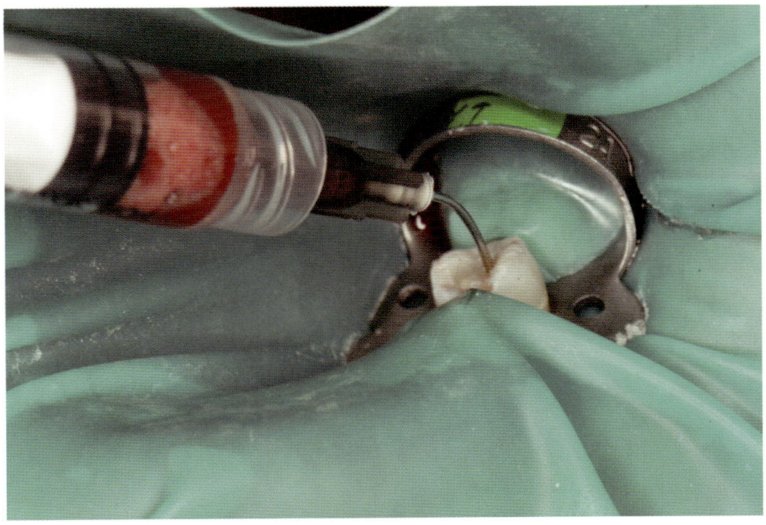

图7-1-9　将制备好的CGF注入根管内

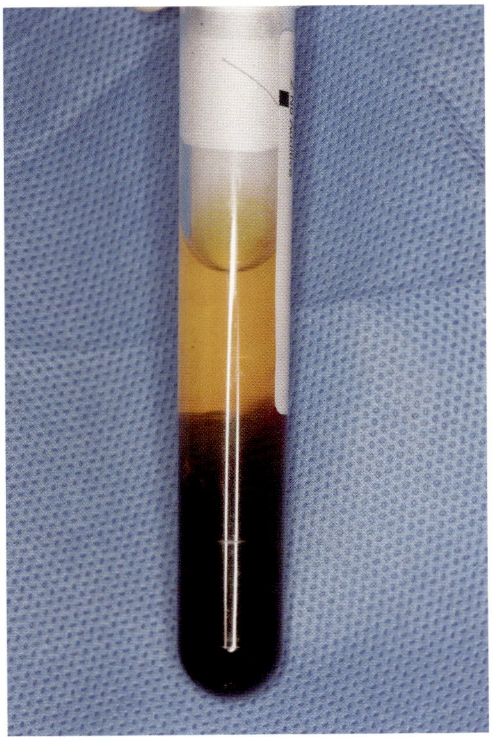

图7-1-8　制备CGF

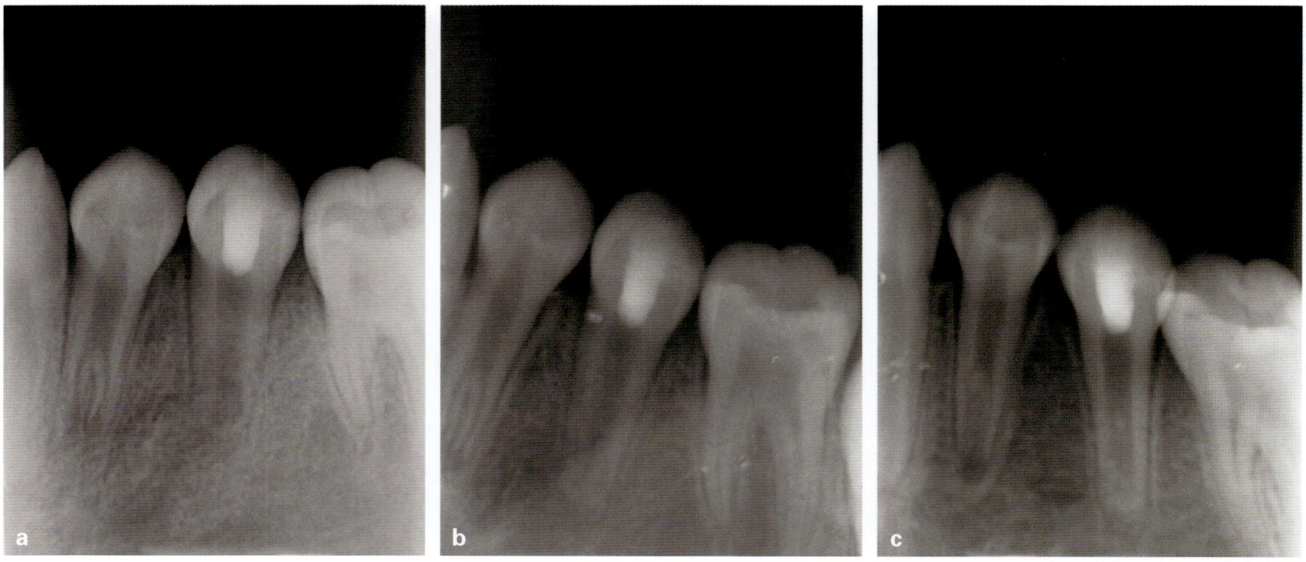

图7-1-10 **术后定期随访X线片**

a. 术后3个月；b. 术后6个月；c. 术后11个月

总结

本病例是一例儿童口腔科常见的因畸形中央尖折断导致的牙根发育中期的年轻恒牙根尖周病变。通过CGF和牙髓血管再生术的结合，在控制炎症后，有效促进了年轻恒牙牙根的发育，在根管壁厚度和牙根长度方面均取得了很好的效果。

参考文献

[1] 毛学理, 施松涛. 口腔颅颌面系统组织再生的发展与研究现状[J]. 中华口腔医学杂志, 2024, 59(5):407–417.

[2] Al Ansary MA, Day PF, Duggal MS, et al. Interventions for treating traumatized necrotic immature permanent anterior teeth: Inducing a calcic barrier & root strengthening[J]. Dent Traumatol, 2009, 25(4):367–379.

[3] Witherspoon DE, Small JC, Regan JD, et al. Retrospective analysis of open apex teeth obturated with mineral trioxide aggregate[J]. J Endod, 2008, 34(10):1171–1176.

[4] 黄定明, 杨懋彬, 周学东. 牙髓再生治疗的临床操作管理及疗效评价[J]. 中华口腔医学杂志, 2019, 54(9):584–590.

[5] Nygaard–Ostby, B. Mortal or vital treatment of the inflamed pulp?[J]. SSO Schweiz Monatsschr Zahnheilkd, 1966, 76(6):545–551.

[6] Iwaya SI, Ikawa M, Kubota M. Revascularization of an immature permanent tooth with apical periodontitis and sinus tract[J]. Dent Traumatol, 2001, 17(4):185–187.

[7] Banchs F, Trope M. Revascularization of immature permanent teeth with apical periodontitis: new treatment protocol?[J]. J Endod, 2004, 30(4):196–200.

[8] Wei X, Yang M, Yue L, et al. Expert consensus on regenerative endodontic procedures[J]. Int J Oral Sci, 2022, 14(1):55.

[9] Lolato A, Bucchi C, Taschieri S, et al. Platelet concentrates for revitalization of immature necrotic teeth: a systematic review of the clinical studies[J]. Platelets, 2016, 27(5):383–392.

[10] 邹晓英, 岳林. 再生性牙髓治疗的生物学基础及临床探索[J]. 中华口腔医学杂志, 2022, 57(1):3–9.

[11] Estefan BS, El Batouty KM, Nagy MM, et al. Influence of age and apical diameter on the success of endodontic regeneration procedures[J]. J Endod, 2016, 42(11):1620–1625.

[12] Nakashima M, Iohara K. Mobilized dental pulp stem cells for pulp regeneration: Initiation of clinical trial[J]. J Endod, 2014, 40(4 Suppl):S26–S32.

[13] Kellner M, Steindorff MM, Strempel JF, et al. Differences of isolated dental stem cells dependent on donor age and consequences for autologous tooth replacement[J]. Arch Oral Biol, 2014, 59(6):559–567.

[14] Abada HM, Hashem AAR, Abu–Seida AM, et al. The effect of changing apical foramen diameter on regenerative potential of mature teeth with necrotic pulp and apical periodontitis[J]. Clin Oral Investig, 2022, 26(2):1843–1853.

[15] Fang Y, Wang X, Zhu J, et al. Influence of apical diameter on the outcome of regenerative endodontic treatment in teeth with pulp necrosis: A review[J]. J Endod, 2018, 44(3):414–431.

[16] Cvek M. Prognosis of luxated non–vital maxillary incisors treated with calcium hydroxide and filled with gutta–percha. A retrospective clinical study[J]. Endod Dent Traumatol, 1992, 8(2):45–55.

[17] American Association of Endodontics. AAE Clinical Considerations for a Regenerative Procedure[EB/OL]. https://f3f142zs0k2w1kg84k5p9i1o–wpengine.netdna–ssl.com/specialty/wp–content/uploads/sites/2/2021/08/ClinicalConsiderationsApprovedByREC062921.pdf, 2021.

[18] Hong S, Li L, Cai W, et al. The potential application of concentrated growth factor in regenerative endodontics[J]. Int Endod J, 2019, 52(5):646–655.

[19] Chan EK, Desmeules M, Cielecki M, et al. Longitudinal cohort study of regenerative endodontic treatment for immature necrotic permanent teeth[J]. J Endod, 2017, 43(3):395–400.

[20] Lin J, Zeng Q, Wei X, et al. Regenerative endodontics versus apexification in immature permanent teeth with apical periodontitis: A prospective randomized controlled study[J]. J Endod, 2017, 43(11):1821–1827.

[21] Nazzal H, Ainscough S, Kang J, et al. Revitalisation endodontic treatment of traumatised immature teeth: a prospective long–term clinical study[J]. Eur Arch Paediatr Dent, 2020, 21(5):587–596.

[22] Zhang Y, Sheng M. Clinical and radiographic evaluation of regenerative endodontic procedures (REPs) with or without concentrated growth factor (CGF) as scaffolds for non–vital immature mandibular premolars[J]. J Clin Pediatr Dent, 2024, 48(4):168–175.

[23] Wikstrom A, Brundin M, Lopes MF, et al. What is the best long–term treatment modality for immature permanent teeth with pulp necrosis and apical periodontitis?[J]. Eur Arch Paediatr Dent, 2021, 22(3):311–340.

第2节

血小板浓缩物在根尖手术中的应用

一、显微根尖手术

根尖手术属于牙髓外科范畴，是通过外科手术抵达患牙的病损区，对患牙进行治疗和修补的方法。其主要目的是针对常规牙髓治疗或再治疗后，依旧存在持续根尖周病变的患牙开展进一步治疗。传统根尖手术由于方法、器械和材料等方面存在局限性，成功率相对较低。近年来，随着口腔显微镜临床上的广泛普及、显微外科器械（如超声工作尖）的临床应用、各种新材料的不断涌现以及锥形束CT（cone beam computed tomography，CBCT）的普遍使用，根尖手术的可操作性得以增强，在清晰展示牙根表面结构、裂纹、峡部、多根尖孔、C形根管等复杂解剖区域的基础上，能够精确地进行根尖切除、倒预备和倒充填，从而大大提高了根尖手术的成功率（表7-2-1）。

表7-2-1　现代显微根尖手术和传统根尖手术比较

比较内容	现代显微根尖手术	传统根尖手术
手术器械	显微口镜等显微工具	普通外科器械
放大倍率	4～30倍	裸眼直视，无放大
去骨范围	3～4mm	8～10mm
牙根切除角度	0°～10°	45°～65°
牙根截面检查	能够仔细检查	不进行
峡部的检查	检查并处理	无法进行
倒预备方向	与根管方向一致	难以保持在根管内
倒预备工具	超声工作尖	车针
倒充填材料	MTA，iRoot BP等	银汞合金
缝合	5-0、6-0，单股尼龙线	4-0，丝线
拆线	术后2～3天	术后1周
成功率	85%～96.8%	40%～90%

（一）适应证的选择

随着根尖手术在方法、器械和材料等方面持续进步，手术适应证也在不断扩展，如今根尖手术适应证主要包括：

- 经完善根管（再）治疗而仍有症状和/或体征的情况。
- 由于解剖因素不能完成、完善根管（再）治疗的情况，包括根管钙化、根尖发育不全、根尖孔呈喇叭口状、特殊根管系统［C形根管、根管峡部、侧支（图7–2–1a）、畸形舌侧沟、牙中牙等］。
- 由于医源性因素不能完成根管（再）治疗的病例，包括粗大根管桩（图7–2–1b）、器械分离、根管外异物、根管台阶或偏移、侧穿、大量超填等。
- 牙外伤病例，包括出现根尖区炎症后的根尖区根折、根外吸收（图7–2–1c）等。
- 先前根管外科手术失败的病例（图7–2–1d）。

（二）手术步骤

显微根尖手术主要包含以下步骤：切开翻瓣、去骨开窗、根尖周刮治、根尖切除、止血染色探查、根管倒预备、根管倒充填、缝合。

1. 切开翻瓣

手术切口应根据患者的审美要求、自身条件、根尖周病损的位置及程度、牙龈生物学宽度等因素进行个性化设计。常规的切口包括龈沟内切口（图7–2–2a）、龈下切口（图7–2–2b）、保留龈乳头基部切口（papilla base incision，PBI）（图7–2–2c）、垂直切口。在后牙区多采取三角形瓣，即水平切口加近中邻牙近中侧垂直切口；前牙通常采用矩形瓣，即在患牙近中邻牙近中侧以及远中邻牙远中侧行垂直切口。翻瓣动作需轻柔，将骨膜及覆盖牙龈和牙槽黏膜剥离并翻起，在手术过程中要加强对牙龈组织瓣的保护，防止组织撕裂或者穿孔。

2. 去骨开窗

借助术前的CBCT影像资料，对根尖手术区域进行精确定位，然后在根尖区去骨开窗，勿偏冠方或根方（图7–2–3）。

因根管倒预备工作尖常规工作长度为3mm，因此当根尖区骨质完整时，开窗的直径通常为4mm；当存在骨质破坏时，在彻底去除肉芽组织后应对缺损处进行适当修整。有研究表明，骨窗冠方边缘与牙槽嵴顶距离小于3mm时，预后较差[1]。故而，当

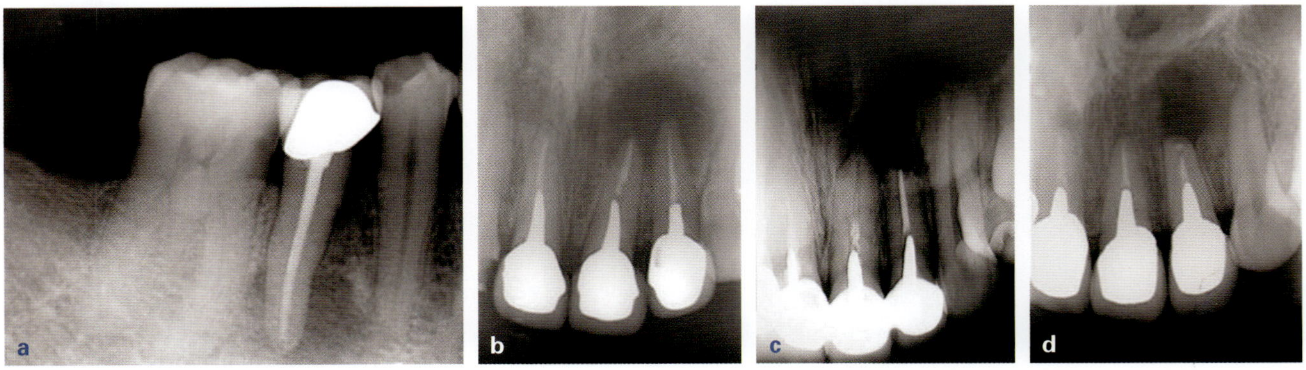

图7–2–1　**显微根尖手术的适应证**

a. 根管存在侧支；b. 根管内粗大根管桩；c. 牙根外吸收；d. 先前根尖手术治疗失败

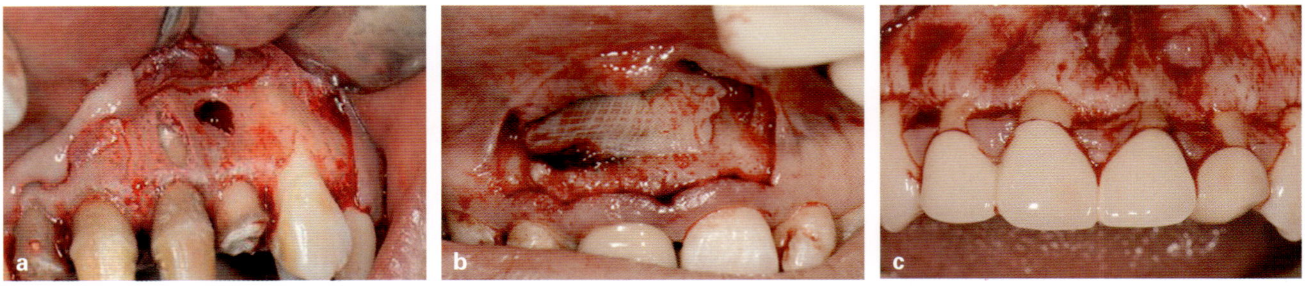

图7-2-2 切开翻瓣

a. 龈沟内切口；b. 龈下切口；c. 保留龈乳头基部切口

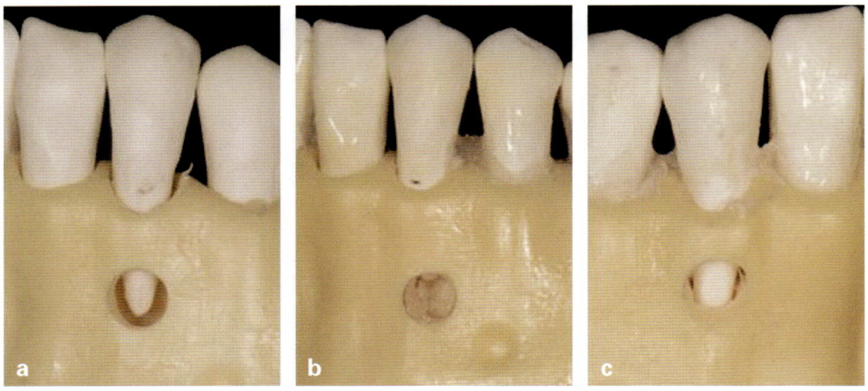

图7-2-3 去骨开窗

a. 合适的根尖区开窗；b. 根尖区开窗过于根方；c. 根尖区开窗过于冠方

患牙有牙周病或牙根较短时，或根尖定位不精确时，去骨开窗可适当向根方偏移，以最大限度保留冠方牙槽骨。

近年来，随着动静态导航系统应用到根尖手术中，使去骨开窗位置更为精确，手术更加微创，预后也更好。

3. 根尖周刮治

根尖周刮治的目的在于，在根尖区病变组织暴露后，使用刮治工具将根尖区所有的病变组织、异物等予以去除，包括根尖周唇颊侧、近远中侧和舌腭侧。倘若病变为根尖周囊肿，应尽可能完整地进行剥离，将囊肿彻底刮除干净。若根尖舌侧组织难以刮除，可在根尖切除后再进一步实施刮治。

当牙根面存在明显的感染时，比如联合牙周病变或根面骨板缺失，存在牙石、变色、牙骨质剥脱等情况，需要对根面进行处理，包括机械刮治和化学处理。机械刮治可以使用牙周刮治器或超声工作尖；化学处理则可以使用枸橼酸、EDTA、盐酸四环素等根面处理剂。

4. 根尖切除

根尖手术中，适当的根尖切除角度和长度、良好的洞形制备、严密的根尖倒充填是手术成功的关键要素，而根尖切除是良好根端处理的基础。研究表明，根尖切除1mm时，根尖分歧去除量为52%，侧支根管去除量为40%；根尖切除2mm时，根尖分歧去除量达78%，侧支根管去除量为86%；根尖切除3mm时，根尖分歧去除量达98%，侧支根管去除量为93%；根尖切除4mm时，根尖分歧去除量和侧支根管去除量与根尖切除3mm时近似[2]。因此，综合考量建议根尖切除量3mm为宜。

就牙根切除角度而言，运用传统倒预备方法需对根尖进行斜行切除，其目的在于获取处理牙根末端的操作空间。然而，如此操作会增加暴露的牙本质小管数量，且与根外组织接触的牙本质面积增大，进而使感染牙本质小管内细菌及其毒素侵入根尖周组织的概率增大，最终降低根尖封闭的有效性，对根尖病变的愈合极为不利。不过，随着超声工作尖得到广泛应用，手术入路及操作空间受限的问题迎刃而解。绝大多数患牙根尖切除的角度基本可与牙体长轴垂直，如此一来，可有效地减少乃至避免远期根尖微渗漏的发生。

5. 止血染色探查

根尖切除完成后，应当对术区实施有效的止血和染色操作。有效的止血是显微外科手术成功的关键。在手术过程中，最为常用的止血方法是使用含有肾上腺素的棉球，其次是使用硫酸铁溶液。

亚甲蓝溶液能够对胶原纤维进行染色（图7–2–4a），可显示牙周膜、根尖区充填不严密区域、微裂纹以及根面的解剖异常区域。在完成染色后，使用生理盐水冲洗后干燥，在高倍镜下借助显微口镜进行观察（图7–2–4b），具体包括以下方面：①根尖横截面界限：倘若根尖完全切除，则牙周膜在牙根表面会呈现出围绕牙根的不间断的蓝色线条；如切除角度不对，仅进行部分根尖切除，牙周膜的连线则会不连续。②根管充填不严密的微渗漏区域。③牙根表面或横截面的裂纹。④根管定位：对C形根管、管间峡部、钙化根管及侧副根管等特殊结构进行定位检查。

6. 根管倒预备

理想状态下的根尖倒预备要求在根尖部位制作出契合根管解剖形态、与洞壁平行且深度达到3mm的Ⅰ类洞形，同时要确保无旁穿情况发生，洞壁清理干净，不存在牙胶残留。有研究表明，当倒预备达3mm时，倒充填材料与根管壁间无微渗漏，能够保障良好的根尖封闭效果[1]。当术前由于某些原因未能进行根管充填时，倒预备应尽量至根管全长甚至到达髓腔，此时需要工作长度更长的超声工作尖。

超声工作尖更易进入根管末端，进而能够开展完善的根管预备工作（图7–2–5）。同时，不同尺

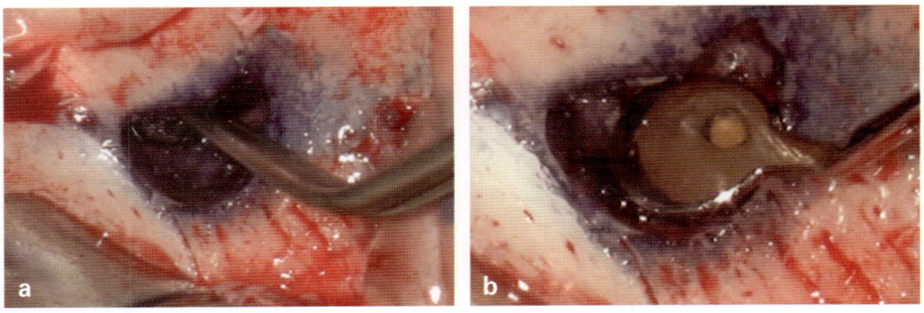

图7–2–4　止血染色探查

a. 根尖区亚甲蓝溶液染色；b. 高倍镜下观察染色后的根尖区

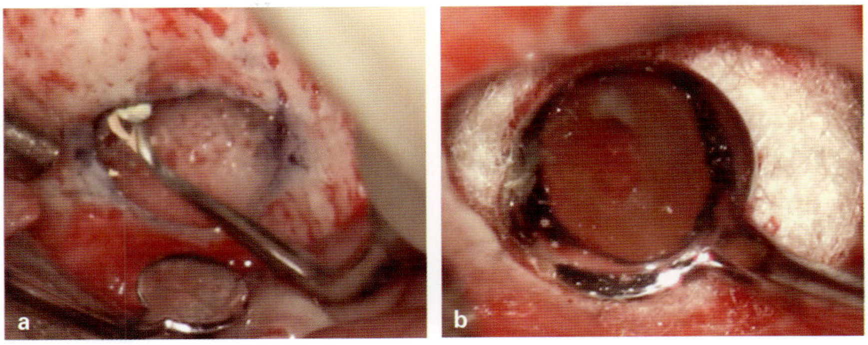

图7–2–5　根管倒预备

a. 根尖区倒预备；b. 高倍镜下观察倒预备后的根尖区

寸和角度的超声工作尖能够对管间峡部等细微结构进行精确的倒预备，有利于倒充填材料的固位，并且能够促进根尖周组织的愈合。

7. 根管倒充填

理想的根尖倒充填材料应当具备卓越的生物相容性、低溶解性、能够长期严密地封闭根管末段、易于操作、与牙体硬组织具有一定的粘接性、无毒、无致癌性以及X线阻射等特性。

无机三氧化物聚合体（mineral trioxide aggregate，MTA）和生物陶瓷材料（如iRoot BP Plus）是主要的倒充填材料。MTA的根尖封闭性能良好，并且能够诱导牙本质、牙骨质以及机体骨的形成。生物陶瓷材料（如iRoot系列）具有出色的生物相容性、不收缩、无毒的特点，在生理环境中化学性质稳定，在固化过程中pH高达12.8，具有较强的抗菌和密封能力，而且临床可操作性更强，逐渐成为根尖倒充填的首选材料（图7–2–6）。

8. 缝合

在完成倒充填后，使用生理盐水冲洗手术区域，搔刮骨窝出血，随后将黏骨膜瓣复位，采用湿纱布轻压组织瓣，去除瓣膜下的血液和积液，促使瓣和骨面紧密贴合。

常规的缝合材料包括合成纤维、羊肠线和丝线等。推荐使用5–0或6–0单股丝线，其能够减少对软组织的损伤，并且能够实现精确对位，有利于组织愈合。常用的缝合技术有间断缝合、连续缝合、悬吊缝合等。

二、根尖区骨愈合再生

（一）根尖区骨愈合（图7–2–7）

1. 根尖区骨愈合

非手术根管治疗和根尖显微手术根尖区的愈合近乎相同，二者主要的差异是手术后需要有新的血凝块形成。相较于非手术治疗，术后可能促使愈合过程更为迅速，非手术治疗呈现出更慢的愈合动态。非手术根管治疗成功后，主要依靠吞噬细胞的清创作用逐步清除根尖周炎症组织。

伤口愈合的基本阶段可分为3个相互重叠的阶段：炎症期、增殖期和重建期。其在术后数天内便开始启动，并广泛持续至术后的数月时间。根尖周组织在一系列复杂且协同的作用机制下，包括炎症的趋化作用和吞噬作用，形成了由新胶原细胞、上皮细胞和血管构成的处于增殖期的新的肉芽组织。在最后的重建期，存在活跃的胶原重建和组织成熟过程，最终达到骨的修复或再生。

2. 显微根尖手术后的愈合

显微根尖手术后的愈合包含两个部分：①骨愈合，包括骨小梁和皮质骨的愈合；②根尖周组织愈

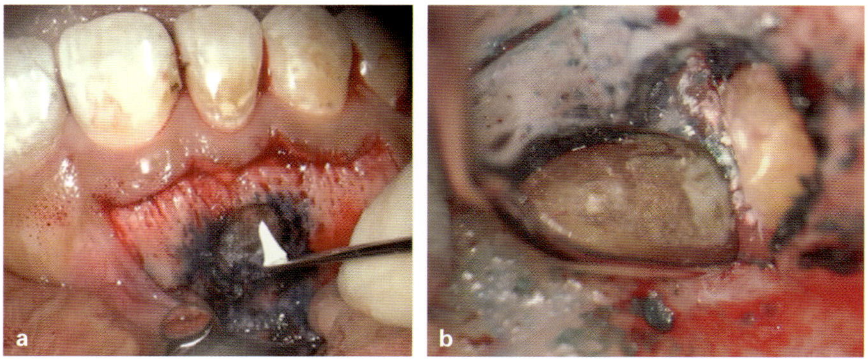

图7–2–6 根管倒充填

a. 根尖区倒充填；b. 高倍镜下观察倒充填后的根尖区

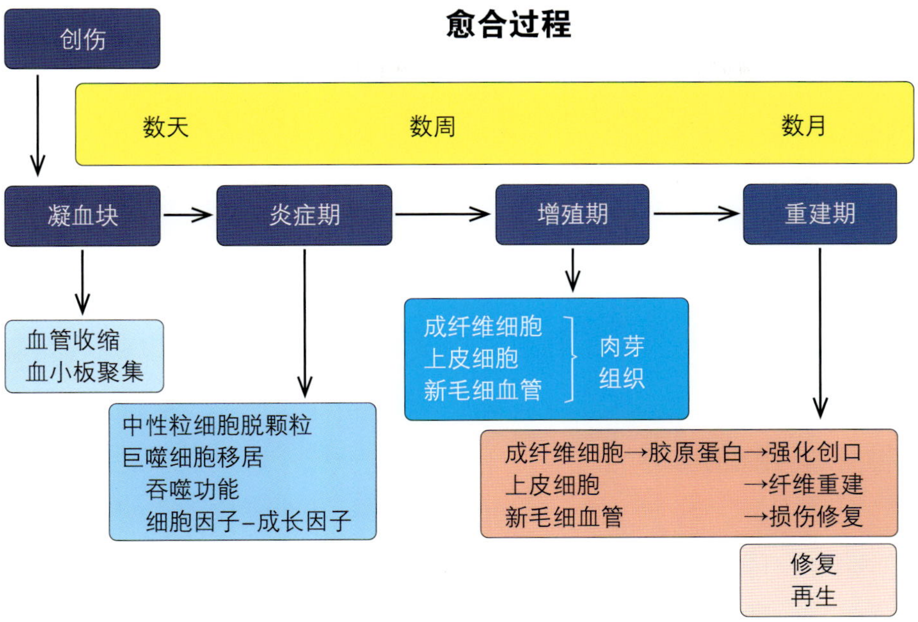

图7-2-7 根尖区骨愈合过程

合，包括根尖周附着组织的修复或再生（牙槽骨、牙周组织和牙骨质）。根尖手术后，切除的空腔被血凝块所占据，而后逐渐被源自牙周膜和骨内的肉芽组织所取代。新骨的形成起始于内部区域，并逐渐朝着外侧的皮质骨板的水平发展。当新生成的骨到达固有层时，覆盖于根面的膜逐渐转变为功能性的牙周组织（骨愈合），源自牙周组织内的干细胞分化为牙周膜细胞和成牙骨质细胞，覆盖在切除的牙根表面，促使牙骨质和牙周组织的再生（牙槽骨愈合）。

3. 瘢痕形成

对于根尖手术后瘢痕组织的形成，已有广泛的研究。研究结果表明，大于10mm的根尖缺损病例中，约有26%的病例会有术后瘢痕形成[2]。此外，当骨缺损穿通两个皮质板（贯穿性病变）时，瘢痕组织形成的发生率可高达60%。然而，瘢痕形成的机制尚不清楚，即使在根尖手术后未使用屏障膜，较大的或贯穿性的根尖区病变也并不总会引发瘢痕组织形成。

（二）引导骨再生术在根管外科手术中的应用

引导骨再生术（guided bone regeneration，GBR）是通过在骨缺损处放置自体骨、异体骨、人工骨等骨（替代）材料，然后在其上覆盖屏障膜，借助其阻隔和保护功能，在膜下方营造出一个稳定空间，阻止结缔组织的长入，使得骨细胞优先生长，最终促使骨组织再生。

其主要依据是各类组织细胞迁移速度存在差异这一特点。将带有微孔的人工膜或自体膜固定在软组织与骨缺损之间，形成生物屏障，阻挡迁移速度较快的结缔组织和上皮细胞进入骨缺损区，进而创造出有利于骨组织生长的环境，让成骨细胞优先进入骨缺损区，实现无竞争生长，同时对血凝块加以保护，达成缺损区骨修复再生的目的。

GBR也应用于根管外科手术中，促进根尖周和根周牙槽骨再生。有时可以不用骨替代材料而仅使用屏障膜。根尖手术中GBR的适应证如下：

- 解剖因素、牙周炎及正畸移动等导致唇侧骨板缺损。
- 唇颊至舌腭侧穿通性病损（through-and-through bone defect）。
- 根尖周病损大于10mm。
- 其他：根尖周炎导致邻近种植体周炎。

三、血小板浓缩物的应用

利用血小板浓缩物的特性，其不仅广泛应用于口腔内的引导骨再生术，还在根尖手术治疗中得到了广泛应用。常见的有PRF和CGF等。

（一）PRF在根尖手术中的应用

PRF的主要成分包括白细胞、纤维蛋白和富集的血小板。白细胞具有吞噬异物并产生抗体的功能，在对抗感染、促使机体损伤愈合和机体对疾病的免疫等方面发挥着重要作用。PRF在自然凝集过程中网罗了血浆中除红细胞外几乎所有的细胞成分，经离心法制作的PRF几乎包含了血液中所有的白细胞。由此可以推断，在慢性根尖周炎手术后，其对局部感染的控制以及辅助机体骨组织及软组织愈合方面起到了关键作用。

纤维蛋白是一种蛋白质，在显微镜下观察，其疏松多孔的网状结构使得营养成分及氧气可以轻松地弥散至细胞周围，促进骨髓干细胞分化为成骨细胞，沉积骨质，加速成骨过程。PRF纤维蛋白可诱导局部组织血管化，支持局部组织免疫反应，纤维基质可引导创面的组织愈合并影响上皮细胞和成纤维细胞的新陈代谢，促进手术后局部软组织和骨组织的愈合。

富集的血小板通过离心后获得。血小板的主要作用为凝血和止血、修补破损的血管，同时还能释放血管收缩因子引起血管收缩，促进止血，在手术后减少出血、减轻局部组织水肿起重要作用。血小板内的α-颗粒被凝血酶、胶原等激活后释放多种生长因子，这些生长因子可持续释放26天，在手术后对局部组织细胞分化、血管增生和成骨细胞增殖起促进作用，同时抑制破骨细胞功能，对局部骨组织的代谢愈合起到平衡调节作用。

研究表明，将骨粉与PRF混合后置入根尖骨缺损处，3个月后复查显示根尖阴影区密度大幅度增加，证实了PRF作为一种更为经济的再生材料，与骨粉联合使用具有良好的再生效果[3]。也有研究发现，术中应用PRF膜覆盖植骨，在骨腔内置入PRF团块，或PRF与各类成骨材料联合使用，通过观察发现术后并发症减少，骨组织愈合远期疗效较为显著[4-5]。

PRF能够促进骨组织再生、软组织及骨组织愈合，具有抗感染能力，且源于自体血，避免了传染性及免疫性疾病的风险，费用较低，在口腔颌面部治疗中应用日益广泛。

（二）CGF在根尖手术中的应用

CGF是继PRP和PRF之后的第3代血小板浓缩物。CGF通过一种特殊的变速离心机Medifuge（Silfradent，意大利）对静脉血进行离心，离心过程中血小板发生碰撞被激活，破裂后释放密集、丰富的生长因子。CGF中含有多种生物活性物质，包括血小板释放的多种生长因子、CD34+细胞、白细胞及纤维蛋白等。

与PRF制备相同，CGF的制备也不需要加入凝血酶和抗凝剂，两者的离心速度不同，结构各异。对CGF和PRF结构上的差异进行比较，发现两者形态相似，均为淡黄色块状物；但两者的胶原纤维排列不同，PRF中胶原纤维呈条索状，而CGF中胶原纤维呈栅栏状。此外，CGF中TGF、PDGF、IGF和VEGF的含量均高于血小板纤维蛋白。

研究表明，CGF几乎含有离心血液内全部生长因子，其缓慢释放更贴近组织愈合的自然过程，对软硬组织愈合的促进作用更强，相较于PRP和PRF具有明显优势[6-7]。同时，CGF的抗拉强度和生长因子含量明显高于PRF。并且CGF比PRP和PRF具有更有效的长期骨诱导与组织再生能力。

CGF能够促进细胞增殖、迁移和分化，也可以促进血管生成和成骨，在组织再生中显示出巨大的潜力。CGF已被研究用于治疗骨缺损、种植、牙龈萎缩、颞下颌关节疾病和根尖周疾病。

1. 与骨粉混合形成骨块使用

通过与骨粉混合形成纤维蛋白骨块，即Sticky Bone。纤维蛋白凝固后有利于骨粉的稳定和黏性连接，同时呈三维网状结构，为细胞的迁移、黏附提供稳定的支持空间，并且包含在其中的生长因子可以持续释放，促进新骨形成。

2. 压制成膜充当屏障膜使用

取裁剪后的CGF凝胶放入压膜钳内挤压，常规厚度约为1mm，膜的厚度取决于压膜钳挤压的力度和CGF凝胶的质地，压完后将膜平移到服帖板上传递至术区。

3. 骨缺损内置入CGF凝胶团块

取裁剪后的CGF凝胶再次裁剪至合适骨缺损大小，填入骨缺损窝内，再取一块完整凝胶压制成膜覆盖在骨缺损创面上。

病例7-2

左上前牙根尖囊肿多学科综合治疗1例。

» 患者基本信息

性别：女。

年龄：30岁。

主诉：左上前牙隐痛3个月余。

现病史：患者约3个月前因上前牙胀痛于外院就诊，经拆冠及根管治疗后，仍有隐痛不适。复诊发现根尖病变未好转，经治医生建议拔除后种植修复。来诊要求检查治疗。述15余年前于外省行上前牙修复，病因不详。

既往史：无特殊。

家族史：无特殊。

全身情况：无特殊。

» 检查情况

口外检查：面部基本对称，双颌前突，双侧关节无明显异常，全口牙列存在拥挤。

口内检查：11、12、21、22临时冠修复，去临时冠后见11、12纤维桩核预备体，12的牙本质肩领为0～1mm，11的牙本质肩领为2～4mm，叩痛（–），不松动，牙龈色粉、无红肿。21、22

残根，根面少量腐质，剩余的牙体组织位于龈上0～4mm，叩痛（－），不松动，牙龈色粉、无红肿，根尖区有轻微扪痛。口腔卫生可，少量软垢。

影像学检查：X线片示11和12恰填。21超填，22恰填，根尖区形态欠佳，似有截根影或外吸收影，21、22根周大面积低密度影，边缘有骨白线（图7-2-8a～c）。CBCT示21、22根周低密度影约为10.3mm×8.2mm，唇腭侧骨板接近穿通（图7-2-8d～f）。

» 诊断

①21、22慢性根尖炎。

②11、12、21、22牙体缺损。

③菌斑性龈炎。

» 治疗计划

①方案一：21、22拔除后种植及修复治疗。

②方案二：21、22显微根尖手术，同期适当牙周冠延长手术，桩冠修复治疗。

③牙周基础治疗。

④正畸咨询。

» 治疗过程

向患者解释病情、治疗设计、方案、预后及相应的费用、风险等，患者不愿拔除和种植，要求尽量保留牙齿治疗，最终选择方案二治疗。患者知情同意。

显微根尖手术+局部冠延长手术治疗，12-24翻瓣，局部修整牙槽骨，搔刮囊性组织和肉芽组织，21正常截根3mm，22修整根面，截根约1.5mm、倒预备、iRoot BP倒充填，骨窝进行植骨：CGF+Bio-Oss骨粉混合物，覆盖Bio-Gide膜+CGF膜，黏膜复位，缝合（图7-2-9）。

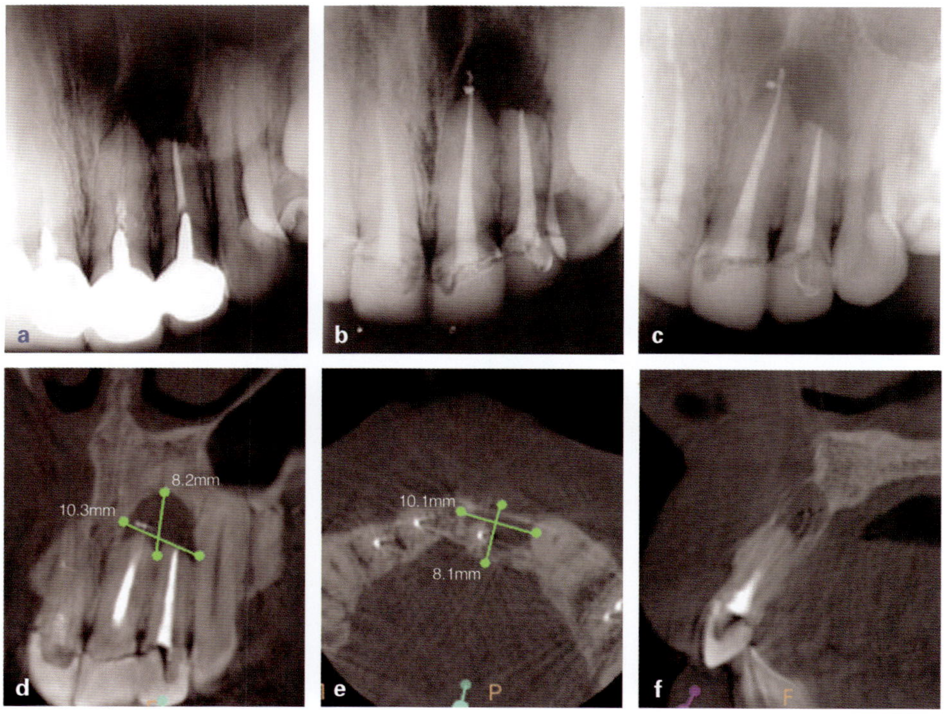

图7-2-8　术前影像学检查

a. 治疗前；b. 拆桩冠Re-RCT后；c. Re-RCT后3个月；d～f. CBCT

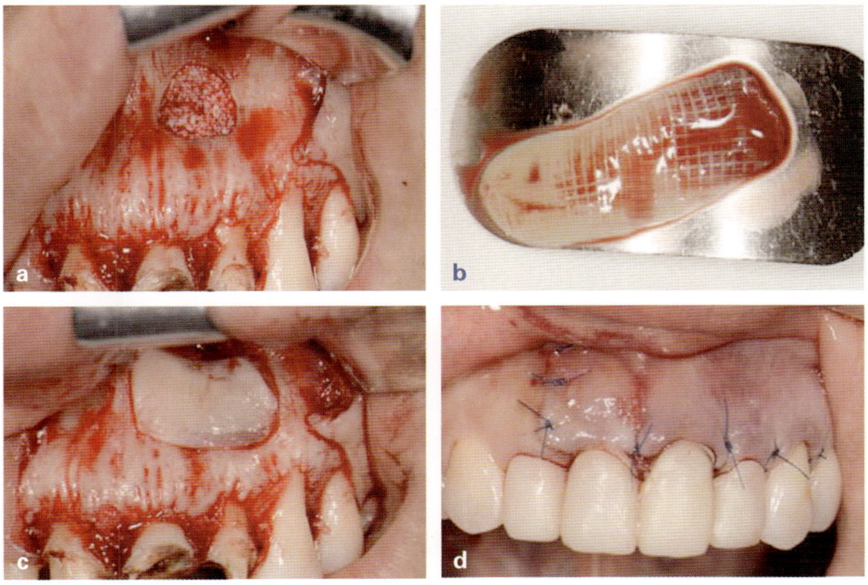

图7-2-9　**骨窝进行植骨**

a. 手术植骨；b. 制作CGF膜；c. CGF膜覆盖植骨创面上；d. 缝合

» 治疗后评估

术后1周复查：21、22手术区域愈合良好，缝线在，牙龈稍有红肿。常规术后拆线（图7-2-10）。

术后3个月复查：21、22临时冠修复，叩痛（-），不松动，牙龈缘轻度红肿，根尖区无红肿、无扪痛，未及波动感，唇腭侧无窦道口。X线片示根尖区骨愈合良好，较前骨密度增加。

术后6个月复查：21、22临时冠修复，叩痛（-），不松动，牙龈缘无红肿，根尖区无红肿、无扪痛，未及波动感，唇腭侧无窦道口。CBCT示根尖区骨愈合，未见明显低密度影，建议可行修复治疗。

11、12、21、22行桩冠修复：纤维桩预备后粘桩，堆核，牙体预备，取印模进行修复。修复体完成后口内试戴，患者满意。

术后1年复查（修复完成后近3个月）：11、12、21、22桩冠修复完好，叩痛（-），不松动，牙龈缘无红肿，患者满意（图7-2-11）。

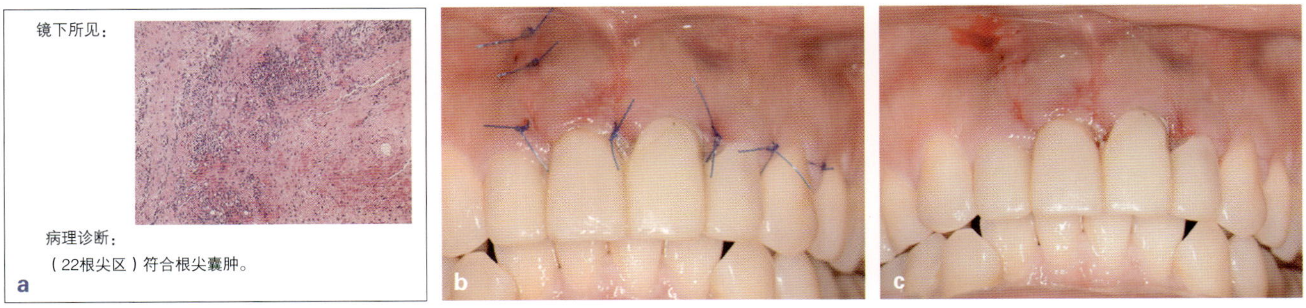

图7-2-10　**术后1周复查**

a. 病理结果；b. 拆线前；c. 拆线后

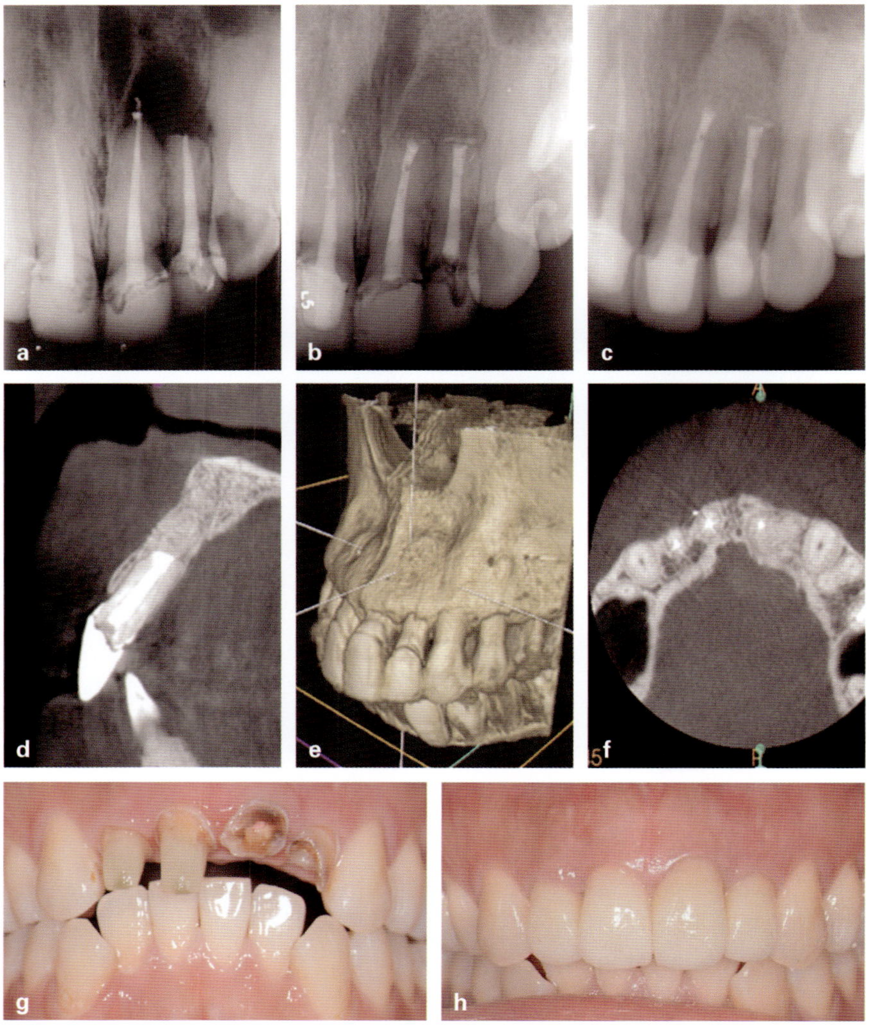

图7-2-11　术前术后对比

a. 术前X线片；b. 术后3个月X线片；c. 术后1年X线片；d～f. 术后1年CBCT；g. 术前口内照片；h. 修复完成后

病例7-3

右上前牙根尖囊肿1例。

» 患者基本信息

性别：女。

年龄：23岁。

主诉：右上前牙牙龈肿包4个月。

现病史：4个月前开始出现右上前牙牙龈肿包，后于外院行开髓治疗，治疗后症状未缓解，于我院就诊，要求继续治疗。数年前该牙曾于外院行充填治疗，具体不详。

既往史：无特殊。

家族史：无特殊。

全身情况：无特殊。

» 检查情况

口内检查：12腭侧见开髓孔，未见明显渗出，叩痛（±），松动Ⅰ~Ⅱ度，唇侧根尖区牙龈红肿，扪诊不适，牙髓活力电测80无反应（图7-2-12）。

影像学检查：CBCT示根尖区12mm×11mm唇腭向贯通骨缺损（图7-2-13）。

» 诊断

12慢性根尖周炎。

» 治疗计划

12根管治疗（RCT）+显微根尖手术试保留。

» 治疗过程

12根管治疗（RCT）：橡皮障下修整开髓洞形，测量工作长度：WL=21mm，ProTaper Universal Sx-F3根管预备，1%次氯酸钠+超声反复荡洗根管，热牙胶垂直加压根管充填，X线片示恰填，SE-Bond+3M树脂充填，调𬌗，抛光。

12显微根尖手术：11、12、13翻瓣，搔刮囊性组织和肉芽组织，截根、倒预备、iRoot BP倒充填，腭侧黏膜下放置Bio-Gide骨膜，内置CGF+Bio-Oss骨粉混合物，覆盖Bio-Gide膜+CGF膜，黏膜复位，缝合（图7-2-14）。

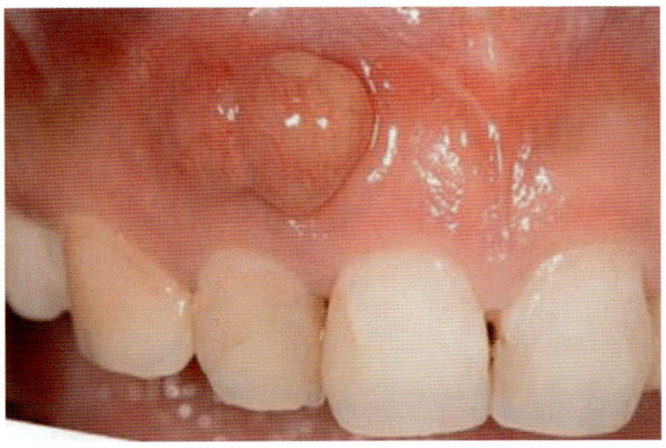

图7-2-12　术前口内照片

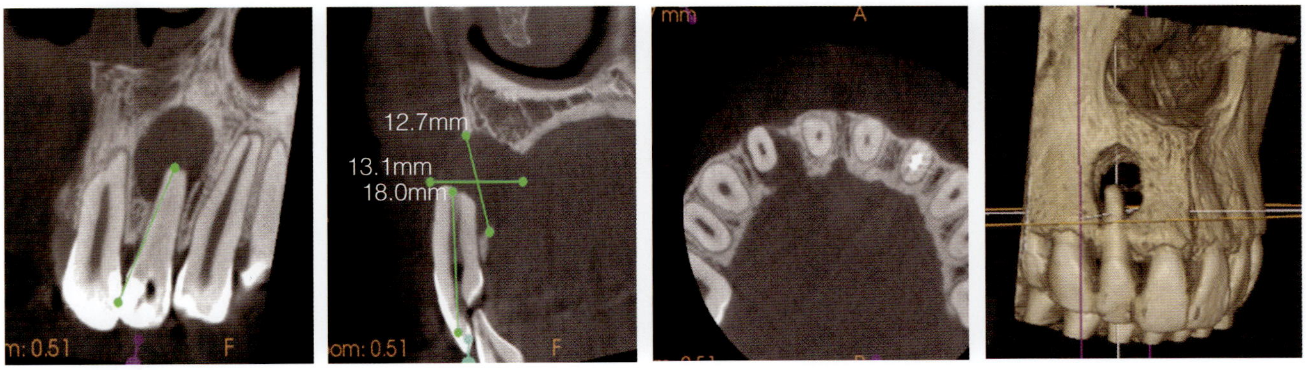

图7-2-13　术前CBCT

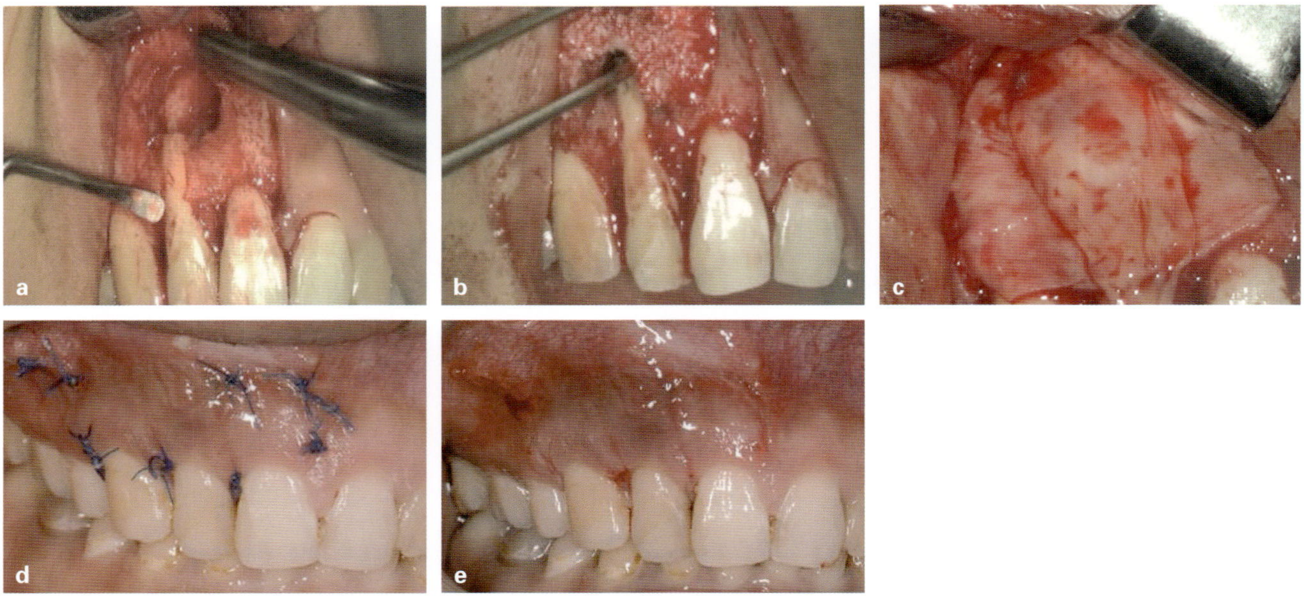

图7-2-14　手术过程

a. 术中取出囊肿后；b. 植骨；c. Bio-Gide膜+CGF膜；d. 术后1周复查；e. 拆线后

» 治疗后评估

术后4个月复查：12牙色充填体，叩痛（-），不松动，牙龈缘轻度红肿，根尖区无红肿、无扪痛，未及波动感，唇腭侧无窦道口。X线片示根尖区骨愈合良好，较前骨密度增加。

术后6个月复查：12牙色充填体，叩痛（-），不松动，牙龈缘轻度红肿，根尖区无红肿、无扪痛，未及波动感，唇腭侧无窦道口。CBCT示根尖区骨愈合良好，较前骨密度增加。

术后18个月复查：12牙色充填体，叩痛（-），不松动，牙龈缘轻度红肿，根尖区无红肿、无扪痛，未及波动感，唇腭侧无窦道口。CBCT示根尖区骨质基本愈合。

术后2年复查：12牙色充填体，叩痛（-），不松动，牙龈缘轻度红肿，根尖区无红肿、无扪痛，未及波动感，唇腭侧无窦道口。CBCT示根尖区骨愈合良好。

术后5年复查：12牙色充填体，叩痛（-），不松动，牙龈缘轻度红肿，根尖区无红肿、无扪痛，未及波动感，唇腭侧无窦道口。CBCT示根尖区骨完全愈合（图7-2-15，图7-2-16）。

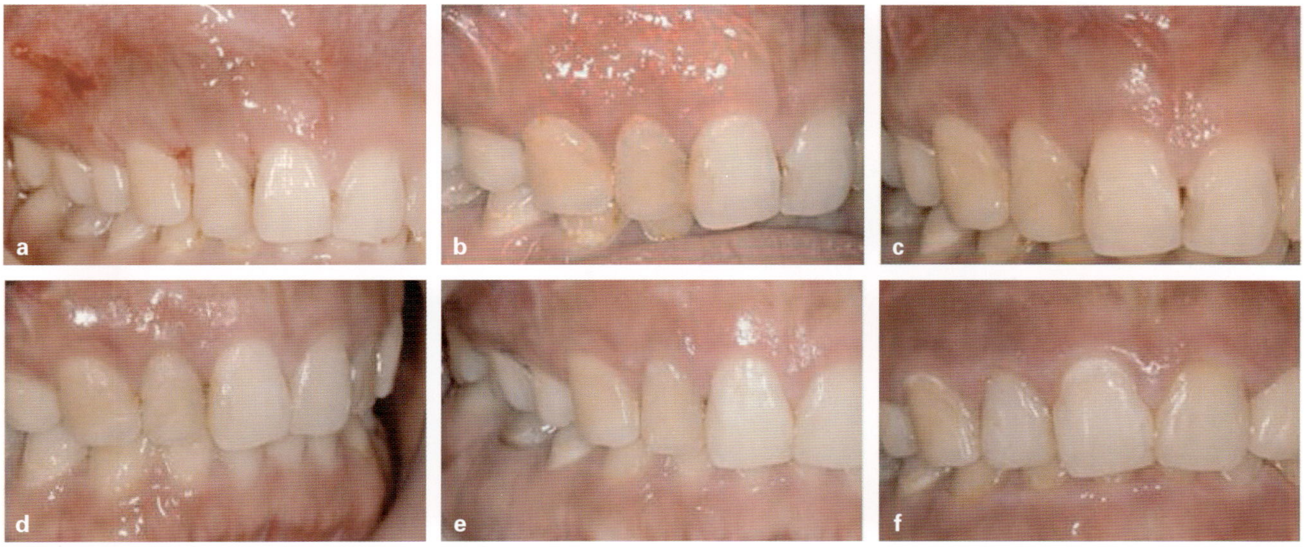

图7-2-15　术后复查临床照片

a. 术后1周；b. 术后3周；c. 术后4个月；d. 术后18个月；e. 术后2年；f. 术后5年

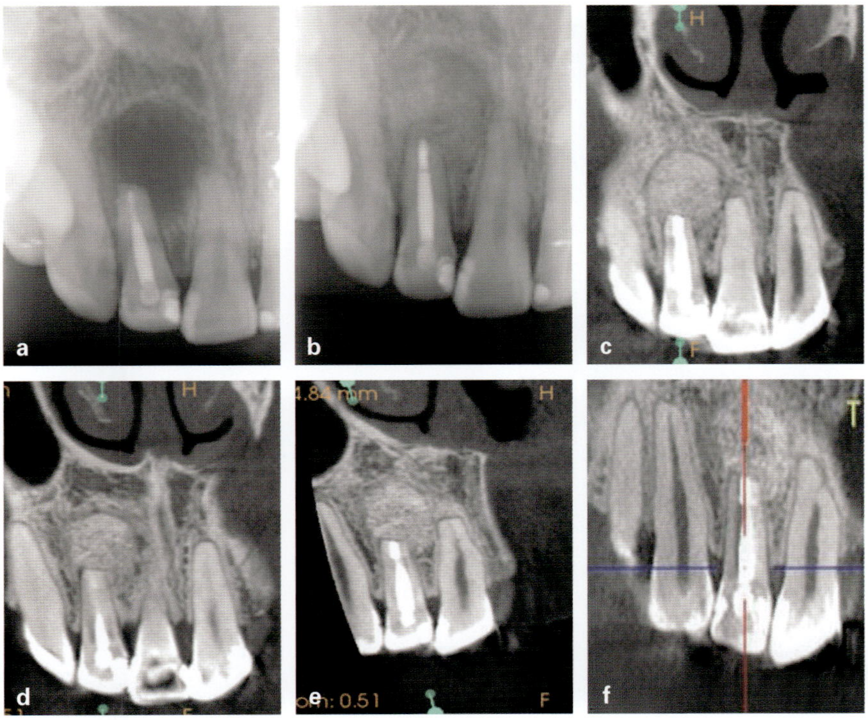

图7-2-16　术前及术后复查影像学检查

a. 术前；b. 术后4个月；c. 术后6个月；d. 术后18个月；e. 术后2年；f. 术后5年

参考文献

[1] Kim S, Kratchman S. Modern endodontic surgery concepts and practice: a review[J]. J Endod, 2006, 32(7):601–623.

[2] Kim S, Kratchman S. Microsurgery in endodontics[M]. New York: Wiley, 2018.

[3] Vidhale G, Jain D, Jain S, et al. Management of radicular cyst using platelet–rich fibrin & iliac bone graft–A case report[J]. J Clin Diagn Res, 2015, 9(6):D34–D36.

[4] Zhao JH, Tsai CH, Chang YC. Management of radicular cysts using platelet–rich fibrin and bioactive glass: a report of two cases[J]. J Formos Med Assoc, 2014, 113(7):470–476.

[5] E D, Kumar A, Tewari RK, et al. Management of large preiapical lesion with the combination of second generation platelet extract and hydroxy apatite bone graft: A report of three cases[J]. J Clin Diagn Res, 2015, 9(1):24–27.

[6] Park HC, Kim SG, Oh JS, et al. Early bone formation at a femur defect using CGF and PRF grafts in adult dogs: A comparative study[J]. Implant Dent, 2016, 25(3):387–393.

[7] Bonazza V, Hajistilly C, Patel D, et al. Growth factors release from concentrated growth factors: effect of β–tricalcium phosphate addition[J]. J Craniofac Surg, 2018, 29(8):2291–2295.

8

THE FRONTIERS AND PROSPECTS OF PLATELET CONCENTRATE APPLICATIONS

第8章

血小板浓缩物应用的前沿与展望

伤口愈合与组织再生的复杂过程，离不开细胞群体、体内微环境（例如ECM）以及邻近组织或器官系统之间一系列精密协调的相互作用。然而，对于被损伤组织所募集的干细胞而言，这种信息的传递宛如一盏明灯，为细胞指引了通往损伤部位的道路。生长因子（GFs）作为关键的信号调节因子，在这一沟通机制中扮演着举足轻重的角色，并随之触发一系列修复过程。

一、口腔颅颌面组织的应用

众多研究揭示，GFs对于颅面、牙周组织以及其他多种组织的发育、成熟、维持及修复至关重要[1-2]。它们构建了有利于信息传递和细胞/组织长入的ECM环境。因此，GFs可能深度参与"伤口愈合级联"中的几乎所有细胞活动，包括刺激或抑制细胞分裂、分化、迁移、黏附以及基因表达[3]。这意味着，GFs具备诱导、支持或增强多种细胞类型向特定表型生长和分化的潜力，其中也包括来自牙周组织的细胞类型，从而加速组织再生的进程。

牙齿支持组织的再生是一个高度协同的生物过程，涉及复杂的细胞和分子网络。关键因素包括适当的细胞可用性、适宜的ECM以及不可或缺的GFs。为了实现功能性再生，愈合过程必须在时间和空间上遵循有序且程序化的顺序，尽可能地模拟牙周组织或骨组织自然形成和发展的关键步骤[4]。尽管具体的细胞和分子事件尚未完全明晰，但通过细胞递送或在再生目标部位募集的适当祖细胞/干细胞，必须迁移并附着在暴露的牙根表面或牙槽骨表面。随后，这些细胞将增殖并成熟为构成功能性牙周附着装置或骨组织的所有组织成分。这些细胞的正常增殖、迁移和成熟，依赖于与可溶性因子、其他细胞以及ECM之间的协同相互作用。

GFs通常由体内健康的细胞释放。然而，牙周微环境往往缺乏健康的细胞群体，无法分泌足够的内源性GFs来引发所需的细胞反应。因此，牙周再生的一个激动人心的策略是，通过传递能够影响细胞命运的GFs和细胞因子，来复制牙周组织愈合级联过程中自然细胞微环境的组成部分。最终，这种方法将增强细胞在体内的整合，从而带来显著的治疗效果。

尽管利用外源性GFs（如重组人源GFs和其他蛋白质）进行的大量临床前和临床研究已经取得了令人振奋的成果[5-7]，但目前的局部蛋白递送方法仍存在诸多不足[8-9]。此外，在牙周病学中使用GFs的长期安全性数据仍然匮乏。特别是在需要将半衰期短的因子以药理学剂量递送到目标位置时，面临着巨大的挑战[10]。额外的困难还来自如何维持一个以适当分子信号组合为特征的环境，该环境能够诱导适当的细胞功能，并在体内再生出具有临床价值的新组织[10]。

随着内源性再生技术的不断发展和进步，牙周再生治疗领域正迅速朝着个性化治疗的方向迈进。通过运用基因传递或来自患者的材料（如生物活性蛋白、GFs以及用于治疗目的的生物材料支架），来修饰或增强患者的内在再生能力[11-13]。这些简单且成本效益高的程序，有可能显著降低基于重组GF递送的标准医疗治疗的成本。内源性GF和蛋白质在修复与再生方面的应用，为传统的GF递送提供了一种全新的选择。这种选择不仅在科学上具备合理性，而且具有成本效益，非常适合临床应用[14]。

血小板，作为骨髓巨核细胞的无核片段（即含有DNA但无细胞核的细胞），其直径为1.5～3.0μm，是血液中含量第二丰富的颗粒。当血小板被激活后，会释放大量的GFs（如TGF-β、VEGF和PDGF）以及其他物质，从而能够影响一系列促进细胞募集、生长和形态发生的过程。因此，GFs和细胞因子的网络共同构建了一个趋化梯度，促进细胞的募集，并构成了GFs的储存库，这些GFs可通过二次激活进一步释放。

经过多年的基础研究和临床应用，血小板浓缩物在促进组织修复和再生方面的机制与应用均取得了显著进展[15-17]。在临床应用时，针对不同的疾病，我们可能需要使用具有不同特性的血小板浓缩物。例如，在用于治疗感染的骨髓炎或慢性难愈性创面时，血小板浓缩物需要含有更高浓度的白细胞，以发挥控制感染和清除坏死组织的作用[18]。而对于退行性骨关节炎，血小板浓缩物中含有较低的白细胞浓度可能更为适宜[19]。在修复骨缺损时，制备过程中需要收集白膜层（buffy coat，BC），以获得更多数量的血小板，从而更好地促进骨修复及抗感染[20]。由于血小板和白细胞本身并无颜色，且其沉降率介于血清与红细胞之间，因此离心后会在红细胞顶端形成一层白膜。这层白膜本质上就是血小板与白细胞的聚集体。

在口腔领域应用时，血小板浓缩物有时需要具备良好的力学结构与黏性。因此，在制备过程中，主要以自然凝固的PRF或凝胶态的CGF为主[21]。而在美容科的应用中，为了避免在局部形成瘀斑和含铁血黄素沉积，通常需要尽量去除红细胞[22]。因此，不同的疾病所需的血小板浓缩物并不完全相同。

然而，即使将具有均质性特征的血小板浓缩物用于临床，由于所采用的治疗技术、方法和方案的异质性较大，所得出的效果也会千差万别。这也是目前文献报道中对血小板浓缩物持有3种不同态度的主要因素之一。这3种态度分别是：肯定、既不推荐也不反对、否定[23-25]。

为了更好地拓展血小板浓缩物在临床实践中的应用，并突出技术的重要性，探索和制定临床标准化技术路径显得尤为重要。这将有助于丰富浓缩血小板的内涵，并推动其在更多领域的应用。

首先，我们需要对血小板浓缩物的制备过程进行标准化，包括采集、离心、分离、储存等各个环节，都需要制定详细的操作规程和质量标准。这可以确保制备出的血小板浓缩物具有稳定的质量和性能，从而提高其在临床应用中的可靠性和有效性。

其次，我们需要对血小板浓缩物的应用进行规范化。针对不同的疾病和患者情况，需要制订个性化的治疗方案。这包括确定适当的剂量、频率和给药方式等，以确保治疗的安全性和有效性。同时，还需要对治疗过程进行密切的监测和评估，及时调整治疗方案，以达到最佳的治疗效果。

此外，我们还需要加强血小板浓缩物的基础研究。通过深入研究其生物学特性、作用机制，以及与其他治疗方法的协同作用等，可以为其在临床中的应用提供更加坚实的理论基础。同时，还可以探索新的制备方法和应用领域，以进一步拓展其临床应用的范围和潜力。

总之，血小板浓缩物作为一种具有广阔应用前景的生物材料，在促进组织修复和再生方面发挥着重要作用。然而，要充分发挥其临床价值，还需要我们不断探索和创新，加强基础研究、制备过程标准化以及应用规范化等方面的工作。只有这样，我们才能更好地将血小板浓缩物应用于临床实践，为患者带来更加安全、有效和经济的治疗方案。实现“生物医学-临床医学”之间的可行性转化至关重要。血小板浓缩物，作为一种生物治疗（同时也是细胞治疗）技术，如同其他生物治疗一样，面临着质量控制的多重挑战。这涉及血小板的数量、质量以及激活方式等多个维度：数量决定了活化后血小板释放活性产物的多少，质量则关乎血小板能否生成所需的活性产物，而激活方式则直接决定了活性产物的具体成分。分类系统的引入，在一定程度上破解了不同数据间难以比较研究的难题，这将极大地推动该领域基础研究的发展，为将来的临床应用提供更为坚实的理论基础与依据。

二、关节和骨领域的应用

血小板浓缩物对于促进hBMSCs的成骨分化具有显著刺激作用[26]。它不仅能显著提升ALP的活性，从而驱动基质矿化进程，这些过程均被视为骨组织再生的关键环节。在颞下颌关节骨关节炎（temporomandibular joint osteoarthritis，TMJ-OA）的治疗领域，血小板浓缩物已逐渐崭露头角并得到应用。相关研究成果揭示，血小板浓缩物不仅能够有效减轻炎症症状，还能在一定程度上对软骨下区域发挥保护作用，进而促进细胞增殖，并加速TMJ-OA受损组织的修复进程[27]。

此外，在针对药物相关性颌骨坏死（medication-related osteonecrosis of the jaw，MRONJ）的治疗中，尤其是在骨质疏松症患者的手术中，研究发现局部应用血小板浓缩物能够显著改善组织再生状况，为MRONJ患者的康复之路提供了重要助力[28]。在治疗骨缺损修复方面，动物实验进一步验证了血小板浓缩物的潜力。实验显示，将CGF与BMSCs结合使用，可以显著促进间质干细胞的增殖、成骨细胞的成熟以及成骨矿化过程，从而有效促进大鼠头顶部临界大小缺损的愈合[29]。

值得一提的是，当血小板浓缩物与自体骨髓浓缩物相结合时，这种创新性的组合方式展现出了更为惊人的治疗效果。研究表明，该组合不仅能够大幅加快骨组织的再生速度，还能显著提升新生骨的密度，为治疗因下颌病变切除而产生的骨缺损提供了一种强有力的治疗手段[30]。综上所述，血小板浓缩物在促进骨组织再生、加速组织修复，以及改善相关疾病症状等方面展现出了广阔的应用前景和巨大的治疗潜力。

三、皮肤年轻化与医疗美容的探索

在面部年轻化与美容外科的广阔领域中，血小板浓缩物正逐渐崭露头角，成为备受瞩目的焦点。其卓越的疗效在皮肤光老化治疗、软组织缺损修复，以及瘢痕改善等多个方面得到了充分展现[31-33]。血小板浓缩物之所以能够在软硬组织的修复与再生中发挥举足轻重的作用，关键在于其内部富集了高浓度的生长因子。这些生长因子犹如生命的催化剂，为组织的修复与再生提供了强大的动力。

一项针对裸鼠光老化模型的研究充分证实了血小板浓缩物的显著效果[34]。实验结果显示，该物质能够显著改善皮肤的外观，有效优化皱纹评分，并成功逆转了某些病理变化。此外，血小板浓缩物还能提升皮肤纤维的弹性，增加细胞增殖核抗原（PCNA）的表达，这是细胞增殖的明确标志。同时，它还能降低MMP-1的表达，这种酶是皮肤ECM降解的关键因素。在另一项关于人类真皮成纤维细胞（HDFs）的研究中，血小板浓缩物再次展现了其强大的抗光老化能力。通过抑制P38丝裂原活化蛋白激酶/活化蛋白-1（P38MAPK/AP-1）信号通路，该物质成功提高了细胞的生存力，降低了活性氧（ROS）的生成，并下调了与MMP-1表达调节相关的p38和c-Jun的表达[35]。

值得一提的是，血小板浓缩物在脂肪移植领域也展现出了非凡的潜力。将液态血小板浓缩物与游离脂肪结合用于移植，可以显著减少脂肪的吸收，尤其是在脂肪移植后的早期阶段[36]。这一发现为美容外科实践提供了新的思路和方法。

如今，在美容外科实践中，血小板浓缩物的应用已经越来越广泛。无论是鼻整形、脱发治疗，还是自体脂肪移植等手术，都可见其身影[37-39]。其展现出的再生效应不仅增强了手术效果，还极大地提高了患者的满意度。然而，尽管血小板浓缩物的应用前景广阔且充满希望，但我们仍需面对一些实际挑战。明确其作用机制、衰减吸收速度以及评估其长期效果和安全性等问题仍需进一步研究与探讨。只有这样，我们才能更好地利用这一物质，为人类的健康和美丽事业贡献更多的力量。

四、创伤修复与伤口愈合

血小板浓缩物在促进伤口愈合方面的卓越功效正日益受到医学界的重视，并在临床实践中得到了广泛应用。无论是对常见的手术切口，还是治疗那些难治性创伤，血小板浓缩物都展现出了显著的愈合促进作用。

在手术切口的治疗中，有学者深入研究了CGF膜在缝合过程中的巧妙应用[40]。研究结果显示，CGF膜不仅能够显著加速手术切口的愈合速度，还能有效提升切口愈合的整体质量，成效斐然。对于那些传统治疗手段难以奏效的伤口，如下肢难治性创面，血小板浓缩物的应用更是取得了振奋人心的成果。相关报道明确指出，在使用血小板浓缩物进行治疗后，这些顽固的创面得到了显著的改善和恢复[41]。

此外，在肛瘘的治疗过程中，血小板浓缩物也展现出了独特的优势。研究表明，血小板浓缩物不仅能有效促进伤口愈合，还能显著降低炎症因子的表达水平，从而进一步加速肛瘘的愈合进程[42]。总而言之，无论是处理常规的手术伤口，还是应对特定的难治性伤口，血小板浓缩物都展现出了巨大的治疗潜力和广阔的应用前景。

五、神经修复与神经系统病变探究

血小板浓缩物在神经修复领域彰显出了卓越的应用潜力。研究表明，血小板浓缩物能够大幅度提升对神经再生至关重要的施万细胞（SC）的增殖能力[43]。此外，它还能促进神经生长因子（NGF）和胶质细胞源性神经营养因子（GDNF）等核心神经营养因子的分泌，进而助力神经损伤后的功能复原[43]。

值得注意的是，血小板浓缩物的神经修复效果并非简单线性，而是在特定的剂量阈值范围内才最为显著[44]。当它与干细胞及其他生物材料协同作用时，其在促进组织再生，特别是骨和神经组织再生方面的效果更为突出[45]。在神经修复领域，特别是在周围神经损伤（peripheral nerve injury，PNI）的治疗中，血小板浓缩物已充分展现其独特的治疗优势[46]。其内在机制在于，通过与相关受体结合，激活多种信号传导途径，进而产生对神经修复和整体组织修复均极为有益的效果。

然而，由于血小板浓缩物在体液中的半衰期较短且易快速失活，为了解决这一难题，通常将其嵌入神经导管中，或通过由生物组织或合成材料制成的神经导管进行输送[47]。这种方法确保了CGF的持续释放，从而持续促进轴突再生，实现更好的功能恢复。

尽管血小板浓缩物在神经修复领域的应用已初步显现出积极成效，但为了更广泛地应用于神经修复及其他神经系统疾病的治疗，仍需科研人员开展更为深入的探索与研究。

六、中医穴位注射领域的创新应用

相较于现今广泛采用的血小板浓缩物技术，传统中医学在运用自体血预防和治疗疾病的历史上，可谓先行一步。早在20世纪50年代，中医针灸自体血穴位注射疗法，即“自血疗法”或“自体血穴位注射”，便已在临床实践中大放异彩[48]。而与之原理相通的诸多治疗手段，如拔火罐、刮痧、针灸、小针刀、梅花针等，更是拥有更为悠久的历史。这些疗法皆通过在人体局部制造出血和微损伤，从而激活人体自我修复潜能，成为中国特色传统再生医学的杰出代表。从治疗本质来看，它们无不蕴含着血小板浓缩技术的早期形态。

在中医针灸自血疗法中，注射的自体血往往无需经过特殊处理，直至近年来，方有PRP应用的临床报道[49]。血液，这一生命之源，蕴含着丰富的微量元素、抗体、免疫调节因子、抗炎因子以及诸多尚未被完全揭示的神奇物质。从中医视角审视，自体血注入穴位后，能对穴位产生持续的刺激效应，通过经络调和气血，协调脏腑功能，进而实现阴阳平衡。自体血的吸收与消散过程，不仅能够增强机体的非特异性反应，还能调节神经血管内分泌功能，还能有效控制炎症反应，优化人体内环境，提升人体免疫力，增强机体修复能力，最终达成治疗疾病与美容抗衰老的双重目标[50]。

当前，已有部分医生尝试将PRP等浓缩血小板制品应用于穴位注射，但遗憾的是，与静脉血穴位注射的对比研究尚显匮乏。从理论上讲，PRP等血小板浓缩物富含的“有效成分”无疑高于全血。因此，若采用自体浓缩血小板进行穴位注射，其疗效或许能超越传统的自体全血穴位注射，为中医穴位疗法开辟新的篇章。

七、关于CGF制备方法的深入思考

CGF是在PRF的基础上，由Sacco于2006年通过一系列相对固定且精密的离心流程提炼而出，理论上具备更高的生长因子浓度与纤维蛋白浓度[51]。展望未来，我们不禁思索：CGF的离心流程是否应维持固定不变？其制作过程是否应当寻求更多元化的路径？是否可以通过调整CGF离心流程中的部分变量，乃至变更采血管的容积及其内壁材质，来调控CGF的生长因子含量与物理形态，从而更好地满足多样化的临床应用需求？

八、异体血小板浓缩物的研究进展与广阔前景

异体血小板浓缩物，相较于自体血小板浓缩物而言，以其独特的同种异体富血小板血浆（allogeneic platelet-rich plasma，AL-PRP）为主要代表，与自体富血小板血浆（autologous platelet-rich plasma，AU-PRP）形成了鲜明的对比。这一命名方式，不仅体现了两者在来源上的差异，更揭示了它们在临床应用中的不同侧重点。此外，部分文献也对同种异体富血小板纤维蛋白（AL-PRF）的应用进行了详尽的报道[52-53]。

（一）异体血小板浓缩物的应用适应证

自体血小板浓缩物因其诸多固有优势，在临床治疗中占据重要地位。它源自患者自体血液，来源丰富，治疗成本相对较低，且无毒、无免疫原性、无传染病风险，确保了临床应用的安全性。然而，在利用浓缩血小板进行疾病治疗的过程中，部分患者因种种原因并不适宜采用自体血制备浓缩血小板，而是需要依靠同种异体浓缩血小板进行治疗[54]。具体而言，这些患者主要包括以下几类：

- 年老体弱或患有特定疾病的患者：如自身免疫性血小板减少症，是一种免疫系统攻击自身血小板的疾病，导致血小板数量减少和出血倾向。在某些情况下，输注异体血小板浓缩物可以提高患者的血小板计数并减轻出血症状。
- 造血干细胞移植后的出血：造血干细胞移植后，由于移植物抗宿主病等原因，患者可能会出现严重的出血问题。输注异体血小板浓缩物可以帮助控制这些出血事件。
- 化疗相关的血小板减少：化疗药物可以破坏骨髓中的造血干细胞，导致血小板数量减少。在某些情况下，输注异体血小板浓缩物可以帮助恢复患者的血小板计数并预防出血。
- 其他原因引起的血小板减少：除了上述情况外，其他原因如感染、药物反应、肝脾功能亢进等也可能导致血小板减少。在这些情况下，输注异体血小板浓缩物也可能是一种有效的治疗方法。

（二）异体血小板浓缩物应用的安全性和有效性

需要注意的是，输注异体血小板浓缩物可能会引起一些副作用，如发热、过敏反应、感染等。因此，在使用该治疗方法之前，医生需要评估患者的病情和风险，并根据具体情况制订个性化的治疗方案。

1. 安全性

（1）免疫排异反应问题

血小板虽属无核的细胞碎片，但其表面却具有复杂的抗原系统，如ABO血型抗原、人类白细胞抗原（human leukocyte antigen，HLA）和人类血小板抗原（human platelet antigen，HPA）。其中，HPA是由血小板膜上的特殊类型膜糖蛋白构成的，属于血小板特有的同种异体抗原。

在临床输血时，我们需要鉴定ABO血型抗原，即ABO血型；在进行器官移植时，我们需要确保HLA相匹配。那么，在临床输注血小板时，是否需要先行鉴定HPA呢？由于血液中并不存在天然的HPA抗体，在首次使用异体血小板时，并不会产生抗原抗体反应。但机体会开始产生针对异体HPA的抗体，因此在进行第二次或多次输注血小板时，则存在发生抗原抗体反应的可能。然而，一般而言，由HPA引发的免疫原性反应症状大部分较轻，且不易被发现。

因此，从健康且同种ABO血型的直系亲属中获取供者，将成为提供异基因浓缩的首选。这一做法具备3个显著优势，值得深入探讨：第一，这些采集物源自健康供者，其质量更佳且采集过程简便，可有效减轻患者身体及心理负担；第二，由于供者与受者之间为同种ABO血型关系，各类免疫原性反应发生概率和程度将显著降低；第三，该实践符合伦理规范，有助于维护患者权益与尊严。

从目前的文献分析来看，异体血小板浓缩物之所以没有发生明显的免疫原性反应[55]，主要原因有以下3点：首先，异体血小板浓缩物仅在局部应用，没有进入循环系统，因此抗原抗体接触有限；

其次，激活后的血小板表面抗原的结构和表达水平发生改变，导致其免疫原性降低；最后，与器官或组织移植不同，异体血小板浓缩物在数天至10余天内会被机体完全吸收降解，从而消除了慢性免疫原性反应的可能性。综上所述，异体血小板浓缩物的免疫原性并不会成为其临床应用的主要障碍。

（2）疾病传染问题

在进行异体血小板浓缩物制备及输注操作之前，我们必须对供血者进行相关检测，并严格签署治疗知情同意书，以确保患者的安全。

2. 有效性

输注异体血小板浓缩物可以快速提高患者的血小板计数并减轻出血症状。研究表明，对于自身免疫性血小板减少症患者来说，输注异体血小板浓缩物的治疗效果与自体血小板输注相当[56]。此外，对于造血干细胞移植后出现的严重出血问题，输注异体血小板浓缩物也可以有效地控制出血事件，且有些治疗效果甚至是其他方法无法达到的[57]。例如，AL-PRP与AU-PRP均能有效促进BMSCs的增殖，且两者效果无显著差异[58]。AL-PRP在创面愈合过程中能够上调透明质酸及VEGF的表达，促进肉芽组织的生长、血管的再生及皮肤组织的愈合，同时能够减轻炎症反应，起到免疫调节作用，避免过度的炎症反应导致瘢痕增生。此外，AL-PRP还可以作为软骨修复中软骨祖细胞（cartilage progenitor cells，CPCs）的生物支架，有效维持CPCs的活力，并促进CPCs的分化及增加ECM的合成，从而在软骨愈合过程中递送CPCs[59]。在骨科领域，AL-PRP被注射进肩缝下滑囊以治疗肩袖损伤，并取得了显著的疗效，有效改善了患者的肩部疼痛评分[60]。

九、探究血小板浓缩物中的其他关键成分

血小板浓缩物，作为一种经过精密离心工艺从患者自体全血中提炼出的血小板富集精华，蕴含着丰富的生长因子与细胞因子。近年来，凭借其促进伤口愈合、提高移植物存活率及激发组织再生的能力，血小板浓缩物在口腔外科、整形外科及皮肤科等多个医疗领域均展现出了广泛的应用价值。目前，血小板浓缩物已充分验证其因生长因子浓缩而带来的显著再生效果，并展现出广阔的临床应用前景。

然而，在CGF与PRF中，除了备受瞩目的生长因子外，纤维蛋白实则是占比最大的成分。以往的研究大多聚焦于生长因子的深入探索及再生效果的临床实践，而对于纤维蛋白这一重要成分的临床应用价值却未能给予应有的重视。CGF作为纤维蛋白与生长因子的完美结合体，除了具备显著的再生效应外，纤维蛋白所蕴含的潜在临床价值同样值得我们高度关注。例如，该成分可作为自体填充物，在医疗美容领域展现出无限的应用潜力。

在再生医学领域，血小板浓缩物植入后的远期再生效果尚存在一定的不确定性，部分患者甚至可能面临再生效果不佳的困境。那么，这些血小板浓缩物的最终归宿究竟如何？纤维蛋白能否长期稳定沉积并发挥支架材料的作用？其最终的再生效果又将如何呈现？此外，关于最佳的离心参数与剂量设定，也亟待通过深入的基础研究加以验证。因此，我们需要继续开展更多长期、大样本的临床观察，以期将血小板浓缩物的再生效果发挥至极致。

当前，针对纤维蛋白效果的研究仍显匮乏，关于可注射型CGF的研究也相对较少。在这两大领域，我们亟待解决的主要问题包括：①如何通过调整离心参数，成功制备出具有更佳可注射性的液相CGF，使其能够轻松通过细针注射器推出；②纤维蛋白作为支架材料的支撑性能如何？其吸收率随时间如何变化？如何通过调整CGF的制备参数，使纤维蛋白具备更持久的支撑效果？③如何将液相CGF成功转化为凝胶态，从而进一步增强其在体内的支撑力？这些问题，无疑为我们未来的研究指明了方向。

参考文献

[1] Chandra P, Faizan M, Porwal M, et al. An overview and review of growth factors in wound healing: Emerging trends and innovations[J]. Curr Diabetes Rev, 2025:online ahead of print.

[2] van Velthoven MJJ, Gudde AN, Struijs F, et al. The effect of growth factors on vaginal wound healing: A systematic review and meta-analysis[J]. Tissue Eng Part B Rev, 2023, 29(4):429-440.

[3] Zhang Y, Luo J, Zhang Q, et al. Growth factors, as biological macromolecules in bioactivity enhancing of electrospun wound dressings for diabetic wound healing: A review[J]. Int J Biol Macromol, 2021, 193(Pt A):205-218.

[4] Wijayanti DA, Wirajaya GNKA, Pratiwi NH, et al. Combination of collagen-chitosan hydrogel and injectable platelet-rich fibrin as a biomaterial for bone regeneration: Characterization and growth factor release pattern[J]. Eur J Dent, 2025:online ahead of print.

[5] Zhang X, Wang S, Yang Q, et al. 3D printed microsphere-hydrogel scaffold facilitates restoration of reinnervation in bone regeneration through programmable release of NGF/BMP-2 mimetic peptides[J]. Adv Healthc Mater, 2025:e2501594.

[6] Yan J, Qi S, Zhao Y, et al. 3D-printed triply periodic minimal surface ceramic scaffold loaded with bone morphogenetic protein-2 and zoledronic for cranium defect repairment[J]. J Tissue Eng Regen Med, 2025:9964384.

[7] Ryu HS, Park HJ, Ryu MY, et al. Bone regeneration using moldable calcium phosphate with and without recombinant human BMP-2 in a rabbit critical-sized metaphyseal core defect model[J]. J Orthop Surg Res, 2025, 20(1):558.

[8] Xiao D, Wu H, Zhang Y, et al. Advances in stimuli-responsive systems for pesticides delivery: Recent efforts and future outlook[J]. J Control Release, 2022, 352:288-312.

[9] Foster GA, Headen DM, González-García C, et al. Protease-degradable microgels for protein delivery for vascularization[J]. Biomaterials, 2017, 113:170-175.

[10] Kaigler D, Cirelli JA, Giannobile WV. Growth factor delivery for oral and periodontal tissue engineering[J]. Expert Opin Drug Deliv, 2006, 3(5):647-662.

[11] Nasiri H, Manoochehrabadi T, Eskandari F, et al. Genetic modification of mesenchymal stem cells (MSCs): novel strategy to expand their naïve applications in critical illness[J]. Mol Biol Rep, 2025, 52(1):501.

[12] Grosu-Bularda A, Vancea CV, Hodea FV, et al. Optimizing peripheral nerve regeneration: Surgical techniques, biomolecular and regenerative strategies-a narrative review[J]. Int J Mol Sci, 2025, 26(8):3895.

[13] Santoro A, Voto A, Fortino L, et al. Bone defect treatment in regenerative medicine: exploring natural and synthetic bone substitutes[J]. Int J Mol Sci, 2025, 26(7):3085.

[14] Chen FM, Zhang J, Zhang M, et al. A review on endogenous regenerative technology in periodontal regenerative medicine[J]. Biomaterials, 2010, 31(31):7892-7927.

[15] Chattrathikul V, Pinthonglor P, Supanchart C, et al. A comparative study of three liquid platelet concentrates on human primary osteoblast activity: An in vitro study[J]. J Appl Oral Sci, 2025, 33:e20240575.

[16] Khandan-Nasab N, Torkamanzadeh B, Abbasi B, et al. Application of platelet-rich plasma-based scaffolds in soft and hard tissue regeneration[J]. Tissue Eng Part B Rev, 2025:online ahead of print.

[17] Kavitha M, Krishnaveni R, Jaikailash S, et al. Comparative evaluation of platelet-rich plasma + beta-tricalcium phosphate and platelet-rich fibrin + beta-tricalcium phosphate for healing periapical lesions, using cone beam computed tomography-an in vivo study[J]. Med Pharm Rep, 2024, 97(4):549-556.

[18] Wang HF, Gao YS, Yuan T, et al. Chronic calcaneal osteomyelitis associated with soft-tissue defect could be successfully treated with platelet-rich plasma: a case report[J]. Int Wound J, 2013, 10(1):105-109.

[19] Bozhokin MS, Bozhkova SA, Sopova JV, et al. Perspectives for using platelet-rich plasma in the treatment of knee osteoarthritis: Can it be improved through modifications of the protocol?[J]. Chin J Traumatol, 2025:S1008-1275(25)00055-0.

[20] Farshidfar N, Apaza Alccayhuaman KA, Estrin NE, et al. Advantages of horizontal centrifugation of platelet-rich fibrin in regenerative medicine and dentistry[J]. Periodontol 2000, 2025:online ahead of print.

[21] Sun X, Yang Y, Yin W, et al. Effect of high-concentration growth

factor in enhancing alveolar bone preservation following tooth extraction: A systematic review and meta-analysis[J]. Biomed Rep, 2025, 23(1):117.
[22] Yang XS, Wang TT, Ding YX, et al. Concentrated growth factor therapy as cosmetic treatment in discoid lupus erythematosus[J]. J Dermatol, 2024, 51(8):1125–1128.
[23] Giannelli A, Forte M, D'Albis G, et al. Utilization of platelet-rich plasma in oral surgery: A systematic review of the literature[J]. J Clin Med, 2025, 14(8):2844.
[24] Alshirah AA, Elnaem MH, Al-Ani Z, et al. Effect of autologous concentrated growth factor in regenerative dentistry: A systematic review and meta-analysis[J]. JDR Clin Trans Res, 2025:23800844251325532.
[25] Basireddy A, Prathypaty SK, Yendluri DB, et al. Demineralized freeze-dried bone allograft with or without platelet-rich fibrin in the treatment of mandibular Degree II furcation defects: A clinical and cone beam computed tomography study[J]. J Indian Soc Periodontol, 2019, 23(3):242–248.
[26] Xie H, Cao L, Ye L, et al. Autogenous bone particles combined with platelet-rich plasma can stimulate bone regeneration in rabbits[J]. Exp Ther Med, 2020, 20(6):279.
[27] Quezada DL, López CL, Montini FC, et al. Effectiveness of intra-articular infiltration of platelet concentrates for the treatment of painful joint disorders in the temporomandibular joint: A systematic review[J]. Med Oral Patol Oral Cir Bucal, 2024, 29(3):e297–e304.
[28] Bennardo F, Barone S, Antonelli A, et al. Autologous platelet concentrates as adjuvant in the surgical management of medication-related osteonecrosis of the jaw[J]. Periodontol 2000, 2025, 97(1):287–307.
[29] Chen X, Wang J, Yu L, et al. Effect of concentrated growth factor (CGF) on the promotion of osteogenesis in bone marrow stromal cells (BMSC) in vivo[J]. Sci Rep, 2018, 8(1):5876.
[30] Talaat WM, Ghoneim MM, Salah O, et al. Autologous bone marrow concentrates and concentrated growth factors accelerate bone regeneration after enucleation of mandibular pathologic lesions[J]. J Craniofac Surg, 2018, 29(4):992–997.
[31] Abdin R, Gaumond SI, Yaghi M, et al. Utility of adding platelet-rich plasma to microneedling vs microneedling alone in the treatment of acne scarring[J]. J Drugs Dermatol, 2025, 24(1):41–46.
[32] Chen B, Ke C, Zou S, et al. The therapeutic effect of concentrated growth factor gel on skin wounds with bone or tendon exposure[J]. J Wound Care, 2024, 33(Sup2a):x–xiii.
[33] Diab NAF, Ibrahim AM, Abdallah AM. Fluid platelet-rich fibrin (PRF) versus platelet-rich plasma (PRP) in the treatment of atrophic acne scars: A comparative study[J]. Arch Dermatol Res, 315(5):1249–1255.
[34] Sun W, Li T, Yao H, et al. Effects of concentrated growth factor and nanofat on aging skin of nude mice induced by D-galactose[J]. Physiol Res, 2021, 70(3):425–435.
[35] Zhang M, Zhang T, Tang Y, et al. Concentrated growth factor inhibits UVA-induced photoaging in human dermal fibroblasts via the MAPK/AP-1 pathway[J]. Biosci Rep, 2020, 40(7):BSR20193566.
[36] Zhang T, Dai J, Xu Y, et al. Liquid phase concentrated growth factor improves autologous fat graft survival in vivo in nude mice[J]. Aesthetic Plast Surg, 2021, 45(5):2417–2422.
[37] Li G, Wang H. Novel applications of concentrated growth factors in facial rejuvenation and plastic surgery[J]. Facial Plast Surg, 2024, 40(1):112–119.
[38] Wang L, Huang Y, Wu Y, et al. Platelet-derived extracellular vesicles promote hair follicle growth through beta-catenin signaling pathway[J]. Platelets, 2025, 36(1):2498353.
[39] Li H, Yang Z, Lou Y, et al. Study on the application of concentrated growth factor combined with adipose transplantation in repairing depressed deformities of soft tissue in the face[J]. Ann Plast Surg, 2023, 91(4):485–492.
[40] Lin J, Liu J, Liu Z, et al. Effect of concentrated growth factor on wound healing, side effects, and postoperative complications following third molar surgery[J]. J Stomatol Oral Maxillofac Surg, 2025, 126(1):102031.
[41] Liu P, Liu Y, Ke CN, et al. Therapeutic effect of autologous concentrated growth factor on lower-extremity chronic refractory wounds: A case report[J]. World J Clin Cases, 2021, 9(18):4797–4802.
[42] Zhang X, Qiu J, Wang H, et al. Autologous bioactive compound concentrated growth factor ameliorates fistula healing of anal fistula in a pig model and promotes proliferation and migration of human skin fibroblasts via regulating the MEK/ERK pathway[J]. Oxid Med Cell Longev, 2022:7660118.
[43] Qin J, Wang L, Zheng L, et al. Concentrated growth factor promotes Schwann cell migration partly through the integrin beta1-mediated activation of the focal adhesion kinase pathway[J]. Int J Mol Med, 2016, 37(5):1363–1370.
[44] Sánchez M, Anitua E, Delgado D, et al. Platelet-rich plasma, a source of autologous growth factors and biomimetic scaffold for peripheral nerve regeneration[J]. Expert Opin Biol Ther, 2017, 17(2):197–212.
[45] Giannotti L, Di Chiara Stanca B, Nitti P, et al. Hydroxyapatite-silicon scaffold promotes osteogenic differentiation of CGF primary cells[J]. Biology, 2023, 12(4):528.
[46] Balaban E, Demir E, Çelebi Erdivanlı Ö, et al. The effectiveness of concentrated growth factor in facial nerve crush injury[J]. J Stomatol Oral Maxillofac Surg, 2025, 126(2):102071.
[47] Hama S, Yokoi T, Orita K, et al. Peripheral nerve regeneration by bioabsorbable nerve conduits filled with platelet-rich fibrin[J]. Clin Neurol Neurosurg, 2024, 236:108051.
[48] Wang Q, Li M, Hu X, et al. Autologous blood or autologous serum acupoint injection therapy for psoriasis vulgaris: A

protocol for a systematic review and meta-analysis[J]. Medicine, 2020, 99(23):e20555.

[49] Paoletta M. Are autologous whole blood or platelet-rich plasma (PRP) injection effective and safe for lateral elbow pain? -A Cochrane Review summary with commentary[J]. Comment J Musculoskelet Neuronal Interact, 2022, 22(4):428-430.

[50] Hong H, Huang C, Chen C, et al. Efficacy and safety of acupoint autohemotherapy in treating stable chronic obstructive pulmonary disease: Protocol for a systematic review and meta-analysis[J]. Medicine, 2019, 98(38):e17291.

[51] Sacco L. Lecture[R]. International academy of implant prosthesis and osteoconnection, 2006:112-116.

[52] Khanbazi MH, Bigham-Sadegh A, Oryan A, et al. The effects of allogeneic and xenogeneic lyophilized leukocyte-and platelet-rich fibrin on bone healing in rat[J]. Injury, 2024, 55(3):111396.

[53] Ju W, Fu S, Huang J, et al. Using human umbilical cord mesenchymal stem cells combined with allogenic platelet-rich fibrin membrane for the treatment of dual limb ischemia in an elderly patient: A case report[J]. Medicine, 2021, 100(10):e25068.

[54] Metcalf RA, Nahirniak S, Guyatt G, et al. Platelet transfusion: 2025 AABB and ICTMG international clinical practice guidelines[J]. JAMA, 2025:online ahead of print.

[55] Durand G, Desoutter J, Lorriaux C, et al. Platelet transfusions in haploidentical haematopoietic stem cell allograft candidates: Protecting HLA-A and HLA-B antigens through eplet analysis[J]. HLA, 2024, 103(3):e15438.

[56] Guo L, Yang L, Speck ER, et al. Allogeneic platelet transfusions prevent murine T-cell-mediated immune thrombocytopenia[J]. Blood, 2014, 123(3):422-427.

[57] Burnouf T, Chou ML, Lundy DJ, et al. Expanding applications of allogeneic platelets, platelet lysates, and platelet extracellular vesicles in cell therapy, regenerative medicine, and targeted drug delivery[J]. J Biomed Sci, 2023, 30(1):79.

[58] Wang L, Zhao L, Shen L, et al. Comparison of the effects of autologous and allogeneic purified platelet-rich plasma on cartilage damage in a rabbit model of knee osteoarthritis[J]. Front Surg, 2022, 9:911468.

[59] Hassan NH, Ahmad RE, Kamarul T, et al. Allogenic platelet-rich plasma for treating cartilage injury: A systematic review of the evidence on the basic sciences for potential future applications[J]. Cells Tissues Organs, 2024, 213(4):338-355.

[60] Gupta A, Migliorini F, Maffulli N. Management of rotator cuff injuries using allogenic platelet-rich plasma[J]. J Orthop Surg Res, 2024, 19(1):165.